U0124684

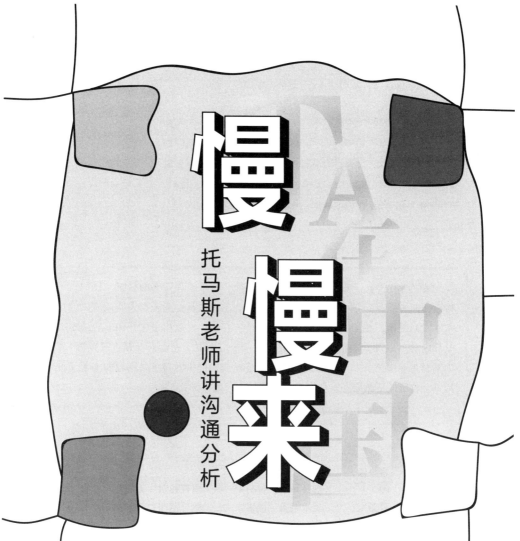

慢慢来

托马斯老师讲沟通分析

Take Your Time:
Teacher Thomas Talks TA

[瑞典] **托马斯·奥尔松**（Thomas Ohlsson）著　　**周司丽** 译

中国轻工业出版社

图书在版编目（CIP）数据

慢慢来：托马斯老师讲沟通分析 = Take Your Time:
Teacher Thomas Talks TA／（瑞典）托马斯·奥尔松
（Thomas Ohlsson）著；周司丽译.—北京：中国轻工业
出版社，2022.11

　　ISBN 978-7-5184-3997-3

　　Ⅰ.①慢… Ⅱ.①托…②周… Ⅲ.①精神疗法
Ⅳ.①R493

　　中国版本图书馆CIP数据核字（2022）第085787号

保留所有权利。非经中国轻工业出版社"万千心理"书面授权，任何人不得以任何方式（包括但不限于电子、机械、手工或其他尚未被发明或应用的技术手段）复印、拍照、扫描、录音、朗读、存储、发表本书中任何部分或本书全部内容，以及其他附带的所有资料（包括但不限于光盘、音频、视频等）。中国轻工业出版社"万千心理"未授权任何机构提供源自本书内容的电子文件阅览、收听或下载服务。如有此类非法行为，查实必究。

总 策 划：石　铁
策划编辑：阎　兰　　　责任终审：张乃柬　　　责任校对：万　众
责任编辑：孙蔚雯　　　美术编辑：侯采薇　　　责任监印：刘志颖

出版发行：中国轻工业出版社（北京东长安街6号，邮编：100740）

印　　刷：三河市鑫金马印装有限公司

经　　销：各地新华书店

版　　次：2022年11月第1版第1次印刷

开　　本：710×1000　1/16　印张：25

字　　数：240千字

书　　号：ISBN 978-7-5184-3997-3　定价：98.00元

读者热线：010-65181109，65262933

发行电话：010-85119832　传真：010-85113293

网　　址：http://www.chlip.com.cn　http://www.wqedu.com

电子信箱：1012305542@qq.com

如发现图书残缺请拨打读者热线联系调换

220226Y2X101ZBW

推荐序

慢慢来可以走多远？

如果用一个词来概括我在两遍阅读托马斯·奥尔松（Thomas Ohlsson，中文名为欧嘉瑞）老师的这本著作之后的情绪，那就是感动！这种复杂的情绪中包括了惊讶、触动、共鸣和钦佩。

托马斯老师是交互作用分析学（又译沟通分析学；transactional analysis，TA）的创始人艾瑞克·伯恩（Eric Berne）的再传弟子。他的导师鲍勃·古尔丁（Bob Goulding）不仅是伯恩的学生，还曾师从心理治疗大家弗里茨·皮尔斯（Fritz Perls）。1975 年，在美国加利福尼亚州跟随著名 TA 治疗师古尔丁夫妇学习时，托马斯与朋友罗兰·约翰松（Roland Johnsson）成立了瑞典生活治疗研究所（Institutet för Livsterapi，IFL）——一个基于沟通分析学理论的治疗和培训机构。从那以后，他们不仅成为瑞典 TA 领域的先驱，也成为在中国的台湾和大陆地区传播 TA 的先驱。

托马斯老师在书中谈道："我有两个愿望和希望：一是所有学校和大学都教授 TA 的基础知识；二是所有存在情绪困扰的人都有机会获得 TA 心理治疗或咨询。"

为了实现这两个愿望，他几十年来身体力行，持之以恒。这本书的书名是《慢慢来》，而自 1975 年以来在美国加利福尼亚州圣母山立志至今，他和团队"慢慢来"的硕果包括：为教学飞往中国台湾 90 次，飞往中国大陆 70 多次。除此之外，他和团队的授课地区还包括乌克兰、斯里兰卡、马来西亚、菲律宾以及北欧一些地区。因为新型冠状病毒肺炎疫情，2020 年之后，他对中国大陆学员的培训改为在线上进行。到 2022 年的今天，与他一起工作过的来自世界各地的来访者、学生及专业人士多达几千人。其中的很多人都告诉他，"因为 TA，他们过上了更幸福的生活"。

至此，托马斯老师作为认证沟通分析师（Certified Transactional Analyst，CTA）和沟通分析教师及督导师（Teaching and Supervising Transactional Analyst，TSTA）实现了真正意义上的桃李满天下。

"慢慢来"居然可以走这么远！一个人的力量居然可以这么大，即使是"慢慢来"！

我是在 2004 年的第 28 届国际心理学大会上认识托马斯老师及其妻子钟建娘（莫琳）女士的。就是在那场大会中，我得知他不仅成功地使用 TA 理论为成瘾者做了心理治疗，而且已经在中国台湾地区进行了多年有关沟通分析学的培训。不仅如此，中国台湾地区还翻译出版了他与两位同事罗兰·约翰松和安妮卡·比约克（Annika Björk）合著的 TA 治疗教材。

那段时间，我一直在自学有关 TA 的理论，当时遇到这样一位老师，自然喜出望外。所以在散会后，我就去询问他是否愿意到中国大陆介绍沟通分析学，而他当即表示很高兴能有这样的机会。

之后，我就此事与北京心理卫生协会的负责人赵梅医生取得了联系。在她与廖亚明医生的积极推动下，2005 年 7 月，中国第一个系统的 TA 培训班开课了。我和我的同事们是托马斯老师在中国大陆地区培训的第一批学员。他的课程与培训让我全面而系统地了解了这一理论的精髓。

2007 年，我开始为学生开设"沟通分析学"这门课。不久后，托马斯老师郑重建议我："你可以把给学生讲的课写成书，就按照中国学生上课的时数，这样受益的人会更多。"想到托马斯老师是伯恩的再传弟子、沟通分析师和资深的沟通分析教师及督导师，为了精益求精，我灵机一动，想到可以邀请托马斯老师合作。而他当时欣然接受了我的邀请。托马斯老师能够读中文，我能够读英文，这是我们可以合作的基础。我用中文写好前十章后，用电子邮件发给他，他则用英文批阅后返给我，我再进行修改。如此反复，直到我们双方都满意为止。第十一章是托马斯老师写的，我将其翻译成了中文。2013 年，我们在中国人民大学出版社合作出版了一本书：《人际沟通分析学——一种有效提升交往能力的心理学理论》；2018 年，此书再版。

与此同时，托马斯老师的培训受到了越来越多人的赏识。我还记得田国秀老师第一次听他的课程时惊叹的表情。从那以后，她也开始大力推进中国大陆地区的 TA 教学。再之后，陈鹏、蔺桂瑞、侯志瑾，直到陈蕾和徐丽丽等欣赏 TA 理论的人都为推动 TA 在中国大陆地区的传播做出了贡献。

托马斯老师之所以能走这么远，是因为他有一个一以贯之的信念："当我得知一个简短的 TA 入门课可以成为一个人人生中重要且积极的转折点时，常常感叹不已，有时甚至感动到热泪盈眶。能够分享和传播可以照亮人们生活的心理学知识，确实是一件令人感到满足的事。它也是我一次次讲授课程的强大动力！"

托马斯老师是一个秉承存在 - 人本主义哲学观的治疗师，这不仅是伯恩的沟通分析学的理论基础，也是一个优秀的治疗师必须具备的最基本特质。他坚信："一个合格的 TA 治疗师负有伦理职责，帮助来访者实现自主。自主的定义是觉察的能力、自发的能力以及与他人体验亲密的能力。"他在回答一位假想的来访者的问题时说："我会一直关注你，并用你的朋友和家人做不到的方式回应你。当我知道了你通常会在令你烦恼的情况下做什么时，我会为你寻找并提供其他视角。我不能改变你或治愈你，但我可以让你看到做出改变和找到新方法的其他选择。"他在咨询中做的是："我可以帮助他看到他在用一些早年的、不再有效的决定来指导现在的生活；我可以指出更适合当下的新的情绪决定；我可以把自己作为一个'测试者'，让他尝试新的、信任的行为；我也可以教他一些他从未学过的人际关系知识（沟通和游戏），以及如何读懂自己和别人的情绪，并依此采取行动。"

在学习心理治疗的过程中，有些人总是急于掌握各种技术和方法。殊不知，在对心理治疗疗效的研究中，人们发现，在治疗中真正起作用的不是技术和方法，而是咨询师的态度及其建立的咨询关系，例如，他是否秉持存在－人本主义价值观，是否信任、尊重并能共情来访者。而托马斯老师所坚信的正是来访者具有向上和向善的愿望与能力，坚信他们可以对自己负起责任。也正因如此，他把自己作为工具，为来访者提供测试新行为的机会，并将"帮助来访者实现自主"作为治疗目标。

在教学中也一样，托马斯老师秉持存在－人本主义精神，信任每一位学员对自己负责的能力。我印象最深的一次是在某次培训中，不知什么原因，一位学员突然情绪激动地对周围人大声嚷嚷起来。我看向托马斯老师，他很沉着，完全没有被那位学员的情绪影响。他平静地听着那位学员的陈述，然后同样平静地简单说了几句。时间太长了，当时的具体内容记不清了，只记得他四两拨千斤的沉着与镇静。后来想起这段经历，我发现他之所以能够如此冷静地处理冲突，一个关键的要素就是他相信——他相信每个人都有愿望和能力为自己的行为负责，他相信他的冷静可以调动对方的成人自我状态从而有效地管理自己的儿童自我状态，他相信在座的各位都秉持"我好—你好"的心理地位，因此事情一定能够得到圆满解决。托马斯老师当时的处变不惊不仅现场示范了他对 TA 理论的灵活运用，更体现了他将存在－人本主义哲学理念内化为他做人的基本原则。

托马斯老师努力了解中华文化的故事也非常感人。我是从这本书中才得知，他对中华文化始终保持着热情。作为一位临床心理专业人员，他专程去曲阜拜访过孔子故里，他读过很多中国名著：《易经》《道德经》《四书》《黄帝内经》《三字经》《孝经》《红楼梦》《西游记》《水浒传》《儒林外史》和《边城》等。他不仅能很好地理解李白、苏东坡的诗，而且能恰到好处地引用中华文化的经典，比如他谈道："TA 可以为个体的内心过程及人际互动过程命名。无法命名的，就无法讨论。孔子坚持认为我们要先'正名'，才能解决问题。2500 年前，他谈论的是政治和社会现象，如今我们知道，这也适用于心理现象。"他清楚地了解孔子与今日中国人之间的关系："2000多年来，他（孔子）活在中国的每个地方。他的影响力巨大，其思想几乎是每个中国人的一部分。他关于礼的想法和仁的愿望活在每一个中国人心中。"虽然在我看来，有关礼的想法和仁的愿望更可能潜藏在如今中国人的集体无意识中。

在介绍西方的情绪理论时，托马斯老师如数家珍般地罗列了古代中国有关情绪的论述："很有趣的是，类似的基本情绪很久以前就有记载。《黄帝内经》是一本至少有2000年历史的古老中医典籍。书中指出，调节七种基本情绪对健康至关重要。这七种情绪是喜、怒、忧、思、悲、恐、惊。《四书》也有2000多年的历史，其中提到，以适当的程度表达四种情绪——喜、怒、哀、乐——是智慧的根源。《三字经》中也提到了七种基本情绪：'日喜怒，日哀惧。爱恶欲，七情具。'这些古老的基本情绪集可以很好地映照到尼尔森绘制的心理人的系统图中。"托马斯老师还找到了中国儒家文化的精髓与TA理论的相似之处："就我的理解，孟子提出的'性善'与TA提出的'我好—你好'是一样的。它们与'自主'相结合，就为心理健康的生活提供了一个基线。"

他将西方的基督教与中国的孔子做比较："我确实相信基督教传达的关于爱的信息：'己所欲，施于人'。但我也相信孔子的学说：'己所不欲，勿施于人'。在两者中，孔子的版本视野更大。人应该避免做的事与人绝对应该做的事（比如遵守'十诫'）相比，内容更多。在某种程度上，这与汤姆金斯的情绪理论是一致的：促使我们避免危险的消极情绪多于激发我们做有益之事的积极情绪。耶稣是一位先知，他声称代表全能的上帝行事。孔子则不然。孔子是一位教师，他试图教导人们如何规划自己，如何在运转良好的国家中和睦相处。耶稣创造的是宗教，而孔子创造的是道德哲学。"

他还从TA学说中的脚本理论看孔子学说中有关"孝"的部分，他提出："在我看来，在孔子的教导中有一个方面从脚本心理学的角度看特别有意思，那就是'孝'的概念。在中国古代，孝被认为是最重要的美德。孔子的弟子曾子曾说：'孝有三：大孝尊亲，其次弗辱，其下能养。'这是直接的文化性应该信息，即尊重双亲，并努力供养双亲。其中还包括一条文化性禁止信息，就是不要让父母蒙羞。每一代父母都在广泛地传递这些脚本信息。"

我很佩服托马斯老师的观察，即使在 21 世纪的今天，是否孝敬父母仍然是绝大多数中国人衡量一个人的品德的重要标准。不仅如此，虽然今天的中国年轻人也许很少听到父母引用曾子的原话，但在现实中，很多督促孩子努力学习的父母以及那些认同父母观点的孩子其实都在无意识中践行"不让父母蒙羞"和"要为父母长面子"的古训。

与此同时，托马斯老师并非简单地赞同或引用中国古籍，而是在进行思辨，既吸取中华文化精华，也清楚其局限甚至是糟粕。比如，他用 TA 中关于早年决定的理论分析中国的《二十四孝》，对其中违反人性和会造成童年创伤的部分提出了不同的看法。比如，他从 TA 的角度对其中"埋儿奉母"这则故事提出了质疑："让我们想想那个孝顺的父亲……当然，我们可以质疑他是否真是一个孝顺的好榜样。如果金罐子恰巧不在那里，如果他的计划得以实施，他就会成为杀人犯，在现代社会就会被判死罪。事实上（至少在故事中），儿子得救了，母亲也得救了，他们再也不用挨饿了。作为奖赏，他们还赢得了声誉。但是，当他和表示同意的妻子打算杀死儿子时，给儿子传递了怎样的脚本信息呢？是'不要存在'的禁止信息吗？这对他们的关系有什么影响，儿子会做出何种早年决定？他之后的生活会如何？他是否也会成为孝子？是否会有人被杀害？"。

在分析《二十四孝》中其他人物的过程中，托马斯老师提出："TA 分析师首先会看到这位助人者（例如'恣蚊饱血'中的吴猛）的行为对个人生存的价值。如果你帮助父母生存并帮助他们保持健康，那么在你成长的过程中，他们就有可能照顾你。对于典型人物中的成年人，TA 分析师会想，他们成年后的行为是否也基于童年时的早年决定。他们是否有'不要长大'或'不要重要'的禁止信息？是否有'要讨好'或'要坚强'的驱力？简而言之，他们是否因为早年的脚本决定而成了孝道的典范？"

不仅如此，托马斯老师还敏锐地注意到了中国的《三字经》与中国人的应该脚本之间存在的关系。可以说在鲁迅对《二十四孝图》的尖锐质疑之后，中国人尤其是 21 世纪的中国孩子对《二十四孝》已经几乎没有印象了，但《三字经》对当代中国孩子仍是有影响力的，尤其在近些年中国重新重视传统文化的背景下。托马斯老师将《三字经》所提倡的"人之初，性本善"与 TA 理论中的基本哲学观相比较，发现了它们之间的相似之处："在我的内心，随时都能听到孩子们在中国某间教室齐声诵读的声音。在我的家乡瑞典也有这样的场景。年轻的头脑和声音共同将某些词语、某些句子和某些真理不可磨灭地印刻在记忆里，接受着上一代人给予这一代人的智慧。有多少代、多少万中国孩子，是在由《三字经》定义的世界里长大的？亲爱的读者，提到《三字经》，你最先会想到哪一句呢？为什么是这一句？对我来说很简单，因为我从小没有学过《三字经》，到现在也只记住了一句，那就是：人之初，性本善。有时，我还能记起下一句：性相近，习相远。我非常同意这句话，用我知道的任何语言都无法更好地表达这句话的含义。它精确地表达出 TA 的'我好—你好'的基本态度。我们生来就是好的，如果我们认为自己或别人是不好的，那是由于我们有过某种'不好'的糟糕经历所致。"从《三字经》的角度看中国人的"应该脚本"，这是一个将西方理论进行中国本土化的重要尝试，而这个工作是由这位外国心理学家首倡的。感谢托马斯老师，让我对自己的文化有了新的观察视角。

从心理咨询与治疗的角度读这本书，我同样有很多收获。首先，托马斯老师对 TA 的理论贡献表现在以下四个方面。一是他在 TA 理论中引入了汤姆金斯（Tomkins）有关正常情绪的理论。他提出，如果我们不了解什么是正常的感觉，又怎么可能知道哪些情绪是不正常的呢？而他对汤姆金斯理论的介绍正好填补了 TA 理论在这方面的空白。二是将伯恩的脚本理论置于今日更大的时代与进化发展的背景中，从更为宏观的角度来解释 TA 对当代人生活的指导意义。三是通过引入成人自我状态的曼荼罗模型修正了伯恩的自我状态理论。四是将各种自我状态细化，并用了伯恩所喜欢的方式，即用图示法来表达，比如一个桶状容器中会有好多种成人自我状态或者父母自我状态以及儿童自我状态，既生动又形象，可以帮助我们更深入、全面地了解自我状态的丰富性。

其次，托马斯老师身体力行，为我们树立了做一位优秀的心理治疗师的榜样。他在咨询过程中永远贴着来访者，以来访者为中心。他提醒着我们有关合格的 TA 治疗师所肩负的伦理职责，他提倡"**心理治疗就是将痛苦转化为快乐，将无意义转化为满足**"。他对咨询的基本规则进行了详细的叙述，如咨询中从时间到地点的设置、保密原则、需要遵守的规则以及一些基本的咨询框架和技巧，并为怎样处理咨访关系、怎样利用此时此地发生的事情进行工作等提供了建议。这些都对今天的咨询师有非常重要的指导意义。

这里再引用托马斯老师有关咨询的几段话："**治疗师应该是通过人们的眼睛、面部表情、声音和身体姿势上的蛛丝马迹来识别情绪的专家。治疗师还应是正常健康地使用情绪和情感的专家。正常而健康地使用情绪装备，能够警示我们远离危险，并将我们吸引至生存的方向。**""**我谨记艾瑞克·伯恩的建议，落后于来访者三步，因此不会试图自作聪明，过早地了解来访者。像驱力这样的行为模式自会重复，一遍又一遍，所以对于下结论，我会等待时机。**""**在不断变化的人类生活中，此时此地是唯一的恒常，这是一个悖论。无论我们在哪里，无论我们做什么，我们永远在这里，我们永远在此刻。我们不可能离开此时此地哪怕一秒，即使我们经常假装可以离开。**"

读着托马斯老师有关咨询的种种建议，我想，如果我在刚刚开始做咨询时就能得到这样的指导，会少走多少弯路啊！与此同时，即使在今天，他的这些告诫对我这个有超过 35 年咨询经历的人仍然是重要的启示。

这本书对非心理学专业的读者而言，同样有很重要的意义。它可以帮助我们了解：什么是心理健康，如何过上有趣而健康的生活，如何实现个人发展，如何在不互相伤害的前提下解决与他人的矛盾甚至冲突，如何身体力行地营造一个"我好—你好"的小环境进而将其推广到更大的范围？以及，一个人如果愿意，究竟可以走多远？

托马斯老师除了是一位非常优秀的沟通分析师和沟通分析教师及督导师，还有富有传奇色彩的丰富人生经历：他本科学习工程学，最后改专业取得心理学博士学位，还获得了中文学士学位；他当过兵，还当上了中尉；他在那么多国家和地区传播 TA；居然还有闲暇在 40 岁时买了一艘帆船，拿到了"海岸帆船船长"证书，还驾驶自己的帆船在瑞典、丹麦和德国等地航行超过了 10 000 海里；他与妻子莫琳的相遇和结合，以及他对妻子及其家族的热爱、忠实与追溯。这些都是这本书打动我的地方。

托马斯老师热爱和平，拥有宇宙情怀："在个人层面上，我们所有人，无论男女，都需要学会如何使用情绪，让我们在不彼此摧毁的情况下合作。这是我们这个时代的心理挑战，也是希望。""羞耻是一种强大的情绪，它让我们在彼此之间表现得体，因为我们不想在能看到我们的人面前丢脸。在数字时代，当我们的行为可能伤害到不认识和看不见的人时，我们还需要培养出对遥远的人（比如在社交媒体上）感到羞耻的能力。""我的终极希望是，未来一代代人最终能在情绪上足够成熟，不再用杀戮或伤害他人的方法解决冲突。"

托马斯老师还有一个非常值得钦佩的地方：他在他的书中列了一个感恩清单，对所有为在中国推广 TA 做出贡献的人，无一遗漏，如数家珍般细细道来，让我感动不已。

托马斯老师说："我将这本书看作自己继续推广 TA 并帮助讲中文的人改善人生质量的持续努力。""我非常希望读者能够看到我透过 TA 的彩色镜片所瞥见的世界，并从中获益。"是的，我看见并且收获了很多，我相信所有读者也会看见并从中获益。

只要方向是对的，慢慢来不仅可以走得很远而且可以拥有更多的体验，可以欣赏到更多美好甚至壮丽的风光，这就是托马斯老师所坚信的这个"我好—你好"的世界最迷人的地方！

杨眉

2022 年 5 月 11 日

于北京滴水宅

译者序

在我写下译者序的这一天，已经与托马斯老师相识超过 17 载。作为他在中国最早且学习最久的学生，能够翻译他的个人著作实在是我的荣幸！

至今，我还清晰地记得在 17 年前的课堂上，老师带给我的震撼。哦……原来我有时自信、有时自卑是这个原因，哦……原来学习的课堂可以这么有趣，哦……原来尊重学生是这样的表现……十几年来，托马斯老师始终如一地展现着他包容的胸襟、专业的态度和温暖有力又富有幽默感的人格，令我十分敬佩！在他身上，我看到了沟通分析理论与他的专业工作和个人生活的完美融合。工作时，他时刻展示着"我好—你好"的心理地位，灵活地使用着他的父母、成人和儿童自我状态，总是可以与工作伙伴和服务对象建立友好亲密的关系。在家庭中，他深爱着家人，与妻子莫琳幸福地携手度过了50 年的婚姻。除此之外，他还有着极强的好奇心，走访不同国家和地区、学中文、读中国古典名著、为他生活的小村子写书，等等。他早已成为我的人生榜样。不仅如此，我知道，他也是中国成百上千的沟通分析学员的榜样。

我时常想，如果没有遇到托马斯老师，我的人生会是怎样的。我想，如果没有认识他，我不会深入地理解沟通分析理论，更不会用这种理论来帮助自己和他人；我不会知道自己是一个重要且有价值、有能力的人；我也不会懂得如何在尊重他人的同时尊重自己……17 年来，与老师的持续学习促使我的人生发生了巨大而积极的改变。老师也见证着我一路的成长：完成了硕士和博士学业，组建了幸福的家庭，生育了可爱的宝宝，通过了国际沟通分析协会的沟通分析师认证考试，获取了沟通分析教师及督导师的预备资质，翻译出版了重要的沟通分析书籍……每当我感到没有力量时，都会想起他在《人生脚本》的推荐序中对我说过的话："谢谢你，周司丽，你为全世界的华人读者做出了重要贡献！"每当我感到挫败或困扰时，也会想起他直视着我的眼睛对我说："你不必假装自己是谁，做你自己！"没有老师一次次掷地有声的支持与肯定，我不会成为今天的我。

如今，通过《慢慢来——托马斯老师讲沟通分析》这本书，你也将感受到我与老师学习时感受到的一切。托马斯老师是将沟通分析理论传播到中国的台湾和大陆地区的第一人，这本书总结了他从20世纪80年代至今跨越近40年的教学和实践经验，凝聚了他一生的宝贵知识精华和丰富的人生阅历。老师用了1年多时间完成了全部书稿，我用了将近2年时间完成了全部翻译，出版社也用了将近1年时间才完成了全部审校和出版工作。这本书中凝结着我们所有人的心血和情感。因此，我希望亲爱的读者们能够细细品味，并从中收获知识、智慧和营养！

能够翻译本书，我感到无比骄傲与欣慰：能够把老师带给我的美好传递出去，我由衷地高兴！能够留下与老师共同工作的痕迹，我感到人生因此而圆满！

亲爱的读者，当你看到这些文字时，谢谢你给了我机会，与你分享这一切！

周司丽

2022 年 4 月于北京

致读者的话

亲爱的读者：

你好！

说完"你好"后，我会说什么？继续读下去，你就会知道。

现在的问题是：你会说什么？最有可能的情况是，我永远无法知晓。不过，随着我们的同行，我希望你有很多话想说。

读书时，我喜欢对作者说话。作者只会写，不会做出回应，所以我对他也做了同样的事。

我会立刻写回去——在他们的书页上。有时，我觉得他们完全是错误的，于是会在他们的书上告诉他们："不，你不懂——全错了！！！"当我觉得他们很荒谬时，就会写："荒谬！"我也可能写："有趣！所以你的意思是……"如果我觉得他们很好笑，就会在页面的空白处画个 ☺ 。或者，在我不同意时画个 ☹ 。

当我感觉特别生气时，天啊，我当然会告诉他们！砰！就在我阅读时，他们就会收到我最难听的反馈。在大多数情况下，我会在我认为言之有理的词语和句子下面画线，以突出显示。毕竟，我阅读是为了理解，并<u>学习一些新东西</u>。

我将我读过的书视作我大脑的延伸。我无法记住一切，但我通常记得我在哪里学过这个知识。艾瑞克·伯恩提出的三项实用性绝对事实在《心理治疗中的沟通分析》（*Transactional Analysis in Psychotherapy*）英文原版的第17页，我已经记不清到那里查过多少次了。

有时，我的学生问我，是否可以借一本我读过的书。我常常感到不好意思，因为书上全是我的评论——有负面的，也有正面的。它不再是一本书，而是我和作者之间的书面对话，是对我的记忆的扩展。

　　搬家时，因为要带着我所有的书，我妻子有时会很生气。"书就是积灰的。"她说，"把它们扔掉吧！""啊，太疼了！"我说，"你想把我的大脑剖开丢掉吗？"

　　亲爱的读者，我不知道你会如何看待自己读的书！当我写这本书时，我常常想到你。如果你觉得我写的东西，值得用汤姆金斯提出的九种情绪[1]中的任一种做出回应，我都会感到高兴。我非常希望传递知识，它就在这里。我写完了这本书，但现在，它是你的书了。你想如何读完它，取决于你。

　　所有话语都属于你……

1　指心理学家西尔万·汤姆金斯（Silvan Tomkins）提出人类具有九种基本情感：惊讶、兴趣、快乐、愤怒、恐惧、厌恶、耻辱、痛苦和厌闻。本书后续会有解释。——译者注

序言

所有的一切都已说完和做完，就到了写序的时候。50 年前，我第一次踏上心理学和心理治疗的道路。它把我带到了高高低低、让我感到奇妙而敬畏的未知之地。现在，我已经达到了我的知识和技艺的顶峰，我希望把话语留给那些与我擦肩而过的人。可以凿刻在石头上的简版是："人的快乐来自人。"较长的版本则印在这本书里。

我对这本书的写作开始于另一个世界、另一个时代。那时，拥抱是安全而自由的，你可以去任何地方，也可以在云层之上的万米高空与新朋友愉快地交谈。我可以这周在瑞典海边的书房里写书，下周又在中国教学。然而，就在我写完最后一章时，新型冠状病毒肺炎疫情（以下简称"新冠肺炎疫情"）的大流行改变了我们的世界。边境被关闭，拥抱被严格限制，可怕的术语"社交距离"被发明。每个人要保持 2 米的距离，戴口罩，隔离在家中。对接触的恐惧取代了亲近带来的喜悦，人们在疼痛和痛苦中死去，躯体安抚可能导致死亡。当我写下这些文字时，人们对这场全球流行病带来了怎样的灾难性心理后果仍所知甚少。这本书额外的意义是为"后疫情"时代的到来做准备。不过，我认为我写的东西对"后疫情"时代与"前疫情"时代同样有效。我们永远需要良好的安抚才能过上满意的生活。我们永远可以学习在人生的任何时刻都感觉良好并做出改变。早年的脚本决定可以被再决定，全球灾难的影响也可以被克服。

这是我独著或与他人合著的第五本关于 TA 的书，也是我的第三本拥有中文版的书。就像我与杨眉教授合著的书（杨眉，欧嘉瑞，2013，2018）一样，本书也是一本专为中国读者撰写的书，是我最为个人化的作品，完全讲述了我自己的经验和结论。在引用其他作者的著作（尤其是艾瑞克·伯恩的原著）时，我努力忠于他们的定义和观点。但在这里，我所呈现的是"托马斯老师的 TA"，即以我自己的方式将 TA 与其他理论/疗法结合起来。它基于我在瑞典终身工作的经验，以及我在马来西亚以及中国的台湾和大陆等地的中华文化中生活和工作的广泛经验。我想在中国出版这本书的原因之一是，我发现自己处于一个荣幸的位置：2005 年，我将结构化的 TA 培训引入中国大陆；现在，我对 TA 在中华文化中的有效性有了深刻的了解。

但是，如果没有敬业的、富有能力的同事和朋友们多年来的坚定合作和无限支持，我就没有可能写出这本书。我特别希望对一些特殊的人表达深深的感激和赞赏，他们是我的专业伙伴、培训组织者、翻译、学生、中国的四位沟通分析教师及督导师、出版者以及家庭成员。

专业伙伴

近 40 年来，我与罗兰·约翰松和安妮卡·比约克并肩工作，他们是我在瑞典生活治疗研究所的伙伴和朋友。这些年来，我们每天分享工作和快乐，我们是彼此的支持和灵感的来源。在 1986—2008 年，我们共同分担工作，轮流到中国台湾地区出差。在中国大陆，我比较活跃，但罗兰和安妮卡也做了他们的工作。我们一起发展了我在本书中介绍的 TA 和 TA 培训。感谢你们一直作为我的"大本营"！

在中国大陆，有一个令我特别自豪、特别荣幸地称之为专业伙伴的人——首都经济贸易大学的心理学教授杨眉。如我在我们合著的书中描述的那样，正是由于杨眉的提议，我才在 2005 年被邀请到中国大陆来教授第一个 TA101 课程。如果没有杨眉，就不会有 TA 在中国大陆的这些发展，也不会有这本书。感谢她在那之后的岁月中始终是我的好友，并与我分享她在中国心理学、中国文化和中国历史等诸多方面的深厚知识。

培训组织者

TA 之所以能够生存并发展至今，是因为人们发现它有助于解决生活中的问题，让人过上更好的生活。只有富有决心和才能的人组织 TA 教育和培训项目，人们才有机会学习 TA；通过这些项目，专业的助人者才能学习如何利用 TA 与来访者工作。我作为 TA 教师，在瑞典之外工作时，有幸遇到了几个特殊的人，而且这些人多为女性，视组织 TA 培训项目为己任，并以坚定不移的决心年复一年地坚持下去，解决了所有问题，排除了所有障碍！我认为她们是 TA 的"女强人"。

在中国台湾地区，这位"女强人"是一位挪威护士西丝儿·克奈博（Sissel Knibe，中文名为郭惠芬），她在高雄基督医院工作，并在那里建立了咨询部。她能说一口流利的中文，并在中国台湾生活了很多年。1986 年，她首次邀请瑞典生活治疗研究所的人员到中国台湾，且在随后的 20 多年里，她以非凡的决心和技巧组织了我们在那儿进行的所有 TA 培训，邀请我们往返于瑞典和中国台湾超过 80 次。她自己也参加了培训，并最终成为一名 TA 治疗师和 TA 教师及督导师。现在，她在她的家乡挪威享受退休生活。西丝儿是将西式沟通分析运用于中国文化的真正的先驱。谢谢她为安妮卡、罗兰和我打开了大门，让我们能够在中国台湾教授和发展 TA，使其成为中国台湾的咨询和心理疗法之一。感谢她长期以来一直敞开大门，让我们有机会在充满挑战的工作中一起成长和学习。值得一提的是，开始时并没有互联网、传真或移动电话。一封从中国台湾到瑞典的信需要 5 天才能到达，再需要 5 天才能收到回信。但是，没有任何障碍可以阻碍我们。我深深地感激她对生活治疗研究所的信任，感谢她相信我们会遵守约定。我想我们做到了，当然她也做到了！

我开始到中国大陆地区工作的原因与我之前在中国台湾地区的工作无关。2004 年，我访问了北京，在第 28 届国际心理学大会上介绍了我有关 TA 对重度毒品滥用者的团体治疗的博士研究。杨眉听了我的报告，之后她找到我，问我是否有兴趣来北京做一个 TA 入门课程。我们见面之后进行了长时间的通信，北京心理卫生协会的赵梅老师也参与其中，该协会最终在 2005 年 4 月组织了中国大陆第一个 TA101 课程，由我担任教师。我想对该协会当时的主席刘福源、赵梅和秘书廖亚明表示衷心的感谢，是他们提供了将 TA 引入中国大陆的机会。课程结束后，杨眉、赵梅和首都师范大学的田国秀探讨了在中国大陆继续进行 TA 培训的可行性，这使得生活治疗研究所和首都师范大学的一个附属公司——首都师范大学金鹰文化有限公司——签订了培训合约。程鹏是该公司的培训经理，他组织了 2005—2008 年密集的 TA 培训。我们三个来自生活治疗研究所的教师在中国大陆的许多城市开展了本书介绍的持续培训，如在北京、哈尔滨、青岛、南京、深圳和成都。在那段忙碌的时间里，程鹏无疑是一个合格的男性"女强人"，他负责招收学生、照顾老师和解决各种问题。比如有一次，在他把老师送到北京首都国际机场后，发现把老师的授课报酬忘在家里了……于是他请一位好心的邻居及时驾车把钱送到机场，才解决了问题。"谢谢你，程鹏，谢谢你的精心照顾，谢谢你坚持用中文与我协商，尽管你一定很难知道我是否真的理解了你认为我们已经达成的协议……"

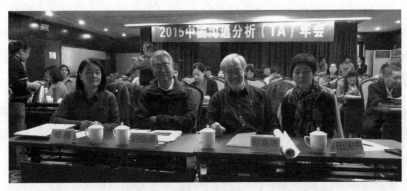

TA 自 2005 年引入中国十周年庆典

（从左到右依次是杨眉、刘福源、托马斯·奥尔松和田国秀）

在 TA 于中国大陆发展的整个过程中，北京师范大学心理学院的侯志瑾教授一直鼓励她的学生认识我并学习 TA。他们当中的一些人如今已经成为熟练的 TA 专业人士，他们塑造了 TA 在中国的未来。"志瑾，谢谢你的友谊和支持！"

2008 年，失去了明确的方向后，杨眉再次利用她的影响力找到了前进的方向。杨眉和首都师范大学的蔺桂瑞教授一起，发起了为北京高校教师提供的 TA 连续培训项目。我要特别感谢蔺教授，尽管这个庞大而多样的团体有时对管理来说是一个挑战，但她以良好的精神状态完成了该项目。

2011 年，在程鹏的介绍下，我遇到了最强大的"女强人"。我们是在圆明园欧式风格的废墟外寒冷的石凳上见的面。她的名字叫陈蕾，英文名是 Amy。她不但英文特别好，在中国大陆持续组织 TA 培训的决心也非常坚定。我在本书第一章的插曲中描述了这次重要的会面。当时，我已经 65 岁了，已到了瑞典通常的退休年龄，而陈蕾的雄心壮志听起来和一位退休心理学家本可享受的平静休闲完全不同。它听起来像"工作"！

好吧，现在已经是 10 年之后了，我已经 75 岁了。我是对的，这是工作，很多工作。现在仍旧如此。我刚刚在网上教授了我在新冠肺炎疫情期间的第二轮 TA202（5）课程。"陈蕾，你太了不起了！你建立了中国沟通分析协会（Chinese Transactional Analysis Association，CTAA），你与许多同事一起经营这个协会，将 TA 作为一种心理治疗和咨询方法加以使用。你在中国各地建立了阅读小组和支持小组的网络。你在很多层面开展了 TA 培训项目，包括依据国际沟通分析协会（International Transactional Analysis Association，ITAA）的标准进行专业认证。你们通过参加国际会议将中国沟通分析协会带入了国际沟通分析的社群。你们为两个级别的中国沟通分析应用顾问制定了标准。你们把 TA 发展到现在有四位中国的 ITAA 沟通分析教师及督导师的程度，可以做和我一样的工作。是的，你确实让我'工作'，而我非常享受这种工作。谢谢你，陈蕾。你是一个杰出的组织者，你遵守了与我签订的每一份合约。我很高兴能成为你的 TA 家族的一员！"

徐丽丽是陈蕾的业务伙伴，也是我在中国大陆的第一批 TA 学员之一。"丽丽，你的才能和成就确实很了不起：你成了中国大陆第一位 ITAA 认证沟通分析师，你出版了原创的 TA 书籍，你已经是一位知名的 TA 教师和 TA 培训推广者了。我很荣幸成为你的督导师，并对你的决心和能力充满敬佩。"

特别感谢王璐，她关注了使我的教学成为可能的所有细节，从休息时间的点心，到教学材料、计算机连接以及更多事务。

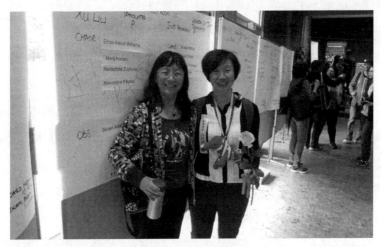

徐丽丽于 2017 年在德国柏林成为中国大陆第一位认证沟通分析师

（从左到右依次是陈蕾和徐丽丽）

翻译

我完全掌握的语言只有一种——我的母语瑞典语。英语是我在学校学到的一门外语。16 岁时，我在暑假期间去英国的一家工厂工作；18 岁时，我在美国一个家庭住了一年，并从一所美国高中毕业。我的英语学得很好。现在，我可以流利地说、读和写英语。在中国，我总是用英语授课，而且几乎总是与一名中国翻译并肩授课。我非常习惯两人组成团队向学生传达信息，以至回到家再次用瑞典语授课时，常常感觉缺少了什么。我会停下来等翻译，却发现没有人帮助我——学生们很奇怪我为什么停下来，因为他们已经理解了我说的话，包括我犯的错误……

我说的"并肩授课"，就是字面意思。我通常在或大或小的团体中教授TA，大家围成一圈，并肩而坐，看到对方。翻译和我也是这个圆圈的一部分，我们一起坐在前面，与学生处于同一高度。进行小组练习时，学生可以不用翻译，用中文进行，然后翻译和我就有机会讨论正在进行的学习过程或其他事情。

跨越语言和文化障碍传递心理学知识当然是一项挑战。通过翻译进行工作当然比大家说同一种语言慢一些。但翻译也有好处，对教师和学生都是如此。双方都获得了更多的时间来理解正在发生什么，这本身就是沟通分析的主题之一：在事情发生的同时理解发生了什么。作为教师，我有时间考虑学生的回应和下一步该说什么，而学生也有时间在更多内容到来前消化他们听到的内容。在这个过程中，最辛苦的是翻译，他要不断倾听、不断翻译、不断说话，几乎没有时间反思。我已经学会欣赏和钦佩优秀翻译的技能了：对两种语言的优秀理解力和表达力，自然地对此时此地的觉察，能够把握在何时倾听、何时说话的良好时机，以及涉及TA教学时良好的心理学和TA知识。

有时我很幸运，拥有受过专业训练的翻译，但我的大多数翻译都是心理学的学生，或者是专业的咨询师或健康领域工作者。他们其中有些人最终也成了沟通分析师。从1987年第一次在中国台湾地区的高雄基督医院的授课到2021年最新的TA202（5）在线课程，对我有幸与其坐在一起教授TA的每一位翻译，我都想表达真诚的感谢和欣赏，感谢他们成为我的教学伙伴！其中有些人与我有多次合作，我们彼此了解并发展出了共同的教学风格：高雄的朱惠英（Catherine）、台中的郑雅蓉、北京的钟谷兰还有北京师范大学侯志瑾教授曾经的学生周司丽、陈建俏、李栩和孟飞。侯志瑾教授本人也是2005年中国首届TA101课程的翻译。北京的张羽佳是我目前不可缺少的语言同事。我将永远记住与你们一起工作的快乐时光。

书籍译者

我要深深地感激三个人，是她们使我的文字有了中文印刷版，她们是黄珮瑛、杨眉和周司丽。黄珮瑛承担了一项具有开创性的复杂任务，完成了我们最初用瑞典语写成的 *Transaktionsanalytisk psykoterapi* 一书的翻译。实际上，罗兰、安妮卡和我首先粗略地完成了英文翻译，然后黄珮瑛在翻译的过程中一边学习 TA，一边与我们讨论。"珮瑛，我还记得你是如何在高雄基督医院咨询中心的小办公室里的计算机后奋斗的。最后，我们在 1996 年拿到了漂亮的中国台湾繁体中文版《人际沟通分析》，之后在 2006 年又有了中国大陆简体中文版[1]。珮瑛，谢谢你艰辛而持久的努力！"

杨眉和我在 2013 年一起写的书（杨眉，欧嘉瑞，2013）是以杨眉参加的我的 TA 课程和她自己的研究为基础的。她还翻译了我对该书英文部分的贡献。那时，我已经可以做到在珮瑛翻译第一本书时尚无法做到的事。我可以阅读杨眉用中文写的每一章内容，我们边写边讨论书中的所有章节。"杨眉，谢谢你为我提供了机会，与你共同创作了一本高质量的、真正属于中国的 TA 的书。"这本书现在经过修订和扩充已经有了第二版，我希望它在未来的很长一段时间内仍能是 TA 的标准参考书。

现在，我有机会独立写作这本书了，把我作为认证沟通分析师和沟通分析教师及督导师的整个职业生涯的经验传递给读者。亲爱的读者，你读到的每一个字，包括现在这些，都经过了周司丽的眼睛、头脑和手指，是她把它们变成了美丽而准确的中国字。我之所以知道这些文字既准确又美丽，是因为在你阅读之前，我就已经逐字阅读过它们了，而且我与司丽做过多次讨论。从 2005 年 4 月在中国大陆第一次教授 TA101 课程起，我就认识周司丽了。那时，她作为北京师范大学心理学院的学生来参加培训。现在，她

1　简体中文版的《人际沟通分析——TA 治疗的理论与实务》于 2006 年由四川大学出版社出版。——译者注

已经是心理学博士，还是中国大陆第一位 ITAA 沟通分析预备教师及督导师（Provisional Teaching and Supervising Transactional Analyst，PTSTA）。"司丽，从我们第一次见面开始，你就是我的学生，从那时起，你就一直在教导我在中国做老师的意义。我非常高兴能与你一起创作这本书。你是如此了解 TA，你是如此了解英语，你是如此了解中文，你是如此了解心理学，你的思考如此清晰，你如此充满艺术性，你如此富有洞察力，你如此可靠，你……感谢你成为我这本最为个人化的 TA 书的中文声音！"

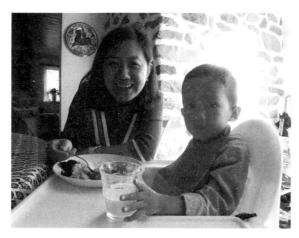

周司丽和家人于 2017 年在德国柏林的沟通分析大会后访问瑞典

学生

我不知道我有幸教过多少中国学生，在超过 35 年的时间里，估计已有数千人之众。我每次见到的学生少则 1 人，多则 300 人，最常见的是在 20 人左右的团体中见到我的学生。他们中的有些人我只见过一次，大多数人见过几次或更多次，有些人在跟随我学习多年甚至几十年后，仍视我为他们的老师。他们中有一些人是中国沟通分析的先驱，成了第一批 ITAA 认证的讲普通话的沟通分析师，包括陈雅英、黄珮瑛、邱德才、邱慧辉、李莉莉、徐丽丽和周司丽。挪威的西丝儿·克奈博也应该算在其中，因为她在接受 TA 培训期间曾在中国台湾地区生活和工作过。还有一些学生正在准备参加 CTA 考试，比如王卫华、陈建俏、何润秋、吴庆和郑阳。还有很多学生正在深入探究 TA，以进一步发展和使用 TA 专业知识，例如首都师范大学的田宝教授、张镔、史萌、郭安、吴信安、林瑞龙、陈静美、王辉建、孙安达、杨海波、郑艳芳、冯慧萍、梁秀丽、杨玉兰和王妮娜。

我对所有学生都充满了钦佩之情，他们用各自的方式学习 TA，并使西式的 TA 适应中国文化的现实。他们的工作对当地的公共卫生做出了巨大而宝贵的贡献：在中国，从台湾和四川的地震救援工作、黑龙江的学校辅导工作、福建的胃癌研究，到北京和其他地方的 TA 治疗，以及在其他诸多方面的应用。

我尽我所能把 TA 教给学生。他们也教我如何在中国做教师。我记得杨眉曾关切地告诉我，我不应该用太多教学时间让学生在小组中讨论 TA 理论。杨眉说："我知道，你们西方人喜欢讨论一切。但这里的学生想学习新东西。你应该教他们，而不只是让他们说话。你知道，其中一些学员是自己支付课程费用的，所以他们想得到一些东西。"那时是我在中国大陆教学的早期，对我来说很有意义。我在中国台湾教学的那些年，已经了解到中国学生的学习能力很强，他们会问很多问题，并请我精确地说出如何使用 TA。但我也发现，在我努力精确地说出正确的方法后，我的学生还是会用自己的方式创造性地使用这些概念，往往与我教给他们的精确方法有很大不同。我学会了欣赏和享受这种情况，因为这是我的学生发展和调整 TA 使其适应实际生活的方式。

我的中国学生给予我的最有价值的学习是老师和学生间的尊重和友谊。我确实感受到了他们对我的知识和生活经验的尊重（他们往往比我年轻许多），还发现可以与他们中的许多人保持轻松愉快的友谊。从 TA 的角度来看，在师生关系中，"父母（Parent, P）""儿童（Child, C）"和"成人（Adult, A）"这三种自我状态都拥有空间。我发现，在中国，老师和学生间的 P—C、

C—P 和 C—C 沟通比在瑞典多。当然，在这两种文化中都有大量的 A—A 沟通，但我发现中国的教学情境更加个人化。在某种程度上，我可以和我的中国学生玩得更多（一起吃饭、唱歌、庆祝或开玩笑），老师和学生之间拥有高度的相互关怀。经常有学生会给我端来一杯茶，或者给我拿来一些点心，或者问我是否需要帮助，学生也会很自然地请求我帮助他们解决个人问题，例如家庭事务或学习应用等。当他们的要求超过我所能提供的范围时，我会努力从"我好—你好"的心理地位告知他们。致我所有的中国学生："谢谢你们来上我的课。谢谢你们学习这些能够改善自己的生活质量以及家庭成员、朋友和客户的生活质量的技能。谢谢你们教会我如何在你们的文化中找到归属感。能够成为你们的老师，真的是最有意义的快乐！"

中国的四位沟通分析教师及督导师

正如本书后面所介绍的，成为 ITAA 认证的沟通分析教师及督导师的道路漫长而富有挑战性。跨越语言和文化的障碍来传递知识和技能更是延长了这一过程。在成为沟通分析教师及督导师的 37 年后，即我半辈子那么久，我很高兴有四个中国人可以在各个级别的培训中教授和督导 TA。她们中有两人在中国台湾——陈雅英和黄珮瑛，有两人在中国大陆——周司丽和徐丽丽。我曾有幸督导并教授过她们所有人，并且知道她们都很优秀。"雅英，我记得你早年在高雄时热切的眼神和积极聆听的耳朵，吸收着当时对你来说完全陌生的一切。现在，你是第一个通过沟通分析教师及督导师考试的人，成了独立的、与我同级别的同事。我非常高兴你成为我的第一个'中国同事'！珮瑛、司丽和丽丽，你们都成了沟通分析预备教师及督导师，这意味着你们只要签署了 TSTA 合约，就可以在所有 TA 级别中授课和督导。因此，现在有四位中国的 TA 教师和督导师能够做我可以做的事情。我祝愿你们及所有跟随你们学习的人，在将 TA 发展成在中国文化中促进心理健康的方法和实用工具的过程中，一切顺利！"

出版者

当我第一次与周司丽讨论写作本书的想法时，她立即在两个方面提供了必要的支持和帮助，她说："我可以翻译这本书，而且我有一个朋友在一家出版公司做编辑。"这位朋友就是"万千心理"的阎兰。之后，我就见到了阎兰，并与"万千心理"签署了出版合同。尽管我的写作速度真的变成了如书名所言的"慢慢来"，尽管在这个漫长的过程中，阎兰和家人搬到了国外，但她还是慷慨地调整了出版的时间计划，并不断给我鼓励。"谢谢你，阎兰。"现在，距 2018 年签订合同已经有三年半了，这本书已经进入了最后的编辑阶段，我与"万千心理"的责任编辑孙蔚雯进行了频繁的联络。"谢谢蔚雯，你娴熟、精准、贴心的工作使本书的内容连贯、准确。你的努力确保了本书持久的可读性。"我要特别对"万千心理"表示感谢，感谢他们在持续推动出版具有开创性的 TA 著作的过程中，将我的书也纳入其中。

家庭

我相信，本书的许多地方都显示了家庭对我的重要性。当我写下这些文字时，我学到了在我开始写这本书时尚不知道的、关于亲密的事。在最近400 天的每一天里，我都和妻子莫琳（Maureen）在一起。我们每次离开对方的时间几乎不超过 1 小时。我们是对方唯一可以拥抱的人和唯一可以寻求身体亲密的人。新冠肺炎疫情要求我们与孙辈至少保持一臂之遥的距离。曾被认为理所当然的正常世界突然缩小到只有我们两个人。我们已经庆祝了金婚，但在 50 多年的共同生活中，我们从未如此亲密，如此长期地依赖彼此。我们很幸运，能够拥有彼此，现在，我们有时间来意识到我们的幸运。"谢谢你，亲爱的妻子莫琳，我一生的挚爱。现在，我终于明白了，没有你，我就无法写出这样一本书。"

令人高兴的是，我们的家庭在疫情期间壮大了。我们的第四个孙辈——外孙女阿斯特尔（Aster）到来了，她是一个快乐的、充满好奇的蓝眼睛女孩，她是我们的女儿丽玛琳（Li Malin）和她丈夫拉斯穆斯（Rasmus）的第一个孩子。我们的儿子乔纳斯（Jonas）和他的妻子汉娜（Hanne）已经有了两个儿子——13 岁的维德（Vide）和 9 岁的诺尔（Nore），还有一个女儿——6 岁的艾拉（Eira）。他们都很可爱、聪明。在新冠肺炎疫情期间，即使我们不能像希望的那样拥抱他们或经常见到他们，但他们一直在我们身边，在我们的手机相册中和心中。我把这本书献给你们所有人。我希望在你们未来的世界里，人们知道在人与人之间、国家与国家之间、文化与文化之间应该如何和谐地生活，即"我好—你好"。

托马斯·奥尔松

2022 年

目录

第一章 托马斯老师在中国讲的 TA 是什么? ······· 1

一本 TA 的新作——为什么? ·················· 2

托马斯老师不讲哪种 TA? ·················· 8

托马斯老师讲的是哪种 TA? ·················· 10

中国的 TA 培训项目是如何建立的? ·········· 13

中国的 TA 培训项目概要 ·················· 14

TA101 课程——起点 ······················ 18

TA 的培训与考试制度 ···················· 22

第二章 托马斯老师是谁? ······················ 31

脚本线索 ···································· 32

成为心理学家 ······························ 39

成为钟家的一员 ···························· 43

选择 TA ···································· 47

第三章 治疗:何为好的心理治疗? ··········· 55

何为好的心理治疗?关键是好的心理治疗师! ··· 56

谁是好的 TA 治疗师? ···················· 58

TA 心理治疗与 TA 其他领域有何不同? ········ 64

第四章 理论:TA 的新基础——心理人与科学发展 ··· 73

TA 的基础 ·································· 74

从北京直立人到心理人 ······················ 75

TA 中关于正常情绪的文献回顾 ·············· 77

心理人 ··· 81

阿尔夫·尼尔森绘制的心理人的心理图 ·················· 82

有关情绪（我们最重要的动力）的更多内容 ············· 102

情绪的正常发展 ··· 104

两条发展线路：情绪和认知 ································· 106

模拟化和数字化发展线路 ···································· 108

第五章　治疗：治疗合约 ···································· 117

合约的一般概念 ··· 118

框架合约和治疗目标合约 ···································· 120

框架合约的一些问题 ··· 121

非暴力合约既是框架合约也是治疗目标合约 ··········· 122

特殊的非暴力合约：不自杀合约 ·························· 124

如何制定第一个治疗合约 ···································· 127

基于有限的脚本信息制定第一个治疗合约的技术 ······ 131

个人合约、伴侣合约与团体合约在制定方面的差别 ···· 138

如何基于脚本制定治疗合约 ································· 139

关于合约的一些观察 ··· 141

伦理考量 ·· 144

第六章　理论：自我状态再审视 ·························· 149

艾瑞克·伯恩的伟大发明：自我状态 ···················· 150

在进行沟通分析时使用自我状态 ·························· 151

那么什么是自我状态？ ·· 154

成人自我状态与父母自我状态或儿童自我状态的差异 ·· 155

心灵器官与自我状态 ··· 157

理解心灵器官与自我状态的新视角 ······················· 159

棘手的问题：如何诊断与转换自我状态？ ··············· 161

自我状态的良好使用与不良使用 ·························· 164

成人自我状态的曼荼罗模型 ·················· 165

第七章 理论：脚本与文化 ·················· 175

生死之间 ·················· 176

宗教 ·················· 177

孝 ·················· 180

儿童发展 ·················· 182

孝是文化规范还是心理上的早年决定？ ·················· 185

《三字经》与中国的应该脚本 ·················· 188

男性与女性的脚本预设 ·················· 190

第八章 治疗：再决定 ·················· 199

早年决定与再决定 ·················· 200

鲍勃·古尔丁和玛丽·古尔丁的伟大发明：再决定 ·················· 202

进行回溯治疗 ·················· 213

进行回溯治疗的两种基本方法 ·················· 215

第九章 理论：愤怒的男性和女性、吸毒者与追求快乐者 ·················· 225

情绪的性别差异 ·················· 226

愤怒的男性 ·················· 230

愤怒的女性 ·················· 231

吸毒者 ·················· 233

追求快乐者 ·················· 238

第十章 治疗：给 TA 新手治疗师的建议 ·················· 247

为心理治疗创造条件 ·················· 248

激发信心和保守秘密 ·················· 251

为自己和来访者提供安全保障 ·················· 252

遵守约定的时间 ·················· 252

获取报酬 ·················· 253

不要给家人或朋友做治疗 …………………………………… 253

自己接受治疗 …………………………………………………… 255

训练你对此时此地的觉察，处于"过程中" ……………… 256

学会记住而不是尝试记住 …………………………………… 258

既处理过程又处理内容 ……………………………………… 260

逐步了解来访者的脚本"丛林" …………………………… 264

学习用两种方法做回溯工作 ………………………………… 266

处理情绪 ………………………………………………………… 271

第十一章 理论：TA 研究与 TA 的能量"黑洞"（TA 的本质）……… 277

研究是什么？ …………………………………………………… 278

研究的价值 ……………………………………………………… 279

TA 研究 …………………………………………………………… 280

1963—2010 年的 TA 研究 …………………………………… 281

2010 年后的 TA 研究 ………………………………………… 282

生活治疗研究所的博士论文：TA 在戒毒工作中的应用 …… 283

生活治疗研究所的博士论文：沟通分析心理治疗 ………… 287

对生活治疗研究所的研究贡献的一些看法 ……………… 291

"黑洞"是什么？ ……………………………………………… 292

第十二章 治疗：结束 ………………………………………………… 299

完成合约时结束治疗 ………………………………………… 300

有关结束的一些难点 ………………………………………… 301

与结束有关的议题 …………………………………………… 304

附录一 生活治疗研究所和中国沟通分析协会 2018 年的培训项目 …… 317

附录二 部分学员的 TA 项目 ………………………………………… 339

附录三 生活治疗研究所的脚本问卷 ……………………………… 355

参考文献 ………………………………………………………………… 359

第一章

托马斯老师在中国讲的 TA 是什么？

一本 TA 的新作——为什么?

艾瑞克·伯恩(1910—1970),美籍加拿大人,精神科医生,于 20 世纪 50 年代末到 60 年代初在美国加利福尼亚创立了沟通分析。他用四种方式定义了 TA(Berne,1972,p.447):"(1)一种以分析治疗会谈中发生的单次沟通及一连串沟通为基础的、**系统的心理疗法**;(2)一种以研究特定的心理状态为基础的**人格理论**;(3)一种基于严格分析每次沟通,并依据其中涉及的自我状态,将沟通详尽分解为数量有限的类别的**社会行为理论**;(4)通过沟通示意图对单次沟通进行的**分析**,即沟通分析本身。"这一定义其实在伯恩去世的 2 年后才出版,它可以被看作沟通分析创始人对其作品的最后的观点。简而言之,伯恩认为 TA 首先是一种系统的心理疗法,其次是一种人格理论,以及以分析单次沟通为特定方法的社会行为理论。

在我的整个职业生涯中,TA 都在持续发展与成熟。如今,TA 的官方定义是"一种人格与人类关系的理论,为个人成长与专业发展提供了系统的方法"。它被书写于每一期的《沟通分析杂志》(*Transactional Analysis Journal*)上。《沟通分析杂志》一年发行四期。当下,TA 被应用于多个专业领域,如心理治疗、咨询、教育和组织发展,人们对 TA 的研究与应用也遍布全球。同时,TA 也是一种被广泛应用的自助理论与方法,可以帮助人们改善与他人的关系,获得满足的人生。在全世界范围内也遍布或大或小的 TA 机构,负责组织 TA 的教育、会议、专业培训及考试。关于 TA 的文献(来自杂志、文章和书籍)数量巨大且语种众多。

那么,为什么还要在中国出版一本 TA 的新作呢?原因有很多:因为中国人对 TA 的兴趣增长得很快,但可以获得的中文著作数量相对较少;因为基于当代中国人生活经历的 TA 文献更少;因为像其他任何地方一样,很多普通的中国民众可以通过学习 TA 改善生活;因为心理学知识对和平地开展国际贸易、交流及普遍意义的共存来说日益重要；因为 TA 咨询与 TA 治疗可以对中国人的心理健康做出贡献；因为我历经多年，在中国开发了一套系统培训，获得了很多学生的认可。现在，我做好了准备，以书写的方式将我的 TA 培训项目传递下去。

对我来说，时机已经成熟。我在整个职业生涯中都是一名沟通分析师，我从业的时间甚至比艾瑞克·伯恩本人使用自己的理论的时间长很多。现在，年过 70 岁，我不再只像鹦鹉一样重复其他 TA 教师的话。我一辈子都以 TA 治疗师、TA 督导师以及 TA 教师为业。与我一起工作过的来自世界各地的来访者、学生及专业人士多达几千人。他们当中的很多人都告诉过我，因为 TA，他们过上了更幸福的生活。让我惊讶的是，不论这些人来自美国、欧洲还是亚洲，他们都告诉了我相同的信息。我了解到，即使各个地方的语言和习俗迥然不同，但让人们感到快乐或不快乐的事情都差不多，比如清洁的空气和水、充足的食物、有趣的工作、良好的关系、他人的欣赏以及归属感。简单地说，我了解到，人们的文化不同，但心理相通。现在，我已经准备好总结自己的 TA 知识，基于我的经验，用我自己的方式阐述，然后将其传递给新生代的读者。就我的人生来说，无论从专业角度，还是个人角度，我都发现 TA 是好的、有用的且重要的。因此，我想与你，我的读者，一起分享。我想，TA 对你的生活来说，也可以是好的、有用的且重要的（甚至可能是必要的）。

在我的祖国瑞典，我也是 TA 先锋。1975 年，我与朋友兼同事罗兰·约翰松一起到美国加利福尼亚学习 TA。同年，我们从瑞典南部的隆德大学毕业，获得了心理学家的身份。我们从巴黎飞往纽约，在曼哈顿买了一辆二手的大众牌汽车（蓝色，绑着绳子，用我外祖父的名字奥斯卡命名，他是管道系统的先驱），然后开着它从纽约时代广场出发，越过美国著名的"66 号公路"，到达具有典型丘陵地形的旧金山……然后是加利福尼亚州的沃森维尔（Watsonville）（见图 1.1）。这里是鲍勃·古尔丁（Bob Goulding）以及玛丽·古尔丁（Mary Goulding）的西部团体与家庭治疗研究所（Western

Institute for Group and Family Therapy, WIGFT）的所在地。

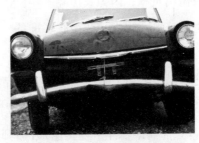

（a）开车从纽约时代广场出发。

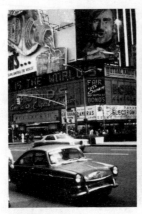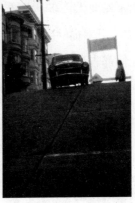

（b）越过美国著名的"66号公路"到达丘陵起伏的旧金山……

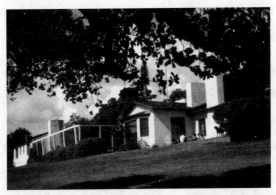

（c）1975年，位于加利福尼亚州圣母山的西部团体与家庭治疗研究所。

图 1.1

一天晚上，古尔丁夫妇邀请所有学生参加一个派对，庆祝他们终于还完购买山上美丽农场的最后一笔贷款。这个农场最后变成了一个国际沟通分析培训机构。我们就在这个晚上成立了生活治疗研究所。这一天是 1975 年 11 月 30 日（见图 1.2）。

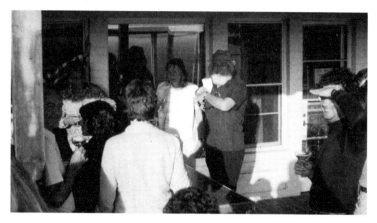

（a）1975 年，鲍勃和玛丽为学生举办的派对。

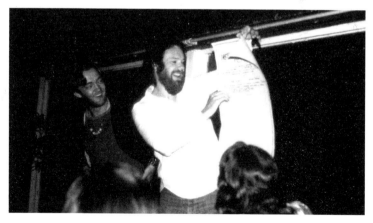

（b）托马斯和罗兰宣布生活治疗研究所成立。

图 1.2

4 个月后，我们回到家中，成了瑞典最了解 TA 的人。对 TA 感兴趣的人们开始找我们进行学习。

于是，我们从 1975 年开始了瑞典的 TA 培训。同年早些时候，我参与了欧洲沟通分析协会（European Association for TA，EATA）的创立。EATA 创立于瑞士的维拉斯（Villars），是世界上现有的最大的 TA 组织。艾瑞克·伯恩于 1962 年创立的国际沟通分析协会仍旧是全球 TA 教育与考试的核心组织。我自 1975 年开始就一直是这两个组织的会员。

我之所以胆敢写一本中国的 TA 书，是由于我人生中五个方面重要的发展。

- 第一方面是我在瑞典隆德大学学习了 5 年心理学，然后又在这所大学学习了 3 年精神分析取向的心理治疗（非全日制）。基于这些学习经历，瑞典政府授予了我开展心理学与心理治疗工作的两个执照。我还在这所大学受训成了一名心理学研究者（哲学博士 Ph.D，以非全日制的方式学习了很多年），并于 2001 年成功地通过博士论文答辩。我的博士论文是将 TA 心理治疗运用于吸毒成瘾者的研究。在正式的大学教育体系之外，我还学习 TA 心理治疗，并于 1977 年通过国际考试，成为认证沟通分析师，并于 1984 年成为沟通分析教师及督导师。我认为，我在心理学及心理治疗方面接受过良好的教育。

- 第二方面的发展是我一直在将心理学与心理治疗的知识应用于实践，特别是 TA。我与同事罗兰·约翰松以及安妮卡·比约克在瑞典马尔默开办了生活治疗研究所，并通过在诊所与培训中心的工作来供养家庭。我有规律地接待短期和长期的心理治疗个案，并为来自医院、社会服务机构、吸毒成瘾者的治疗性社区、学校以及老年人和残疾人社会福利机构的专业人员提供督导。同时，我也为瑞典及其他斯堪的纳维亚国家中想学习 TA 的其他专业及非专业人士提供教学与培训。这就是我在瑞典长达 40 年的朝九晚五的常规工作。现在，我认为自己已经是一位经验非常丰富的治疗师、督导师与教师了。

- 第三方面的发展在时间上其实应该排在首位：1965 年，我在美国遇到了我的妻子莫琳，当时我们都是交换生。她是一位娘惹，即在今天的马来西亚马六甲州出生的华人。她的祖先大约于 250 年前从福建厦门迁到那里。1970 年，我第一次去马来西亚看她。除了再次爱上她之外，我还爱上了这里的华人的峇峇娘惹文化[1]。我们于 1971 年结婚，于是我也就成了保有中华传统文化价值观和习俗的家庭中的一员。中国的新学员看到我用筷子吃饭时会很惊讶。因为他们通常都比我年轻很多，所以我常常会回答："噢，我用筷子吃饭的时间比你还长呢！"莫琳自 1971 年就一直在瑞典生活，有时，我觉得她比我更像瑞典人，我比她更像中国人……你只有生活在这种文化中，才能学会这种文化。

- 第四方面发展是我在 1987—2008 年多次受邀到中国台湾教授 TA。西丝儿·克奈博从 20 世纪 80 年代起就在高雄生活与工作。她对 TA 很感兴趣。有一次，她在回挪威休假期间到我们在马尔默的生活治疗研究所，与我、罗兰和安妮卡开始了联络，表示想进一步学习 TA。之后，她邀请我们每个人都去了一次中国台湾教授 TA 入门课程。因为我们在中国台湾的很多学生都想继续学习 TA，所以他们之后多次邀请我们回去继续进行 TA 培训。在 20 多年的时间里，我们三人在瑞典和中国台湾之间往来了约 90 次，每次时间从 2 周到 6 周不等。我们的飞行路线曲折而漫长，从马尔默，先到阿姆斯特丹，再到曼谷，最后才能抵达目的地中国台湾；然后返程。我一共去了 36 次，在高雄、屏东、台南、台中、嘉义和台北都授过课。渐渐地，我爱上了中国台湾，从南部的鹅銮鼻灯塔到北部的基隆港，从西部的安平古堡到东部的花莲县。在空余的时间里，我还去了台北语文学院学习中文。

- 第五方面发展是在中国大陆，现在仍在发展中。2004 年，北京举办了国

---

1 峇峇和娘惹源自马来语，分别指 15 世纪初定居在今天的马来西亚马六甲、印度尼西亚和新加坡一带的男性和女性华人后裔。——译者注

际心理学大会。在会议开始前，我和妻子莫琳加入了一个由瑞典心理学家组成的旅行团。我们去了凤凰古城、张家界、西安、北戴河、山海关附近的西沟村，当然还有北京。我也爱上了中国大陆。在会议中，我报告了我的研究，即在治疗性社区中将 TA 心理治疗运用于吸毒成瘾者的研究。心理学领域的杨眉教授来听了我的报告，因为她当时正在撰写关于艾瑞克·伯恩和 TA 的内容，而我的报告是唯一一个与此有关的。

第三至第五方面的发展都与我融入中国人的生活方式和中国文化有关。这些发展的长期性与我前两方面的专业发展齐肩。

我们的接触使我有机会在 2005 年 4 月受北京心理卫生协会的赵梅老师之邀来中国大陆开办第一个 TA101 课程。与之前在中国台湾的情况一样，大家的兴趣被点燃了。自第一次到中国大陆教学之后，我开始了 50 多次的往返于哥本哈根和北京的旅程。生活治疗研究所的另外两位老师安妮卡和罗兰也来过中国大陆授课。现在，我们的总旅程次数也超过了 70 次。

尽管从本质上说，我本是一个成长于瑞典最南端的省份斯科讷（Scania）的男孩，但我也在马来西亚以及中国的台湾和大陆地区的中华文化土壤中生活了很多年。我同时也在英美文化的土壤中度过了几年。我觉得自己很幸运，能够至少熟悉三种文化传统：斯堪的纳维亚探索式的维京人传统、美国寻求自由的传统以及中国看重合作与和谐的传统。

托马斯老师不讲哪种 TA？

在这一部分，我将列出我认为什么属于"托马斯老师讲的 TA"，什么不属于"托马斯老师讲的 TA"，换句话说，就是本书没有涵盖什么内容。简而言之，"托马斯老师讲的 TA"是我基于自己的年龄、教育背景和经验而使用及教授的 TA。具体来说，就是我曾经在中国台湾教授的 TA，以及当下在中国大陆教授的 TA。我将首先介绍本书没有包括什么。

第一，我没有介绍 TA 的基础理论概念，这些概念通常会在为期两天或三天的正式 TA101 课程中介绍，包括自我状态、沟通、游戏和脚本。当然，本书有很多内容都与此有关，但是我假设读者已经通过参加 TA101 课程（我热情推荐）或者阅读 TA 的其他书籍掌握了 TA 的重要基础概念。TA101 课程有固定的架构，无论在世界什么地方、用什么语言教授，该课程的框架都是一样的。对宣称自己在讨论 TA 的人来说，TA101 是必要的起点。所以，TA101 课程并不是我的专利。我在教授 TA 时非常注重引述伯恩本人或其他早期理论发展者所提出的概念。而所谓我的 TA，意思是我将原本的 TA 概念与我个人全部的心理学及心理治疗知识进行了整合。我已经与其他作者合著了两本书，它们都是从 TA 的基础知识入手，涵盖 TA101 课程的所有内容。因此，如果你想了解我是如何介绍 TA 的核心概念的，推荐你阅读它们。这两本书均有中文版。第一本是有关 TA 治疗的教材，原著是我与罗兰和安妮卡于 1992 年用瑞典语所写的 *Transaktionsanalytisk psykoterapi*。另一本是 2013 年我与杨眉教授基于我在中国的教学而合著的中文书（杨眉，欧嘉瑞，2013；杨眉，欧嘉瑞，2018）。重写已有的内容似乎没什么必要。因此，如果你还不具备 TA101 的基础知识，花时间阅读这些书里的相关章节或者其他很棒的 TA 入门书［如琼斯（Joines）与斯图尔特（Stewart）合著的《今日 TA》（*TA Today: A New Introduction to Transactional Analysis*；Joines & Stewart，1987）］是很有价值的。

第二，我不打算全面回顾 TA 从伯恩开始直至今日的发展。在过去的 60 年里，TA 在很多国家和地区，用很多语言，有很多发展。我不认为有谁能够描绘如此多发展的全貌。我当然也做不到。因此，我在本书呈现的是我个人对 TA 的解读，以及我将 TA 与 21 世纪初期的一般心理学知识做出的整合。

第三，传统上，TA 被划分为四个应用领域——心理治疗、咨询、教育和组织发展。我不打算在这四个领域平分笔墨。我是心理治疗师，所以将聚焦于 TA 在心理治疗中的应用。不过，需要事先澄清的是，国际上至今仍没有对心理治疗的统一界定。什么是心理治疗以及谁可以实施心理治疗，不同的国家和地区对此有不同的定义和准则。欧洲很多国家对心理治疗的定义（包括对 TA 心理治疗的定义）与中国大陆的"心理咨询"的概念类似。因为我获得了瑞典的心理学家和心理治疗师执照，而且我的 TA 应用领域是心理治疗，所以我在本书进行阐述或举例时也常使用"心理治疗"一词。读者需要留意的是"心理治疗"仍旧是一个相对较新的发展领域和专业，因此不同的国家和地区对"心理治疗"都有不同的界定和规定。"心理治疗"与"心理咨询"部分重叠，且二者中都包含"教育"的成分。

托马斯老师讲的是哪种 TA？

你可能已经从目录中看出，托马斯讲的 TA 是一个混合物，包含了我当下对 TA 理论的理解，融合了当代心理学理论的进展，并与我在整个职业生涯中用 TA 指导心理治疗来访者的经验、教学经验以及为治疗师和受训者提供督导的经验相相合。自然，其中也包括 TA 对我个人生活的影响。我在中国的台湾和大陆地区教授 TA 时，无论是在课堂内还是在课堂外，都经历过很多宝贵的时刻。这些时刻为我带来了眼界大开的超然体验。它们灵光乍现般地让我看到新的事实与选择，为我的人生带来了或大或小的变化。其中的很多经历至今仍历历在目。这个过程与心理治疗中的再决定很相似，可以视为在日常生活中获得自然成长的方式，以及理解人生具有无限可能性的方式。在章节之间，我分享了其中一些令人赞叹的片段，我非常希望读者能够看到我透过 TA 的彩色镜片所瞥见的世界，并从中获益。

　　起初，从存在主义哲学及人本主义心理学中找到我从事心理治疗的哲学基础是很重要的。我和罗兰·约翰松首次合著的《对自己负责—对他人回应——人本主义心理学及心理治疗中的"责任模型"》（*Att ta ansvar för sig själv–och svara an på andra: "ansvarsmodellen" i humanistisk psyokolgi och psykoterapi*；Johnsson & Ohlsson，1977）一书，介绍了我们的基本哲学架构，以及我们把 TA 作为首选的心理治疗方法的原因。我们将其命名为责任模型。《人际沟通分析—— TA 治疗的理论与实务》（欧嘉瑞等，2006）一书的第一章对这一模型进行了较为详细的介绍。这是一个存在主义与人本主义模型，强调个体有能力亦有责任做出对自己和他人有益的人生选择。我们的模型认为，治疗师所持有的哲学信念会从根本上影响其如何理解及使用自己所追随的理论。如果你将自己看作高人一等的专家，知道什么对来访者是最好的，你就不是在基于责任模型使用 TA，你获得的结果也会不同。事实上，如果你认为自己比成年来访者更知道他们该如何生活，你就不是在使用 TA。责任模型为 TA 的"我好—你好"的基本原则及人类有意识地做出人生选择的必要性与能力提供了哲学架构。

　　在当下的人生阶段，我发现以下方面是理解和使用 TA 时基本且突出的要点。

1. 人类具备以尊重和善意的方式对待他人的能力，就像 TA 的口号中表达的"我好—你好"，以及孟子的哲学思想表达的人天生具有善良的能力与倾向，即《三字经》中的"性本善"。

2. 人类知道自己的生命有限，自己时时具有做出决定的责任。其决定不仅会影响自己的人生，还会影响身边人的人生。这一思想在萨特（Sartre）、克尔凯郭尔（Kierkegaard）等人的思想中以及我和罗兰的责任模型中都有阐述。

3. TA 是一种易于理解的、有关人类心理及人类沟通的理论。即使只具备很少的 TA 知识，也可以帮助人们更好地理解自己和身边的人，从而改善他们的生活质量。

4. TA 不是孤立存在的。与 TA 相比，关于人类互动和人类心理的知识古老得多、现代得多、广阔得多、深入得多。你对心理学的广泛知识了解得越多，越能更好地理解和使用 TA。

5. TA 可以与其他心理学知识很好地整合。TA 的概念可以且应该随着新研究不断扩大我们视野而接受挑战与修正。

6. TA 最大的优势是给予了我们一个在互动发生的当时就理解人们正在如何互动的工具（过程觉察）。它可以帮助我们透过人们每时每刻的互动理解他们的生活是如何受到有害脚本的束缚的，并可以为其提供积极转变的方法。

7. TA 最大的不足在于它试图将自己看作一个"完整"的人格理论。它并非如此。TA 还非常有赖于其他领域的理论与研究，例如，儿童发展、精神病理学和神经心理学等领域。只要 TA 从业者能够意识到自身的局限并能够从 TA 之外获取相关的知识，就不会有问题。

8. 经验非常重要。我使用 TA 的时间比艾瑞克·伯恩使用自己的理论的时间要长。我了解他不了解的事情。我见过许多来访者、学生和专业人士从 TA 中受益。就我个人的经验而言，我可能比伯恩还能更确信地说 TA 有效。

9. TA 在所有文化中都非常有价值。我在瑞典长大。在青少年时期，我在一个德国家庭度过了一个夏天，在美国一个家庭住过一年，并且在英国工作过一个夏天。我在美国加利福尼亚州学习 TA，并在欧洲几个国家推广 TA。我成了一个马来西亚的家庭的女婿。我在 30 年间往返于瑞典和中国（大陆与台湾），进行了 100 余次 TA 教学。我将 TA 引入斯里兰卡和乌克兰。我学会了理解说瑞典语、丹麦语、挪威语、德语、英语和汉语的人们。我了解到，所有地方的人们都需要相同的东西以感到快乐。他们也会因为相同的原因感到悲伤。我发现尽管人们的文化与语言不同，但心理是相通的。TA 在任何地方都是有用的。

中国的 TA 培训项目是如何建立的？

"托马斯老师讲的 TA"与中国文化息息相关，它是由我从 1987 年起在中国台湾教授的 TA 发展而来的。在瑞典，我和安妮卡、罗兰已经发展出了为期 2 年共计 36 天的 TA 基础培训项目。参与者每年要到马尔默的中心参加 9 次培训，每次培训持续 2 天。这个项目持续运行了超过 20 年。在此过程中，我们也发展出了适合的 TA 课程。该项目面向所有参加过 TA101 课程且从事与人打交道的工作的专业人士。学生们来自各种职业领域，例如，教师、护士和医生、社工、演员、行政人员、组织顾问和心理治疗师等。还有很多学生是毒瘾治疗性社区的治疗师。那些年，瑞典针对吸毒者的治疗中心是以治疗性社区的形式设立的，意思是来访者可以在一个无毒的机构中逗留并居住一年甚至更长时间。该机构的"治疗"涉及居住期间的一切事务，从做饭，到建筑物维护，再到定期举办的团体治疗（通常是 TA 治疗）。生活治疗研究所的很大一部分工作就是为这些治疗性社区的工作人员提供定期且持续的督导。每隔一周，我们三人之一就会去治疗性社区待一天，就员工与来访者的工作进行督导。督导工作也包括参与到治疗师对来访者开展的治疗团体中，并对我们看到的治疗工作给予反馈。这些治疗师中的很多人也参加了我们定期举办的 TA 培训项目，所以我们对其中很多人都相当了解，并能够追踪他们的治疗技术的发展。

瑞典的培训项目是我们后来在中国的台湾和大陆地区所设立的培训项目的基础。可以说，我们完整的 TA 项目包括以下六个特色领域：

1. 官方 TA101 课程

2. 为期 31 天的 TA 基础培训

3. 个人发展（个人治疗与自我体验）

4. TA 应用督导

5. 引领希望成为 ITAA 认证沟通分析师（CTA）的人士做考试准备

6. 引领希望成为 ITAA 沟通分析教师及督导师（TSTA）的人士做考试准备

中国的 TA 培训项目概要

　　中国的 TA 培训项目聚焦于前两个领域，为"与人打交道的工作者"提供长程培训。"与人打交道的工作者"是指从事帮助或辅助他人达成个人目标的工作的人。本书也涉及其他方面，但因为那些阶段的学员数量不多，因此所占篇幅较少。

TA101 课程

　　在世界各地，TA101 课程都是大多数学员最喜欢的课程。主要原因在于它是一个很短的入门课，同时又提供了很好的 TA 知识概览。许多学员只参加了 TA101 课程就感到可以把很多实用的心理学知识运用到自己的生活中。对于一些学员来说，这些学习足够了。他们把 TA 与现有知识相融合，并感到满足。当然，还有一些学员在参加 TA101 课程后发现 TA 并不是他们想聚焦并持续发展的领域。

TA202 项目

　　完成 TA101 课程的学员可以继续参加的长期 TA 培训称作 TA202 项目（见附录一）。参加该项目需要有不菲的时间与资金投入。他们会学习如何将 TA 运用到自己正在从事的专业领域，例如，教师、咨询师、心理治疗师、护士、医生、行政人员、警察、空乘人员、演员、销售或其他与人相关的工作领域。在中国，我们决定将完成第一轮培训［TA202（1—4）］的学员称作"TA 应用顾问"，完成第二轮培训［TA202（5—8）］的学员称作"TA 应用高级顾问"。

与大学教育不同，TA 培训不是全日制的，甚至也不是半日制的。TA 学员通常已经有一份全职工作了，在培训期间也继续从事这份工作。他们会找时间来参加 TA 培训，作为自己职业发展的一部分，甚至是利用空余时间来参加培训。与大学教育还存在不同的地方是，TA 培训是目标取向的，而非时间取向的。当你完成了不同水平的要求后，就可以获得相应的资质，就算花费的时间比你和你的教师起初预期得久也没有关系。

和瑞典的培训项目一样，中国的培训项目也持续 2 年。出于对教师和学生实际情况的考虑，该项目共有 8 次学习，包含开始时为期 3 天的 TA101 课程在内，另外 7 次学习都是连续 4 天的，这样整个培训项目共 31 天。整个项目的时间表和大纲见附录一。在 TA202（8）考试期间，学生将报告他们在TA202（5）阶段亲自选择的小型 TA 研究项目的结果。在这些项目中，学生要运用 TA 来增长对他们所感兴趣的东西的知识。一些学生自愿提供的简短例子见附录二。

个人发展

为了能够将 TA 专业地应用于与他人所进行的工作中，学员首先需要将 TA 运用到个人生活里，以增强自我觉察和自我理解。这一目标可以通过TA202 项目在一定程度上实现。在 TA202 培训中，学员有很多机会与其他同学一起做练习，还有 2 天时间可以与一位同学进行结构化脚本访谈，并通过对答案的分析和理解发现个人脚本。除此之外，在整个 TA202 项目中，还有很多机会可以从教师及其他学生那里获得关于个人的反馈。

不过，增强自我理解的最重要方式是与一位好的心理治疗师进行个人治疗（不一定是 TA 治疗师，只要是受过良好专业训练的治疗师都可以）。个人治疗并不包括在 TA202 中。出于伦理考虑，你的教师是最终为你签字并决定你是否可以通过课程的人，因此不应该同时做你的治疗师。如果你想成为心理治疗领域的认证沟通分析师，你需要在 TA202 课程之外，自己安排个人治疗的部分。在瑞典，我的工作中有很大一部分就是为来访者提供心理治疗，他们是有各种心理问题的普通人，不包括我的学生。

对 TA 应用工作的督导

任何从事与助人相关的工作的人，都会从接受督导中受益。心理治疗师、咨询师、精神科的护士和医生、救援人员、社工、戒毒机构工作者、家庭咨询师、家庭暴力援助者及其他类似的专业人员常常面对生活陷入困境的来访者。为了促进他们的工作并使他们的工作持续下去，助人者自身也需要时常接受帮助。他们需要与督导师讨论他们的经历，不论他们是否正在接受 TA 培训。我在瑞典的常规工作中还有一大部分就是提供这类督导。我定期到各种工作场所（针对吸毒者的治疗性社区、精神病院、社会服务机构和老人之家等）带领员工的督导团体，每 2 周或每 3 周 2～3 小时。随着团体的进行，我会在适当时间教授一些 TA 的内容，不过，他们并没有必要从一开始就了解 TA。另外一种督导是成为认证沟通分析师或沟通分析教师及督导师所要求的督导。

CTA 训练

如果想成为认证沟通分析师，你需要与一位经过认证的督导师签署个人合约。这位督导师将引领你做好最终的考试准备，以便成为认证沟通分析师。

认证沟通分析师的训练时长取决于候选人个人的意愿。通常，在完成 TA202 或者其他同等效力的课程后，还需要持续 3 ~ 5 年。更短时间或更长时间都有可能，取决于你与督导师签订合约的时间与个人学习状况。CTA 训练中的很大一部分内容涉及你应用 TA 的领域（心理治疗、咨询、教育或组织发展），获得足够的督导时数。考试包含两个部分，首先是笔试，然后是口试。笔试要遵从特定的格式，长度大约为 60 页。你必须先通过笔试，才能申请参加口试。口试时，你需要现场面对由四位具有资质的 TA 考官构成的考试委员会。你需要事先准备好与真实来访者工作的录音或视频片段，并将录音或视频中所说的一切进行转录。考试时，委员会成员会倾听你的工作，并基于你提供的录音及你工作的其他方面进行提问。通过口试以后，你就成为认证沟通分析师了。

TSTA 训练

要成为沟通分析教师及督导师，通常需要在通过 CTA 考试后继续受训 5 年甚或更久。你首先需要获得认证沟通分析师资质，才能聘请一位沟通分析教师及督导师成为你个人准备 TSTA 考试的教师及督导师，并签订合约。与 CTA 训练一样，TSTA 训练及考试的所有方面都要符合 ITAA《培训和考试手册》（Training and Examinations Handbook）的规定。该手册可从 ITAA 的网站上免费下载。在 TSTA 训练期间，你需要为他人提供 TA 培训。当你在 TSTA 训练初期参加了"培训认定工作坊（Training and Endorsement Workshop）"，就可以成为沟通分析预备教师及督导师，即 PTSTA。之后，你可以做与正式的沟通分析教师及督导师一样的事情，条件是你就自己的工作接受你的沟通分析教师及督导师的定期督导。TSTA 培训一般会持续好几年（常常超过 5 年），不过在这期间，你可以安排自己的 TA 培训项目，为 CTA 候选人提供督导，直至你做好参加 TSTA 考试的准备。一旦你成为沟通分析教师及督导师，就可以独立地进行教学与培训。除此之外，TA 领域没有更高级别的考试。TSTA 考试通常要进行一整天，需要面对 3 组考官，每组由 4 位沟通分析教师及督导师构成。不同组别的考官会分别针对你的 TA 理论知识、教授 TA 的能力及提供 TA 督导的能力进行考察。通过 TA 理论考试是必要条件。之后，如果你通过了教学部分的考试，就成了沟通分析教师（Teaching Transactional analyst, TTA）。如果你通过了督导部分的考试，就成了沟通分析督导师（Supervising Transactional Analyst, STA）。如果教学与督导两个部分的考试你都通过了，就成了沟通分析教师及督导师。

TA101 课程—— 起点

TA101 课程是一个标准化的入门课程，由 ITAA 或 EATA 等主要的国际 TA 协会授权的教师讲授并签署 TA101 认证证书。TA101 课程时长至少为 12 小时，通常持续 2 天。该课程必须依据 TA 协会主页上的课程大纲来教授，课程大纲会不定期更新。TA101 课程的目的是对 TA 的基础理论（自我状态、沟通分析本身、心理游戏及脚本）、应用领域（心理治疗、咨询、教育及组织发展）及组织与培训架构提供初步且准确的介绍。国际及地区性的 TA 组织，如 ITAA 和 EATA，会设定培训标准并组织考试，培训本身是由有资质的专业人士完成的。TA101 课程常规的教学方式是内容讲授与体验练习。完成课程后，学员会获得一张带有签字的 TA101 认证证书。该证书是参与高阶 TA 培训及成为认证沟通分析师的必备入门文件。

在中国，我们把 TA101 课程与我和安妮卡、罗兰在生活治疗研究所及与中国沟通分析协会共同研发的课程的第一部分合并在一起。我们用 TA202（1）—TA202（8）命名现在的培训项目，培训共计 31 天。起初，我们先教授 2 天的 TA101 课程，紧接着是 2 天的 TA202（1）课程，所以第一次培训总共 4 天。之后是 TA202（2）—TA202（6）的课程，每次 5 天。初期课程上到 TA202（6），共计 29 天。学员的反馈使我们缩短了每次课程，形成了现在的课程模式。TA101 与 TA202（1）共 3 天，之后每次课程 4 天。如果把翻译时间考虑在内，实践证明，将 TA101 课程扩展为 3 天是适当的。扩展部分将合约纳入其中，合约是专业使用 TA 及考量 TA 伦理的最基本的工作方法。以上内容解释了我们现在在中国教授的 TA101 课程也包含了 TA202（1）来作为简短的扩展。

在过去的 40 年里，TA101 是我身为 TA 教师教得最多的课程。有时上课人数较少，只有 5 ~ 10 人；有时则有将近 100 人；大多数课程的参与人数在 20 人左右。我们三位来自生活治疗研究所的教师为北欧、乌克兰、斯里兰卡、马来西亚、菲律宾以及中国（台湾和大陆）的几千人讲授过 TA101 课程。以下这种情况在 TA 培训项目中很典型：TA101 是培训金字塔的基底，会吸引很多学生；每上升一级，从 TA202（1—4），到 TA202（5—8），再到 CTA 合约训练、CTA 考试、PTSTA 合约训练，直至 TSTA 考试，人数都越来越少。因为 TA 培训的目标人群是正在从事助人工作的专业人士，所以培训过程通常持续很久。从 TA101 直至完成 TSTA 考试，虽然人们认为"正常"情况需要 10 年，但有时需要 10 ~ 20 年，甚至更久。

你可能会想，一次次重复讲授相同的内容不会无聊吗？偶尔会，但大多数时候不会。讲的内容或许一样，但学员总是新的。面对希望学习如何与他人和谐相处的新学员是一项挑战。只有他们在 TA101 团体中真的亲身感受到 TA 有用，而且他们的学习体验与教学内容保持一致，他们才有可能相信 TA 是可靠的。因此，教师的任务绝不仅仅是讲授各种概念，还要通过课程展示出这些概念在真实生活中的有用性。

我讲授 TA101 课程时总是从自我介绍开始，我也总是会请学员自我介绍。我喜欢与团体中的每一位学员进行直接接触。除一些太大的团体外，这在大多数情况下都能实现。

TA 中有一句名言，我发现非常有用：先建立连接，再建立合约（Contact before contract）。在我们达成合约之前，我们需要先建立连接，不论是在教与学、治疗与再决定还是销售与购买等关系中，都是如此。我的儿童自我状态需要"敲你房子的门"，看一看"家里有人可以和我一起玩吗？"。我们彼此对视时的一个微笑、一个眼神可能就是那个当下所需的全部。我们需要建立连接，获得确认感，才能彼此都感到安全。之后，我们就可以继续处理接下来的工作了。教学时，情况也一样。

我常常对 TA101 课程带给某些学员的影响感到震惊。我经历过很多"啊哈！"时刻。人们突然领悟到了他们从前没有意识到的东西。比如，"噢，我现在知道和妻子吵架时我在做什么了。"或者"我想，每个处于我那种情况的人，都会和我感觉一样！"或者"我可以提出我想要的东西？！"为情绪或心理过程进行命名可以突然使一些事情变得清晰、可控，在此之前，它们可能是混乱而模糊的。这是 TA 最大的优点之一：TA 可以为个体的内心过程及人际互动过程命名。无法命名的，就无法讨论。孔子坚持认为我们要先"正名"，才能解决问题。2500 年前，他谈论的是政治和社会现象，如今我们知道，这也适用于心理现象。

对一些人来说，从 TA101 课程中获取的知识已经足够满足他们当下的需要了。他们可以把 TA 的一些理念与自己已有的知识整合起来，这就足够了。我要说，这样很好。作为教师，能看到学生对自己及与他人的关系产生了新的理解，是一种莫大的回报。我在 TA101 课程中收获了很多这样的回报。

2006 年 2 月 12 日，《中国青年报》在一篇题为《三重自我涂抹成长轨迹》的文章中报道了三名参加了我的初级 TA 课程的学生的一些个人经历。

一位学员发现，她和丈夫的关系更像父女，而不是夫妻。他对她很好，并会通过做许多家务来宠爱她。但发生冲突时，他就会摆出一副愤怒的面孔责骂她。然后她就会抑郁、退缩，或者跑出去。

在成长过程中，她是家里最小最弱的一个孩子，总是得到很多关注。遇到困难时，其他家庭成员总是为她承担起重任。而她的丈夫在一个严格的家庭中长大，是最年长的孩子，他必须承担很多责任。

学习了父母和儿童自我状态后，她意识到她是在使用适应性儿童自我状态回应丈夫的批判型父母自我状态。她意识到，她可以使用成人自我状态，告诉他自己的感受和需求。之后，他能够使用成人自我状态，保持在此时此地，对她做出适当的回应。此后，他们的关系得到了改善。

另一位学员记录了我们在课堂上做的一个练习。我邀请大家想象 7 岁时家里的一个典型场景。她脑海中浮现的场景是自己孤独地躺在床上，与厨房里的父母没有任何连接。她是独生女，她感到自己和父母生活在不同的世界。许多年来，她感到生活没有希望，她没有力量取得成功。生活里只有痛苦和绝望。

在课堂上，她意识到自己很早就决定不与父母交谈，不让他们影响自己。她还意识到，现在她拥有成人自我状态，可以看到自己的需要，并向其他人求助。她决定让他人知道自己的需要和愿望，她发现他们可以很好地回应自己，她也发现自己有很多日子可以期待。她甚至把自己的感受和想法告诉了父母，并发现他们对自己也很好。她的生活变得明亮起来了。

第三个学员评论了自我状态如何有助于她理解和应对她在教育类单位中的一位同事。这位同事经常和我的学生谈论他关于改进单位的想法，但又抱怨自己的助手有问题，说他蓄意阻碍领导的支持。我的学生觉得这位同事很聪明，并受到了误解，于是想帮助他。她提出了自己的建议，并提醒他可能存在的错误。但他并不愿意接受她的建议。相反，他开始怀疑她，甚至给她制造困难，比如给办公室其他员工分发零食，却不给她。她开始感到困惑和痛苦。

学习了 TA 后，她看到他们之间发生的事更像两个孩子之间的游戏。她看到 20 世纪 60 年代的困难时期在他们成长的过程中带给了他们怎样不同的儿童自我状态，以及这些儿童自我状态如何在他们当下重复玩的游戏中表现出来。她看到自己的角色并结束了他们的游戏。她最终离开了单位，但他留下来了。后来她听说，他还在和其他同事重复这个故事。

这些故事提供了一个样例，即对一些学员来说，TA101 有限的知识可以给他们带来什么。尽管 TA101 的课程目标并不像这三名学员描述的那样，带来个人自身的洞察，但它的确有可能带来这样的效果。当我得知一个简短的 TA 入门课可以成为一个人人生中重要且积极的转折点时，常常感叹不已，有时甚至感动到热泪盈眶。能够分享和传播可以照亮人们生活的心理学知识，确实是一件令人感到满足的事。它也是我一次次讲授课程的强大动力！

TA 的培训与考试制度

TA101 课程通常会就之后在 TA 领域还有哪些继续培训可供选择做简短介绍。不过，TA101 的主要目的在于教授 TA 的主要理论概念及其应用。在这里，我会更加详细地介绍 TA 的培训结构，供已经进入 TA101 大门且希望进一步学习 TA 的人了解。

TA 由艾瑞克·伯恩在 20 世纪 50 年代提出。之后，TA 在很多国家和文化中有了进一步发展。到现在，TA 文献的广泛程度及语言种类恐怕已经多到超过任何人可以消化的程度。尽管最初阐述 TA 的语言是英语，但如果你认为英文著作或出版物足以定义和理解 TA 及其在当今的许多应用，你就错了。还有很多原创的 TA 出版物是用其他语言写成的，包括汉语、瑞典语、西班牙语、法语、意大利语、德语和俄语等。像所有心理学知识一样，任何人都不可能、也不应该宣称对 TA 掌有所有权或控制权。TA 就像关于鸟类的生物学知识或钢琴演奏一样，已经进入公共知识领域。当然，任何人都可以自由地用他们喜欢的方式研究、学习和应用 TA。

但是，自称为认证沟通分析师或沟通分析教师及督导师不是可以随心所欲的。想要获得此类认证，你必须是 ITAA、EATA 或其他获得承认的国际 TA 组织的会员，并且需要依照这些组织的官方标准学习 TA 并接受培训，你还需要通过这些组织安排的考试。以上这些组织彼此承认，并且拥有相同的培训和考试标准。当你在其中一个组织中通过考试，你也获得了所有组织的认可。

ITAA 的《培训和考试手册》对 TA 的培训和考试制度进行了阐述与规范。目前，ITAA 是负责管理中国考生的国际组织。因此，从现在开始，后文只会提及 ITAA，而不会再提及 EATA（管理欧洲不同国家的考生）或世界其他地区管理其他考生的组织。在合适的时候，如果中国也能发展出一个区域性机构，与现有组织（如 ITAA）合作，并以相同的标准进行培训和考试，将非常有利于 TA 的专业化发展和全球化使用。

以下内容是成为认证沟通分析师所需的 TA 培训时数要求，摘自 ITAA 的《培训和考试手册》。

参加 CTA 考试的候选人必须具备以下条件：

- TA101 证书，可以通过参加培训或参加考试而获得
- 一份现行有效的培训合约……至少在口试前 18 个月签署
- 在所属专业领域，达到了所在国家相关的认证要求
- 督导师认为学员已经做好了考试准备
- 已经完成了至少 2000 小时的以下内容：
  ——750 小时的个案接触，其中 500 小时必须属于 TA 流派
  ——600 小时的专业培训，其中 300 小时必须属于 TA 流派
  ——150 小时的督导，其中 75 小时必须是由来自 EATA 或 ITAA 的沟通分析预备教师及督导师或沟通分析教师及督导师提供的，而且这 75 小时中的 40 小时必须由候选人的督导师提供
  ——500 小时的补充专业发展时数（根据各国要求，由督导师设计）

想在心理治疗、咨询、教育或组织发展的任一领域成为认证沟通分析师的人，都需要找到一位沟通分析教师及督导师或沟通分析预备教师及督导师（自身正在与一位沟通分析教师及督导师执行合约，受训成为沟通分析教师及督导师的人）成为自己的个人督导师。这位督导师将指引候选人获得适当的培训并参加 CTA 考试。候选人需要与督导师签订一份合约，这份合约需要得到 ITAA 国际认证委员会（International Board of Certification，IBOC）的认可。

这份合约最晚要在口试前 18 个月签订。候选人通常会签署 3 ~ 5 年的合约，有些人会在 5 年后更新合约。培训通常与候选人的全职工作同步进行，所以 TA 培训并不属于在一定时间内完成的大学全日制培训类型。受训者自己要为完成上述 2000 小时承担责任。在此过程中，督导师有责任指引受训者。就我的经验来看，在签订合约后，候选人需要 3 ~ 10 年才能做好考试的准备。个人动机、早先的专业训练、职业与家庭情况以及 TA 培训资源等因素都会影响实际的培训时长。在新语言和新文化中产生的先锋候选人会面对诸如翻译、缺乏教师、缺乏 TA 培训传统以及缺乏同事等诸多挑战，因此会让整个过程变慢，中国的情况就属于这种。

现在，我们一起来看所要求的时数。假如你是一位学校咨询师，并想成为咨询领域的认证沟通分析师，那么在考试前，你必须以咨询师的身份至少工作 750 小时，其中至少有 500 小时必须在咨询中使用了 TA。但是，在签署 CTA 合约时，你可以把使用 TA 或没有使用 TA 的时数都包括在内。你必须经过 600 小时的专业培训。如果你已经是学校咨询师了，可能已经在先前的培训中获得了很多专业培训时数，甚至比要求的多，因此你需要的就是来自沟通分析教师及督导师或沟通分析预备教师及督导师所提供的 300 小时 TA 培训。从还未达到沟通分析预备教师及督导师水平的 TA 教师那里获得的培训时数不能计算在内（就算是大学的心理学教师也不行）。你可以从本书介绍的培训项目中获得培训。持续到 TA202（8）的培训共计 31 天，其中有

232 小时的培训（29 天，每天 8 小时）属于进阶培训。进阶培训包括 TA101 课程后所有的培训，而 TA101 不属于进阶培训。当然，你参加的由沟通分析预备教师及督导师或沟通分析教师及督导师带领的所有课程、工作坊和会议报告等时数都可以计算在内。作为候选人，你可以自己选择愿意接受哪位教师的培训。

你还需要针对自己的个案工作接受 150 小时的督导。其中一半可以来自 TA 之外的督导师，你可能已经在受训成为学校咨询师的过程中获得了这部分督导。所以你需要的是从沟通分析预备教师及督导师或沟通分析教师及督导师那里再获得 75 小时的督导，其中 40 小时必须是与你签订合约的 TA 督导师进行的。这些时数基本是通过你与督导师一对一进行个体督导获得的。如果你参加团体督导，那么你自己的个案获得一次督导计算为一个时数。如果你所在的团体不超过三个人，那么团体督导总时数都可以算作你个人的督导时数。

CTA 考试包括笔试和口试。在你打算参加口试的前 6 个月，必须提交一份长度约 60 页的笔试材料，其中包含一个案例报告。在这份案例报告中，你必须展示出自己是如何将 TA 运用到与一位或多位个案的工作中的。笔试的要求在《培训和考试手册》中有详细介绍。你只有通过笔试才有资格参加口试。口试时，你需要呈现与真实个案进行 TA 工作的录音，并且需要准备三段录音的确切转录稿。这些录音片段需要展示出你做了很好的 TA 工作。考试委员会共有四名考官，他们会听你的录音并向你提问，并且决定你是否可以通过考试。一旦通过口试，你就成了认证沟通分析师。口试的详细要求在手册中也有说明。

很多参加 TA 培训的人只学到 TA202（4）或者 TA202（8），而没有参加 CTA 考试的打算。他们来参加培训是因为他们希望学习 TA 以改善自己的家庭与工作关系，他们希望把 TA 运用到自己与来访者、患者、客户、学生或同事的工作中。我对此没有意见。有些人希望成为认证沟通分析师，即专业的沟通分析师，我认为这很棒。还有一些人想要继续，成为 TA 的教师和督导师，为新生代提供接触 TA 的机会。中国有 14 亿人口，数以百万计的人可以通过了解 TA 而改善人生。所以，在我心里，毫无疑问，那些选择成为沟通分析教师及督导师的人会有光明的前途。我认为这值得祝贺！

沟通分析教师及督导师的考试之路在手册中也有详细阐述。在这里，我想指出的是，这个过程同样是基于合约的。你成为认证沟通分析师后，需要与一位沟通分析教师及督导师签订合约，他将指引你走向最高级别的考试。在你签订合约后，完成这个过程通常需要花 5 ~ 7 年。不过，开始时，你还有一些任务需要完成。通过 CTA 考试后，你需要首先成为沟通分析预备教师及督导师。作为沟通分析预备教师及督导师，你已经可以为 CTA 候选人提供教学和督导了，并且可以运行自己的培训项目。你能做沟通分析教师及督导师可以做的大多数事情，因为此时你有自己的督导师，并且要通过工作和接受督导来获得训练。在中国大陆，已经有合格的沟通分析预备教师及督导师可以教授 TA 并提供督导；在中国台湾，已经有沟通分析教师及督导师可以为新产生的讲中文的沟通分析预备教师及督导师提供督导。写这本书是我的退休过程的一部分，我希望把我的知识和经验留给那些希望继续在中国普及 TA 的人。用你自己的方式做吧！我有信心，无论你用我传授的知识做什么，都会是我意想不到的……对我来说，只要你从"我好—你好"的心理地位出发，就都很好！

TA 组织由个体会员构成。组织分为本地、本国和国际不同层次。就我个人而言，我是瑞典沟通分析协会（Svenska TA-föreningen，STAF）、欧洲沟通分析协会和国际沟通分析协会的会员。大型国际组织（例如，ITAA 和 EATA）设定了培训标准并组织考试。考试通常与会议同时进行。每年，在世界各地都会有很多 TA 会议，因此有很多考试的机会。我自己于 1977 年在奥地利的赛菲尔德（Seefeld）通过了 CTA 考试，并于 1984 年在瑞士的维拉斯和比利时的布鲁塞尔通过了 TSTA 考试。中国台湾的陈雅英于 2001 年在澳大利亚的悉尼通过了她的 CTA 考试，2017 年在瑞士的弗里堡（Freiburg）通过了她的 TSTA 考试。北京的徐丽丽于 2017 年在德国柏林通过了 CTA 考试。北京的周司丽于 2018 年在印度的科钦（Kochi）通过了 CTA 考试。

实际的培训并非由 TA 组织提供。它是由沟通分析预备教师及督导师和沟通分析教师及督导师个人完成。沟通分析预备教师及督导师和沟通分析教师及督导师们会与不同规模的商业伙伴合作。对于这些 TA 教师来说，提供 TA 培训属于他们的职业活动，是他们谋生的方式之一。他们中的大多数人还会有其他工作，例如，沟通分析取向的心理治疗师、咨询师、教育者或组织顾问。他们会开办自己的公司，或者受雇于企事业单位。生活治疗研究所就是一家专业的 TA 培训机构。本书介绍的 TA 培训项目——TA202（1—4）和 TA202（5—8）——就是由生活治疗研究所及 CTAA 依据 ITAA 的标准研发的培训结构。TA 202（1—8）是培训项目的内部名称，完成培训后所颁发"TA 应用顾问"和"TA 应用高级顾问"的认证也属于地方认证，而不属于 ITAA 的认证。它们完全可以算作 ITAA 培训过程中获得 CTA 考试资格的一部分，但是成为 ITAA 认证的沟通分析师的唯一方法是通过 CTA 的笔试和口试。

TA 考试的考官是认证沟通分析师，也是 TA 组织的会员。但是，他们只能考核没有接受过其培训或者没有私交的候选人。作为一名沟通分析教师及督导师，我会受邀自愿成为考官。在会议开始前，我会花 2 天时间对我不认识的候选人进行考试。在口试中担任考官是没有报酬的，该工作是有资质的会员持续自我发展及受训的一部分。考试委员会通常有四位考官，他们在考试后会彼此分享做考官的经验，并从中学习。

总而言之，TA 的培训标准由大型国际非营利性 TA 组织设定，它们组织并实施考试。TA 培训由专业的沟通分析教师以商业的方式在市场竞争的基础上开展——沟通分析学员可以自由选择教师。

插曲 1　废墟中的相遇

2011 年 3 月 25 日周五下午 1 点，在北京圆明园遗址中，安排了一场临时的会面。我前一天下午才从哥本哈根到达北京，即将完成对北京高校咨询师的一系列 TA 课程。像往常一样，9 小时的长途飞行和 7 小时的时差让我精疲力竭，状态不佳。那时，我已经学会在到达的 2 天内不安排工作和应酬，以恢复体力。刚抵达北京，我就收到邀请，第二天去见一个有兴趣安排 TA 课程的人。我非常犹豫。我自己的计划是尽量睡一个长觉，然后独自慵懒地去探索圆明园的历史宝藏，这是我早就想做却一直没有机会做的事。在我还没有休息好、身体还没有恢复之前，我真的一点儿都不想安排任何事情。

但其中一个想见我的人是我过去的"老板"程鹏。在 2005—2008 年，程鹏通过与首都师范大学关联的金鹰文化有限公司安排了我、罗兰和安妮卡的所有课程。这一系列课程是杨眉、赵梅和田国秀决心将 TA 引入中国大陆的直接成果。程鹏在中国心理学界的人脉很广，我曾和他一起去哈尔滨、南京和深圳等地授课。他还曾安排我到长春、成都和珠海等许多城市授课。我们在北京的所有课程都安排在首都师范大学，程鹏在首都师范大学的办公室就是我们的大本营。程鹏其实并不是金鹰文化有限公司和我的真正的老板，但我所有的行政联系都与他和他的员工有关。2008 年合约结束后，程鹏的老板决定不再组织 TA 课程，我们的联系也就停止了。但我们彼此已经很熟了，现在他打电话来，我不好拒绝他的请求。我答应了，条件是在圆明园见面。

我之所以坚持去圆明园，是因为我真的很想知道被西方侵略者残忍摧毁之前的世界奇迹是什么样子的。现在回想起来，我觉得这真是一个适合讨论我如何参与 TA 在中国未来发展的场所。与首都师范大学紧密合作了几年后，我也与其他几个机构合作过一些 TA 教学，最大的项目就是刚刚结束的与北京高校咨询师的合作。最近尝试的与北京一个较小的中心持续的合作以失败告终，而且我也到了退休的年龄。尽管这对我们的 TA 工作并没有任何实质的破坏，但我真的不觉得我还有在中国担任 TA 教师的机会了。因此，我之所以同意和这个"有兴趣"的人见面，更多是出于对程鹏的礼貌，而不是想在中国重新启动常规的 TA 培训。我当时想："哦，好吧，我们先打个招呼，聊一会儿，然后我就可以悄悄溜走，安静地进行我个人的废墟之旅了。"

我是多么错误！

我见的人是陈蕾。我们在东门见面。她是和一个朋友一起来的。程鹏也来了。我们四人在园子里面走了一小段路，在靠近宫殿一处西洋风格建筑的部分（当时我还不认识它）找到几个冰凉的石凳坐了下来。那时天气还不暖和，我还没有休息好，感觉很不舒服，也不知道该说什么。

但陈蕾知道说什么。她想成立一个中国的 TA 组织，她想安排结构化的连续培训，最终能获得中文证书。她希望培训能够遵循 ITAA 的规定，保持高水平的国际标准。她已经成立了一家有关个人发展的公司，而且曾在某个跨国公司工作。她的英文说得很流利。她知道她想要什么，而且希望我来做培训。她希望我继续工作，就像我和程鹏一起工作时那样，但目标性更强。她问能否请我制订一个持续几年的详细学习计划，包含初阶和高阶培训以及相应的考试。不用担心招学生、找教室、找翻译、找酒店、买机票、付工资——这些她都会处理好。在开课前和课程间隙各休息两天当然也没问题。她问我们能不能就此签一份书面合同，一次签 3 年？这可以是她的公司和我们生活治疗研究所的直接合作——没有在故宫垂帘听政的慈禧。好吗？

我发疼的脑袋默默求饶："好，好，好，但不是现在，我只想放松一下，看看圆明园！"几天后，在另一次会面中，我告诉她："我老了，马上就要退休了，我的脑子可能明天就会坏掉。你怎么会想当我的新'老板'？""好的，好的。"她说，"没问题，我们一天做一样，慢慢来，请在这里签字！"

我写下这篇文字时，已经过去了将近 10 年。亲爱的读者，我们在废墟相遇的成果之一，就是你现在手里拿着的这本书。几年前，我确实在一个温暖美丽的春日里，悠闲地漫步在花朵缤纷的圆明园，在双脚需要休息时，静静地享受乘船游湖的乐趣。圆明园，原先曾经是某些少数特权阶层奢华地生活的地方，也是另外一些少数特权阶层愚蠢地发泄愤怒的地方，这一切都是通过剥削仆役和士兵得来的。而今天，圆明园成了每个人都可以来放松身体和心灵的地方。我和陈蕾又要签合同了。

第二章

托马斯老师是谁？

脚 本 线 索

　　"托马斯老师讲的 TA"与创始人艾瑞克·伯恩的 TA 并不相同。我在忠于伯恩对 TA 的核心概念的界定的同时，也将 TA 从加利福尼亚和 20 世纪 70 年代带往了更远的地方。1970 年，伯恩因心脏病突发，永久终止了他具有开创性的工作。那时，他才 60 岁。我开始学习 TA 时，他在我眼中就像一个老人。但我 73 岁写这本书时，并没有把自己看作老人。回看 60 岁的艾瑞克·伯恩，我觉得他更像一个正在蓬勃发展的中年人。我们永远无法知晓，如果伯恩也活到了 73 岁，甚至 100 岁［早年追随伯恩后来成为 TA 的杰出推广人的范妮塔·英格利希（Fanita English）和穆里尔·詹姆斯（Muriel James）已达百岁］，TA 会变成什么样子。"托马斯老师讲的 TA"建立在艾瑞克·伯恩和他的早期同事打下的坚实基础之上，也建立在伯恩离世后隆德大学在 30 年时间内教给我的关于科学心理学的基本知识和研究的基础之上。所有这一切都汇聚在我的博士研究中。也许更重要的是"托马斯老师讲的 TA"涵盖了伯恩自己没有时间去拓展的应用性知识：在近 45 年里，把 TA 作为一种专业的心理治疗方法用于与来访者、受督者及学生工作。"托马斯老师讲的 TA"还包括了艾瑞克·伯恩几乎完全不知道的知识，比如在中国文化中将 TA 作为心理治疗、咨询、教学及组织发展的方法。特里·伯恩（Terry Berne）是伯恩的儿子之一。他得知我将 TA 带到中国后，向我表达了感谢，并且表示他的父亲会非常高兴看到这种情况的发生。我也一样。我将这本书看作自己继续推广 TA 并帮助讲中文的人改善人生质量的持续努力。

　　"托马斯老师讲的 TA"当然既与"托马斯老师"有关，又与 TA 有关。为了能对后面章节呈现的 TA 知识做出评价，作为读者，你可能会有兴趣了解一下"托马斯老师"以及他对 TA 的兴趣。我将分享我对"托马斯老师"的一些了解。作为他，我希望我能就他在本书中介绍的 TA 提供一些可靠的或者至少有趣的视角。

请允许我从自己的个人脚本线索开始。我一直在教人们怎样理解他人的脚本，我也会尽量按照这样的方法介绍自己的脚本。首先，要了解这个人的成长过程：作为重要人物的父母是什么样的？孩子从大人那里获得了怎样的信息？其次，尝试理解孩子怎样应对大人：孩子做了什么？孩子关于自己、他人和世界做出了怎样的早年决定？

我出生于 1946 年，那时第二次世界大战刚刚结束，欧洲再次迎来了和平与希望。我的出生地是瑞典，一个成功置身于战争之外的国家。我们的乡村、城镇和城市像以前一样整洁、完整地矗立着，绿树成荫、花团锦簇，农场的田地里也种满了庄稼。而在我们南方的德国及欧洲其他地区则处于大火和废墟中。很多孩子都出生于 1946 年，因为他们的父母像我的父母一样，终于敢于相信自己的孩子可以有稳定和平的未来了。我父亲在一家生产陶瓷制品（瓷砖、马桶、面盆和高压绝缘体等）的大型现代工厂中做化学工程师。被战争破坏的各个国家都急需这些产品。我们的村子围绕工厂而建，人口约为 5000 人，几乎所有人都在工厂工作，其中也包括我的母亲。她起初和我一起在家，后来担任总经理秘书。我在一座新建的功能齐全、方方正正、带一个花园的双层房子中长大。这座房子归工厂所有，供我家居住。我们周围还有几座相似的房子，住着和我们类似的家庭，其中有很多工程师、家庭主妇和孩子。我的父亲步行不远就可以到达办公室。这个村子的位置很好，在一片大湖边，附近有低矮的山峦和大片的森林，还有很多农场。

我 7 岁开始上学，通常走路或骑车到学校。这个生活区很安全，大家彼此都认识。这里车流稀少、空气清新、粮食充足，整个国家也一年比一年繁荣。

我在安全而富足的环境中长大，我认为自己极其幸运，能生活在一个超过 200 年都没有发生过战争的国家。在这之前的至少 1000 年里，战争和战斗，而非和平，是我们民族生活的常态。斯科讷省是瑞典最南端的省份，1658 年在与丹麦的一场血战中，它被瑞典夺取而来。至今，很多斯科讷人都对附近的哥本哈根更有家的感觉，而不是对遥远的斯德哥尔摩。不管怎样，我出生在一个乐观的时代，国家逐步繁荣、安全、有良好的受教育和工作机会。我在这个村子长大，直到我的脚本差不多成形，用伯恩的话说就是做好了"上路"的准备。在青少年时代，作为脚本"彩排"的一部分，我在一个德国家庭住过一个夏天，在一家英国的陶器厂工作过一个夏天，还作为交换生在一个美国家庭住了整整一年。

我在村里的生活总体不错。附近住着我的朋友及其父母，他们也是我父母的朋友且大多是同事。我从 7 岁开始就加入了童子军，并且学会了如何在树林里过夜，怎样在自然中生存。无路可走时，我擅长用地图和指南针找到方向。我也在练习定向越野运动。我打网球，并和俱乐部里的其他年轻人一起打理室外网球场。我是乡村图书馆的常客，我读了很多书——我现在仍旧这样做。通过书本，我发现了远方更广阔的世界，并对它产生了好奇。

大约 12 岁时，我和家人搬到了一座更大的房子里，就在湖边，还有自己的码头[1]。我父亲升职为总工程师，新房子就是与其工作一起配置的。冬季很冷，我可以从家里出发，用我的冰鞋和小帆[2]滑过整个湖面。16 岁时，父亲在冰面上教我开车——冰层很厚，没有道路划分，我们想往哪开就往哪开。

大约在我们搬往湖边的房子时，我父母还在波罗的海附近买了一栋夏日别墅，距我们家往南大约 1 小时车程。那栋房子原本所属的小渔村因为陆军现代坦克和火炮扩建练习场的需要而被整体迁到现在的新址。这个小渔村历史悠久，非常具有文化价值，因此我们的夏日别墅既崭新又古老。我正是在这栋别墅里写完这本书的。它在这个新址已经有 60 年的历史了，且成了我的家。事实上，关于这栋房子以及这个被搬迁的村子，我写过一本书。不过，那是另一个故事……

---

1 瑞典家庭通常都有船。——译者注

2 小帆类似于大风筝，与帆船上的帆的原理相似，将其用手固定在身侧，身体会发挥桅杆的作用。穿上冰鞋，手持小帆，就可以在光滑的冰面上快速滑动。——译者注自从我到隆德读大学,便离开了厂村。我与厂村的联结也渐渐断开。现在我已经不认识那里的人了。但是渔村里的大多数家庭都是在 60 年前购买的房子,并且仍旧在这里生活。多数人家只有夏天才会来这里度假,不过每当他们到来,我就会被 60 年前住在相同房子的相同家庭包围。在这个瞬息万变、虚拟现实的时代,这种感觉既奇怪又奇妙!

所以,我的脚本形成的总体环境是幸运的。我从未怀疑过自己的自立能力,也基本相信自己有为他人提供保护和保持亲密的能力。我相信我们生活在一个不断扩展的宇宙中,无论是对银河系所在的宏观宇宙,还是内在心理所在的微观宇宙,我都有无穷的好奇心。

那么,我的脚本完全是快乐而健康的吗?好吧,我还有早年经历的很多事情没有说出来。伯恩把从出生到 2 岁左右的这段时间称为在母婴关系中的"早期发展";之后是 2 岁到学龄前的这段时间,他称之为在"孩子 – 母亲 – 父亲 – 兄弟姐妹"的家庭单元中的"可塑年代"。依照伯恩的看法及现代发展心理学的观点,这几年是对塑造人格最重要的时期。也是在这几年里,孩子发现了其在家庭中的位置,以及家庭里禁止和允许的事情。孩子必须应对来自父母的情绪化的禁止信息,做出情绪性的早年决定:自己如何生存下去,如何与大人和谐相处,以及不论遇到什么困难该如何长大。

大多数人都没有太多早年记忆,而且越往前,记忆越少。这并不奇怪,因为在这个时期,我们的认知和语言能力还在发展,尚未形成。几乎没有人能在 7 岁时描述自己的内心世界,也很少有人(如果有)能在 7 岁以书面的形式表达自己的内心世界。我也是如此。幼年时,因为记忆模糊或缺失,我有很多东西无法描述。但我也了解很多,一部分原因是身边的人曾告诉过我一些事,一部分原因是我自己接受过几年心理治疗,还有一部分原因是在我给来访者做心理治疗时,常常需要思考自己的脚本。我发现,如果你给自己时间去思考早年经历,你能想起来的会越来越多,并且可以把这些记忆串联起来,看到并理解自己的生活模式。

所以，我确实对自己的早年脚本决定有所了解。事实上，我知道的比我愿意在本书中分享的多。我之所以不愿意分享那么多，是因为有些内容不仅与我自己有关，还涉及我的原生家庭及我现在的家庭。生命总会继续，上一代人发出的信息会影响后代的脚本。作为读者，如果你了解一下我的父母及我的早年经历，也许会更明白我开始教授 TA 的原因。下面就开始吧。

我祖父是一座大岛上的农场工人，最后成功地买下了自己的农场。我父亲是他最小的儿子。祖父的长子出生后，他又有了三个女儿，然后才有了我的父亲。我父亲在农场长大，他老了以后经常跟我说有动物和植物相伴长大是多么幸福。他一直很喜欢花。我父亲是最后一个在农场帮忙的孩子，当时他的哥哥姐姐都结婚了，或者离开农场去做其他工作了。祖父希望我父亲有朝一日能接手农场。可是有一天，正当祖父和父亲在田里干活时，教会的牧师走了过来，他是当地的一个重要人物。他告诉我祖父，我父亲在学校很有"读书头脑"，应该让他到镇上继续学习。我的祖父立刻对我父亲说："咱们回家吧。明天我带你去镇上的学校。"后来，我父亲成了家里第一个上大学的人，他甚至还没毕业就获得了在陶瓷厂做工程师的职位。我的祖母还没来得及看到她的"小男孩"毕业就去世了。在她生命的尾声，她变得越来越抑郁，而他是她"唯一的快乐"。我从没见过祖母；不过我读过她留下的日记。农场被卖掉后，我祖父在他新盖的房子里独居了很多年。他在 90 多岁的一天突然离世了，那时他正骑自行车到 20 公里外的小镇买东西。举办葬礼时，我11 岁。我的父亲对我很和蔼，不过我常常希望他能更勇敢地面对我的母亲。我的母亲既强势又霸道，有时又会像我从未见过的祖母一样抑郁。

我的外祖父与我祖父一样，是既聪明又"自立门户"的人，有两个女儿，我母亲是姐姐。他是水管工，自己开公司。在我小时候，他在离我们村不远的小镇上有几间房子和几个员工，公司的后院里摆满了各种有趣的管线和其他管道设备。院子旁边是一座火车站，里面有很多蒸汽火车和新式的电力火车。我最喜欢老式的蒸汽火车。每次想看蒸汽火车时，我的外祖父就会给火车站打电话，让他们派一辆蒸汽火车经过我们家。然后他就会让我坐在窗户旁的楼梯上等。很快，就会有一辆黑色的大蒸汽火车冒着浓烟驶过来！我从没告诉过我的外祖父，我看到他给火车站"打电话"时关掉了通话按钮——我不想让他失望……

外祖父的话就是铁律。他可以随时命令全家来参加周日晚宴，每个人都必须服从。他的小女儿也结婚了，有两个孩子，是我的表亲。我自己还有一个弟弟，比我小 5 岁。在这本可以自由安排时间的唯一的休息日里，两个女儿和她们的家人不得不放弃自己的计划而服从外公。很久以后，我和朋友兼同事罗兰去美国学习 TA 时，在纽约买了一辆二手的大众牌快背车开往加利福尼亚州。因为它哪都能去，所以我给它起了外祖父的名字——奥斯卡。

我的外祖母是一个圆润安静的女人，她做的肉丸子非常好吃，而且她很会做针线活。她有一个姐姐在她小时候移民到了美国。她有一次写信给我母亲说："你知道我们有贵族血统吧？""贵族血统"指的是皇家血统。这个故事发生在 200 年前，一位瑞典国王曾在某地的一座城堡里避暑，并使附近几个农家女怀孕了。这些农家女后来被安排嫁给了当地的农民，国王的后代也被当作农民的孩子抚养，而关于这些孩子的真正的父亲的所有信息都被抹去了。按照推测，我的外祖母就是这一系孩子的后代，同样的故事也在其他家族中流传。我的外祖母比我外祖父多活了将近 30 年，享年 90 多岁。她是一个很害羞的人。如果看到有熟人走过来，她宁愿到马路对面去，也不愿与人攀谈。

我母亲走起路来特别快。我们一起走路时，她常常走在我和弟弟以及父亲的前面。有时，她也会显示出类似"皇家的态度"，比如在一辆很拥挤的公交车上，希望有人给她让座。她喜欢美丽的东西，非常擅长装饰家。她很聪明，也很国际化。她对我的期盼是成为穿白色制服的大使。她也是督促我一长大就出国的人。厂村对她来说太小了。如果说我出生在一个开放的世界，她就出生在一个封闭的世界。年轻时，她曾在巴黎的一家旅行社工作。除了瑞典语外，她还可以说法语、德语和英语。第二次世界大战时，因为人们非常担心希特勒也会入侵瑞典，所以外祖父让她远离了沿海城市马尔默，迁至内陆，搬到了厂村。在这儿，她最终遇见了我的父亲。她在厂村能够获得安全，却无法过上她希望的外出游历的生活。不幸福感让她陷入了抑郁发作、萌生自杀念头、住院治疗和想要离婚的问题。我记得父亲曾问过我一个非常难以回答的问题："如果我们离婚，你想跟谁？"我记得自己说的是跟"留在村里的人"。我认为这个人会是父亲而不是母亲。不过，他们最终并没有离婚，现在他们一同长眠于俯瞰波罗的海的山坡上，离他们共同购买的唯一一栋房子不远。这栋房子曾是我们的夏日别墅，现在已经成了我和莫琳的永久住宅。

我小时候，母亲和我姨母很亲近，我们四个表兄妹几乎是一起长大的。我和姨母的儿子差不多大，我弟弟和姨母的女儿差不多大。但不知从什么时候起，母亲和她妹妹反目成仇了，两人不再说话。只要提及我姨母，我母亲的抑郁就会发作，这给两个家庭都带来了巨大的影响。她们的隔阂持续了终生。我和弟弟约定，永远不会让彼此的差异导致这样的结果。我们都很珍惜有一个兄弟来共享家族历史，特别是在父母都已过世的现在。我弟弟及其妻子住得离我们不远。他是农学家，她是园艺家。最近，他们拥有了一座很大的专业花园和一家出售珍稀植物的商店。和我一样，我弟弟也是自我雇用者。我们的父亲和母亲分别于 84 岁和 88 岁时离开了人世。

亲爱的读者，现在你可能已经感受到了我脚本中的一些黑暗痕迹。它们就存在于那里，像我从来访者那里了解到的一样，在人们的人生故事中，总有一些令人烦恼的部分。父母是孩子的"昨天"，祖父母是孩子的"前天"，每一代都是如此。随着我们长大，每个人都会面对挑战。英国精神分析学家唐纳德·伍德·温尼科特（Donald Woods Winnicott）创造了"足够好"的说法，指的是父母成功地把孩子抚养成人，并使孩子能够自我照顾。当我与来访者坐在一起，倾听他们在成长过程中不得不应对的事情时，我的心有时会被阴森恐怖填满，同时我也会意识到有某些父母式人物对他们"足够好"，因此他们才能活下来并在此时与我坐在一起。"足够好"在心理学中是一个非常有影响力的概念。

我和罗兰到加利福尼亚州找古尔丁夫妇学 TA 时，在他们的西部团体与家庭治疗研究所待了 6 周。我和那儿的一个朋友一起做了一个非常长的脚本访谈。依据老师给的脚本问卷，他先访谈我，我再访谈他。我们坐在外面的草坪上俯瞰着群山和远方的大海。我给他讲了我小时候最喜欢的一个故事，来自一本关于火车一家的图画书。爸爸是火车头，妈妈是餐车，后面两个车厢是孩子。这列火车总是在相同的两站间来回。一天，他们厌倦了总是在相同的轨道上奔跑，就对彼此说："咱们跳离轨道去一些新地方吧！"然后他们就这样做了。整列火车离开了轨道，到他们想去的任何地方旅行：他们去了满是棕榈树和水果的沙漠绿洲，他们越过闪亮的冰层到达了北极，他们走遍了全世界。当我告诉朋友这个故事后，朋友说："是呀，这就是你的脚本，对吗？现在你跳离了你在瑞典的轨道，驾着蓝色的'奥斯卡'车来加利福尼亚州学习 TA，可能很多瑞典人听都没有听说过！"我想他是对的。现在，我正在写一本要在中国出版的关于 TA 的书，这是在常规轨道上的瑞典心理学家绝对不会想到要去做的事！

成为心理学家

我喜欢学习，大多数时候，我也喜欢去学校。我们村里只有一所学校，比较大，村里的孩子都必须在那里学习 8 年——从 7 岁开始，到 15 岁结束。然后大多数年轻人就会开始在厂里或者其他地方工作。找工作不是问题。想继续读书的孩子通常会在六年级后离开村校，去 8 公里以外的镇上读初中。然后，他们还可能再去 20 公里以外的县城读 3 年高中。只有少数年轻人会上 12 年学，大部分人都想尽快长大，自己挣钱。继续读大学的人少之又少。读大学的人通常会去隆德大学，这是一所大型学校，也是瑞典第二古老的大学（成立于 1666 年），在厂村的 100 公里以外。

虽然我喜欢上学，成绩也不错，但有时周围的环境比较恶劣，同学之间的纠纷都是靠在学校操场上打架解决的。两个男孩开始打架时（尽管学校里既有男孩又有女孩，但打架的总是男孩），其他学生会在打架者周围围成一个保护圈，确保老师不会看到他们。当一个男孩的双肩被另一个男孩牢牢按在地面时，比赛就结束了，大家也就知道谁赢了，谁输了。作为一名工程师的儿子，我有时会受到普通工人的儿子的挑战。我有时赢，有时输。我知道我必须靠自己赢得同学的尊重——大人在这个问题上没有发言权。

不过学校的老师和领导大多友善而关爱。有一次我病了，在家里躺了几个月。我的老师经常在课后来我家给我补课和布置作业，以使我能跟上班级的进度。我长大一点后成了童子军里的巡逻队长。在我的巡逻队中，有几个成员在成年领导眼中是难缠的捣蛋鬼。但在一起执行任务时，我和我的小队大多相处得很好。有一次，在丹麦的一个大型童子军营地，我获得了一个奖励，一个真正的用驯鹿角做的皇冠，是由瑞典北方的拉普兰德（Lapland）童子军领导颁发的。我非常惊讶，不知道自己做了什么获得了奖励，但是他们告诉我："也许你现在还不明白我们为什么要给你奖励，但我们看到了你是如何管理和照顾你的巡逻队成员的。总有一天你会明白的。"

我不确定自己如今是否完全明白了，但我从没有忘记这些话。也许他们注意到我表现出了在 TA 中被称为心理地位的"我好—你好"。几年后，我服了义务兵役，在此后一段时间，我还担任过预备役部队军官。我升至中尉，指挥一支有四门榴弹炮和大约 100 人组成的炮兵部队。在进行实战演习时，我经常在晚上走到四支榴弹炮部队的帐篷里，要一杯咖啡，然后坐在那里，听士兵们讲他们的想法。围着帐篷里的暖炉，我们的谈话常常进行得很愉快。不过，这并没有让我获得长官的任何表彰，而是恰恰相反。不过，这可能是拉普兰德领导者从我身上看到的东西的另一种表现方式。

六年级后，我就离开了村里的学校，骑自行车或坐火车到隔壁镇上初中。毕业时，除了音乐不及格，我的其他科目都获得了高分。我和班上的其他几个男生不肯站在同学面前独唱，因为我们不好意思在女生面前唱歌。"好吧。"老师说，"那我让你们都不及格。"他果然这样做了。这是我在学校里唯一一次不及格，不过我觉得有点骄傲，因为我坚持了自己的立场。上高中的第一年，我的成绩排名有所下降，因为对于我们这些"乡下人"来说，竞争比以前激烈得多。但之后，我的成绩一点点地提高了，尤其是瑞典语和外语。我以高分毕业，几乎可以选择大学的任何专业。

在瑞典高中的第二年和第三年（最后一年）之间，我被美国密歇根州卡拉马祖的一所高中录取为交换生。我和许多欧洲交换生一起，乘坐由旧军舰改造的"七海号"横渡大西洋。到纽约的旅程花了 10 天，和许多初次来美国的人一样，进入纽约港时，我们受到了自由女神像的欢迎。那年我 18 岁。在之后的一年里，我的人生轨迹从几个方面被改变了：（1）我成了新家庭——哈里森家的"儿子"，有了美国父亲、母亲和三个兄弟（其中一个和我同龄）；（2）我在美国高中学习，并以优异的成绩毕业，与新同学保持了同等地位；（3）我的英文变得很流利（这本书就是用英文写的，之后再翻译成中文）；（4）我遇到了莫琳，她在密歇根州的另一个城市和另一所学校做交换生。我越来越自信，以至回到瑞典以后，朋友们都受不了我的"美国化"。

回国后，我必须重新开始。在美国的学年不算数，所以我必须和一群新同学在瑞典高中再读一次高三。在这一年，我成了学校里 1400 名学生的"国王"。我被选为学生会主席、著名文学社社长，我和学校校长（他和我同姓，但我们没有亲属关系）共事以促进良好师生关系的形成。这是我一生中唯一一有政治影响力的一年。当时的学生会副主席最后成了瑞典政府的税务部部长，我还喜欢提醒他说其实我在（学生会）选举中打败了他。他有时会说很惊讶我并未在生活里"成为大人物"，比如沃尔沃汽车或宜家家居的总经理……

高中毕业后，我被征召入伍服役 15 个月，不过最后服役时间变得更长了。我学会了使用具有大规模破坏性的可怕武器，也学会了如何谈论炮火的"效率"（依据被毁灭的敌军人数）。对我来说，"我好—你好"与"如果敌人要杀死你的家人，夺走你的土地，你该怎么办？"之间的矛盾，以及"你不应该杀人"与"如果你不杀人，就会被杀"之间的矛盾，从没有像在军队时这么尖锐和令人痛苦。我确实学会了用枪，但我无比庆幸自己从来没有被迫使用过它。从未被置于不得不夺取别人生命的艰难考验中，让我感到无比解脱。人类的情感还没有发展到不通过杀戮就可以解决冲突的程度，有时可能需要用更强的暴力来阻止暴力。虽然我认为自己为保卫国家做出了贡献，但我发自内心希望我所选择的职业——包括 TA——能够促进人类的心理发展，使人们和谐地一起生活而不是互相残杀。

其实高中毕业时，我的生涯选择并非心理学，而是明确地选择了当工程师，和我父亲一样。我向他请教。他说："你必须自己选择，不过工程师是一个安全的职业，人们永远都需要工程师。"他说得没错。高中毕业后，我查了一大本关于大学选择的书，把所有不想学或当时不懂的专业都划掉了。心理学属于我不懂的一类，我之前从来没有考虑过。母亲希望我从事的穿白色制服的外事服务也不符合我的口味（主要是因为白色制服）。最后只剩下工科了。我记得自己喜欢火车发动机，于是勉强选择了机械工程，这似乎比我父亲选择的化学更实用。瑞典的大学生不住在宿舍里，必须自己安排住处。大多数人会自己在社区或私人住宅中找房。我很幸运，在源自中世纪的隆德市中心的一个旧公寓里找到了一个房间。我和其他五个工科生住在一起，每人都有自己的房间，共用厨房和一个大厅。我们轮流为大家做午饭，我们的聚会也出了名，当地警察会时不时来敲我们的门，礼貌地要求我们把音乐调低一点。大学第一年，我并没有认真考虑过自己的学业，但过得很开心。不出所料，我的成绩并不太好，于是暗下决心第二年一定专心学习。第二年，虽然我尽了最大努力，但考试成绩仍旧不理想。我不明白为什么在参加了所有讲座，阅读了所有文献之后，我的考试成绩还是不理想。这给我的自信带来了惨痛的打击，因为我以前在学校的成绩一直很好。我发现，机械工程并不单是玩机械，还需要理解高度抽象的数学，我仿佛撞上了一堵无法逾越的头脑之墙。我很不快乐。

转折点出现在大三下半年。我在一次考试（材料强度方面的考试）中挂科了。在考试前，我很有信心，自己是理解学习内容的，一定可以通过。但在我发现自己并没有通过考试的那一刻，我感到无比解脱，立即决定放弃工科学习。对此，我从未有意识地思考过——它就像一道闪电向我袭来。我放弃了。我自由了！我走到楼外，初春的阳光很明媚，天空很蓝。我不知道接下来要做什么，但我感到无比轻松、快乐。

很巧，就在同一天，我自愿成为校医院某项脑研究的被试。我头上被装满电极，它们可以监测我观看智力测验图片并做出反应时脑内血液的流动。智力测验共有三套，早上做一套，下午做两套。第一套是在正常状态下完成的，后两套是在血液中有酒精的情况下完成的。我就是在做完第一套测验后的午餐时间从医院回工程学院看考试成绩的。午餐后，也是在我决定放弃工科学习后，我回到医院继续完成了下午的两套智力测验。实验者给我的血液加入酒精的方式很粗糙，就是让我从酒瓶里倒了点威士忌出来，然后喝掉它。喝到第二杯时，我开始觉得这个实验非常有趣，然后我针对实验目的开始向实验者提问。他告诉我，实验目的是测量脑内特定认知区域在有酒精和没有酒精时的血流情况。他还告诉我，他不是医生，而是研究大脑认知功能的心理学家。我当时会感到这项心理学研究非常有趣可能毫不奇怪。它促使我去进一步了解心理学是什么，以及心理学的学习涉及哪些内容。

成为钟家的一员

在这些事情发生的同时，另外一件重要的事情已经发生了。我和在美国的恋人莫琳恢复了联系。我们于 1965 年各自回国，曾一度渐渐断了联系，继续忙于各自的生活。不过在 1969 年，我一时冲动，再次写信给她并询问她的近况。她当了老师，在丛林里的一所小学校工作，她没有结婚，也没有订婚。她回信时，还附了一张自己的照片。又一次，我瞬间失去理智。我立刻决定（其实是第一个决定，因为这发生在我决定退出工程学院的几个月前）：去马来西亚！

我真的在 1970 年夏天去看她了。当年从瑞典去马来西亚与现在相比是截然不同的，特别是对一个穷学生来说。那时，没有廉价航班，没有网络，没有手机，没有传真，家里甚至没有电话。寄一封信需要 5 天，回一封信又需要 5 天。我了解到，我可以加入伦敦一家旅行者俱乐部（也叫"七海"），成为会员一年后，我就有资格购买一张从伦敦到新加坡的机票，票价是我攒钱就有可能负担得起的。1970 年 6 月 18 日，在经过 4 天的行程后，我到达了马六甲。我的路线是从马尔默乘渡轮到丹麦的哥本哈根，再乘坐火车到荷兰之角，再乘轮船到英国伦敦，再乘火车到伦敦盖特威克机场，再乘飞机到新加坡（卡拉维里喷气式飞机一次只能飞行 3 小时，中途停靠了土耳其的伊斯坦布尔、阿布扎比和斯里兰卡的科伦坡），最后再乘坐公共汽车到马六甲。

这是我第一次到亚洲。我到马六甲时，莫琳的父亲到汽车站接我。莫琳那时还在马六甲上课，她还在学校。她父亲我把带到他们家。莫琳的母亲欢迎了我并轻声问："你在这里待多久？"我没有意识到她的意思可能是："你留下来吃晚饭吗？"我回答："两个月。"因为那是我和莫琳在信里讨论过的。我不知道她并没有告诉她的父母（她还和父母以及姐妹一起住）。至今我还很惊叹，她父母在听到我的回答后，把惊讶掩饰得如此好。一个外国人因为认识他们的女儿就要在他们家住那么长时间，这在 20 世纪 70 年代平静的马六甲乌琼帕希尔（Ujong Pasir）地区很难想象。我对此一无所知，就和我当时对热带的马六甲一无所知一样。

不过，我真的在他们家住了两个月。回家前，我和莫琳订了婚。我们之前并没有这样的打算,但很快就发现这正是我们想要的。我需要做我从未想过的事:我必须正式向莫琳的父亲提出要娶他的女儿。他并没有立刻答应。他说:"我会询问我的父亲,然后再告诉你。"莫琳的祖父当时已经80岁了,在马六甲是一位极其重要的长者。他跟每个人都很熟,是马来亚[1]最古老的华人庙宇青云亭(Cheng Hoon Teng Temple)的首领。他对我极其友善,带我几乎走遍了马六甲。他带我去了普通游客无法走进的地方。现在我明白了,他并不只是在友善地待我,他还想了解我,考验我,因为他估计他的儿子可能会征询他的意见。他让我直接吃下在林间摘的红辣椒。这种辣椒吃到嘴里就像爆炸了一样,灼烧着我的整个口腔,但我吃完一个问还能不能再吃一个。他点头同意了。他带我到日本侵略者当年建在丛林里的澡堂,让我跳进滚热的水里。在来这里的一路上,我已汗流浃背,不停被蚊虫叮咬,感觉很难受。他说:"脱掉衣服,跳进去。之后你会觉得很舒服。"我听从了他的话,但想着自己一定会像鸡蛋一样被煮熟。果然,我跳出来的速度和跳进去一样快。不过确实感觉很爽!他带我去了橡胶园,教我怎样割树让汁液流出来,以及怎样做橡胶。他带我去了郑和庙的井边,让庙里的守卫打井水给我。他说:"喝了它,你就还会回马六甲。"我喝了。他又给了我一整瓶,让我留着。然后,我回来的次数比郑和还多。

　　与自己的父亲沟通后,莫琳的父亲和母亲同意了我们的婚事。不过有一个条件:我的父母也要同意,也要欢迎莫琳加入我们家。所以我必须做一件更让我意想不到的事:我必须请求我的父母允许我结婚。[2]我写信给他们,10天后有了回复。他们对我的询问感到惊讶,但也感到荣幸。尽管他们从未见过莫琳,但还是对我们的结合给予了充分的、毫无保留的支持和认可。我母亲在信中说,也许我并不是一个完美的女婿人选,因为我刚刚放弃了工程

1　19世纪末,在中国人开始移民马来半岛时,马来西亚还称作马来亚。——译者注

2　在瑞典文化中,子女结婚无须征得父母同意。他们会告知父母,并希望父母接受自己的伴侣。但父母并没有对此做决定的权利。——译者注

专业的学习，现在需要花几年时间来开启另一段生涯，但他们一定会欢迎和照顾莫琳。

所以，我和莫琳在马六甲订了婚，之后我回了家。莫琳在结束了马六甲的教职后，于1971年3月12日到达瑞典。之后，我母亲需要做一件她之前从未想过的事：为她的儿子安排婚礼。[1]

马来西亚半岛曾是英属殖民地。钟家以前也有年轻的女孩与欧洲人谈恋爱。当时我不知道，在我获得允许进入这个家族前，她的家族一直拒绝欧洲人加入，家族成员都奉行着这一传统。莫琳和我是年轻的一代，也许就算家族不同意我们结婚，我们也会自己想出办法。但是，能够获得双方家族的祝福，无疑会使我们的人生更加美满。我们的儿子和女儿都是在瑞典长大的，他们爱自己在马来西亚的亲人，并为他们有马来西亚血统感到骄傲。我非常感激莫琳家族的智慧与包容。得知在我和莫琳之前，跨越文化界限的结合是家族禁忌，而我们是第一对跨过这道禁忌的伴侣，让我感到谦卑。

莫琳来隆德找我时，我已经开始了新的学习生涯。在心理学院的脑研究者打开了我的眼界后，我探索了学习心理学的可能性。在隆德大学，心理学于1957年成为独立学科，到1970年时仍属于一条较新的生涯选择之路。我读的资料越多，兴趣越浓厚，然后我申请了从1971年秋季开始的为期3年的心理学课程。之后，我又继续参加了2年的高阶课程，并通过考试，获得了"心理学家"的职业头衔。变化真大啊！从第一堂课开始，我就狼吞虎咽般地学习起来。所有知识我都可以理解，并且能够在生活中体验这些知识，看到它们在我身边发展演变。心理学与人有关，而不是与机器有关。当我告诉父母我决定放弃工程学时，父亲有些担心，不过他也可以理解。我母亲马上说："我就知道。很好！你应该做与人打交道的工作。"她是对的。从我上创建隆

1　在瑞典的传统中，婚礼由女方父母在自家安排，持续几天，类似新娘的"送别会"。婚礼后，新娘才会搬到丈夫家居住。托马斯老师的父母有两个儿子，所以他的母亲之前没想过需要给自己的孩子安排婚礼。——译者注

德大学心理学专业的教授的第一次入门讲座开始，到我在隆德大学拥有千年历史的大教堂庄严地接受心理学博士学位为止，我再也没有挂过科。我再次成了对所学内容拥有无限兴趣、充满渴望的好学生。事实上，我至今仍是这样的。

心理学为什么这么有趣呢？对我来说，因为心理学与人类动机有关，我们可以了解是什么让我们想要生活、学习和创造。心理学具有普遍性。无论在中国还是瑞典，在马来西亚还是乌克兰，在阿根廷还是加拿大，在印度还是冰岛，同样的内部过程激励着人们，使人们快乐或悲伤。正如我所了解的，文化千差万别，各有魅力，但不同文化中的人拥有相同的心理装备，激发着他们参与自己的生活。驱动力、需要、运动能力、感觉能力、知觉、情绪、认知和语言是人类普遍具有的心智系统，它们之间的相互作用就是心理学的研究领域。

选 择 TA

隆德大学早期的心理学教授有精神分析和生物学背景。他们对如何利用知觉过程来理解弗洛伊德的防御机制和精神病理学很感兴趣。克拉格（Kragh）和史密斯（Smith）在 1970 年展示了如何利用知觉 – 起源分析（percept-genetic analysis）识别个体的心理防御模式 。他们使用视速仪技术，在一个"观察盒"中以极短的曝光时间向被试展示特定的图画，曝光时间从 1/100 秒逐渐增加到 2 秒。在此过程中，被试看同一幅图画 20 次（但不告诉他们那是同一幅图）。每次曝光后，要求他们画出一幅简单的图画并做简短的报告。测试用图是关于两三个人的简笔画，情境与弗洛伊德的发展理论相关。例如，一个威胁指向图画中间的人物（比如一个孩子平静地坐在画面中央的桌子旁，面对着观察者，而在他背后的角落有一扇窗户，露出一张愤怒的脸，正在往里看）。这 20 次报告分布于从阈下曝光直至完全可识别曝光的范围内，分析这 20 次报告有可能追踪到个体知觉的形成过程。他们假设知觉的形成受到早年学习和童年心理发展的影响。比如，一个人在童年时遭受过创伤，就可能形成回避和忽略攻击的防御机制。那么，在知觉 – 起源测试中，他可能不会报告出愤怒面孔，或者他可能会在孩子和愤怒面孔之间画出粗线（即使画中并没有这条线）。

克拉格和史密斯将这种设想发展为一个标准化测验，称作防御机制测验（Defense Mechanism Test，DMT）。该测验后来被用于很多情境，其中之一便是空军飞行员的选拔。存在上述防御反应的候选人无法获得录用，因为飞行员在训练时必须能够快速觉察实际存在的威胁。

在我学习心理学的前三年，课程包括人类生物学、知觉、实验心理学、儿童发展、发展心理学、精神分析、行为治疗、教育学、社会学、人类学和心理学在一些领域（工业、组织、心理健康、临床、学校咨询、医院和精神科等）的应用。我的实习对象是智力障碍患者。在我的总结性研究论文中，我选择对患有唐氏综合征的智力障碍患者和正常人士进行视速仪测试，以了解哪种颜色是在色彩知觉中占优势地位。我准备了速视图片，图片中包含所有基本颜色的小方块，它们随机排列，数量相等。每次曝光后，我问他们看到了什么（哪种颜色）。两组人的结果相似：红色是他们最先报告的颜色。这项研究的结果让我从此对女性为什么要涂红色唇膏有了新的认识……

1973 年，我开始了最后两年的学习，开始上应用心理学高级课程。罗兰是我的同学之一，当时我们班只有 20 个学生。这是政府新近批准的一个学习项目，老师并没有准备好教我们如何成为职业心理学家。他们说："等你们开始工作，就能学会这些了。"我们对这个回答并不满意。不过，从某种意义上说，这对我们取得进步是有益的。我们非常积极地邀请已经执业的心理学家和其他知识渊博的老师来授课，努力搜寻想了解的知识。我们在精神分析的理论和治疗方面获得了更多训练，我们阅读了西格蒙德·弗洛伊德（Sigmund

Freud）和安娜·弗洛伊德（Anna Freud）、荣格（Jung）、阿德勒（Adler）、赖希（Reich）、弗洛姆（Fromm）、霍妮（Horney）、马勒（Mahler）、埃里克·埃里克森（Erik Erikson）及其他客体关系理论家的著作，我们还阅读了被称为心理学"第三势力"的人本主义的著作，例如，罗杰斯（Rogers）、皮尔斯（Perls）、萨兹（Szasz）和莱恩（Laing）等人的作品。我们还沿着情感的、精神分析的路线和让·皮亚杰（Jean Piaget）的认知路线研究心理发展。

罗兰和我是当时仅有的两位住在马尔默的同学，离隆德约 25 公里。我们每人都有一辆旧车，轮流开车去听课。这样，我们在一起花了很多时间谈论毕业后想做什么。我们都很清楚自己想做心理治疗，与有问题的人交谈，然后用我们的心理学知识帮助他们找到解决方法。然而，让我们沮丧的是，我们的大部分老师没有也不会教我们如何做心理治疗。只有一位老师例外，他教的课程是"存在主义心理学"。这位老师向我们介绍了诸如格拉瑟（Glasser）的现实疗法、莫雷诺（Moreno）的心理剧、萨提亚（Satir）的家庭治疗、罗洛·梅（Rollo May）的存在主义疗法等，并促使我们对克尔凯郭尔、萨特、布伯（Buber）和海德格尔（Heidegger）等存在主义学者产生了进一步的兴趣。他使我们逐渐认识到，心理治疗并不是按照医学模式治疗有精神障碍的人，而是帮助人们成长和发展，无论医学对他们的诊断是什么。心理治疗师并不是治愈患者，而是协助他们找到自身的力量，使自己的生活变得更好。

1973 年的暑假过后，这位老师从加利福尼亚州旅行回来。他在黑板上画了三个圈，并告诉我们他在美国拜访了一位名叫托马斯·哈里斯（Thomas Harris）的人。哈里斯向他介绍了一种新的心理疗法，叫沟通分析，其主要思想是每个人都有三种自我状态，即父母自我状态（parent ego states，P）、成人自我状态（adult ego states，A）和儿童自我状态（child ego states，C），可用三个堆叠的圆圈来分别代表每种自我状态（PAC 模型）。

这是我第一次听说 TA。当时班里的每个人都觉得我们对精神分析及超我、自我和本我非常了解。我们马上告诉老师,这个 PAC 模型是我们听过的最可笑的想法,它只不过盗用了弗洛伊德在 1923 年关于自我和本我的文章中的内容(Freud, 1984),并做了过度简化!但我们的老师坚持认为 TA 是新的、与众不同的东西。因为我们很喜欢这位老师,所以很难忽略他的看法。后来他带领了一个自我体验治疗团体,学生可以自愿参加,我也参加了。他基于自己有限的 TA 知识,担任了治疗师的角色,但他做出的干预足以让我开始思考自己的游戏和脚本。我开始对 TA 产生了兴趣,因为它确实回答了我关于如何与真实的来访者进行治疗的问题。例如,无论在团体中发生了什么,都可以指出自我状态和心理游戏。除了一般的提问技术和罗杰斯式的以非评判的方式反映来访者说话的技术,这是我学到的第一个真正实用的治疗技术。

由于在瑞典找不到我们想要的心理治疗培训,我和罗兰开始给美国的治疗师写信,包括我们听说过或读过其著作的治疗师。那时还没有互联网,我们只能寄航空信,然后期待在几周后得到答复。整整一年,我们收集了毕业后可以学习的各种信息,包括格式塔疗法、心理剧、家庭治疗、现实疗法、洛温(Lowen)的生物能量学和到美国学习 TA。我们也做了经济方面的准备,以负担到国外多学一学期的费用。后来,我们得到了很多回复,但是对课程做出了最认真、最详细回复的是 TA 治疗师鲍勃·古尔丁和玛丽·古尔丁。于是,我和罗兰决定在 1975 年秋季去美国学习如何做 TA 治疗。

还有一件事对我们选择 TA 起了决定性作用。1974 年,我和罗兰曾公开反对在马尔默新建一所儿童精神病院的计划。我们在报纸上陈述理由,指出如果儿童的问题与家庭相关,是由家长的虐待导致的,那么把儿童送进精神病院就是错误的。我们认为,如果儿童的行为可被视为对父母不当教育的反应,则不应对儿童进行精神诊断并使用精神药物对其进行治疗。父母的不当教育可能是由贫穷、自身接受的教育不当、工作压力过大等社会因素造成。当问题来自大人没有承担起给孩子一个良好的人生开端的责任时,不应将孩子当作病人。我们认为，社会和心理问题也不应被当作疾病，用医学手段治疗。这类问题应该通过社会和心理学方法处理，比如一起进行沟通或相互交谈（心理治疗）等。

读者给我们的回应铺天盖地地涌来。我们应邀在一家主流报纸上整版阐述了我们的观点。我们把这个代替医疗的精神治疗方法命名为"责任模型"（与"疾病模型"相对），我们建议用"生活问题"代替"精神诊断"，用"主动"代替"被动"，用"来访者"代替"患者"，等等。所有用语都暗示着每个人都能在自己的发展水平上对自己负责，而非假设治疗师才是可以决定他们想要什么、需要什么的专家。我们永远可以询问来访者（也包括儿童）："你想要什么？你需要什么？"

我和罗兰把我们的想法写成了《对自己负责—对他人回应：人本主义心理学及心理治疗中的"责任模型"》一书，于 1977 年出版（只有瑞典语版）。TA，特别是它对成人自我状态的定义——"充分检验现实的潜能"——与"责任模型"的存在主义基础和哲学基础非常吻合。

我和罗兰决定基于沟通分析心理疗法开设自己的治疗和培训机构。时间是 1975 年，地点是加利福尼亚州的圣母山。我们向鲍勃和玛丽以及和我们一起在西部团体与家庭治疗研究所（见图 1.2）学习 TA 的约 30 名来自许多国家的治疗师宣布了我们的决定。我们将我们的研究所命名为生活治疗研究所，与责任模型的术语之一"生活问题"保持一致。

1976 年 1 月，我们返回瑞典，开始在生活治疗研究所工作。不久，安妮卡辞去社工工作，全职加入我们。我们的书出版后，卖得很好，促进了人们对我们的了解。来访者来找我们做心理治疗，学生（主要是其他专业人员）来找我们学习 TA，其他专业人员邀请我们督导他们的工作。我们也获得了作为研究人员评估治疗效果的工作。我们去中国的台湾和大陆地区教了 30 多年的课程，还在马来西亚、斯里兰卡、菲律宾、乌克兰、芬兰、挪威和丹麦授课，并在更多国家做过会议报告。2013 年，我们关闭了在马尔默的办公室，但在 45 年后的 2022 年，生活治疗研究所依然存在。突然间，我们意识到，我们开创的工作持续了整个职业生涯，甚至会延续更久。我们三人既是老板，也是仅有的员工，而且这一切都行得通。

插曲 2　台北的狗

台北的夜晚，整座城市都非常安静。场景是和平东路与敦化南路交叉口附近的"台湾沟通分析协会"的办公室。这个办公室曾是一间民宿，有一个客厅、三个卧室、一个小厨房和一个卫生间。现在，客厅是我们的教室，有一个房间做了办公的地方，一个房间做了咨询室，还有一个房间里仍然有床。我就躺在这张床上，准备入睡。在我上方的墙面上，还挂着一张儿童用的英文字母图，提醒着后来者曾有人住在这里。

这真是一段非常忙碌的日子。之前一天的清晨，莫琳开车送我到马尔默机场，我乘坐萨博航空公司的一架小飞机到达阿姆斯特丹的史基普国际机场，中国台湾"中华航空"的大型喷气式飞机在那里等着我把先送到曼谷，再送到台北。现在，我已经在高雄完成了一个课程，今天回到了台北，明天会在这里接着上课。这是一个新的课程，有很多学生，所以我得去市区一个更大的教室。"台湾沟通分析协会"的办公室就是我在台北的家。晚上，工作人员和学生回家后，我便可以独享这里了。我真是太累了，所以必须赶快睡觉，这样才能在早上做好准备，保持机敏！为了让夏日的空气流通，窗户半开着，我可以听到楼下车辆的轰鸣声。

渐渐地，我进入了梦乡，梦见自己跑上没有尽头的楼梯……

然后……

"汪，汪，汪。"

楼下窄巷里，一只狗开始吠叫，响亮而清晰。

我翻了个身，想堵上耳朵。

"汪,汪,汪,汪。"狗继续叫着。我在朦胧间感觉它一定长得很大,一身黑毛,好像就站在我的床边。也许它知道我也是"狗",所以想向我展示友好?因为我是狗年出生的。但这太可笑了,难道它看不出我在睡觉吗?

"噢,不,为什么会这样?我必须睡觉,请停下来。"我想。然后另一只狗开始回应它,然后是另一只,又一只。仿佛台北所有的狗都在我耳边进行激烈的讨论。

"汪、汪。""汪、汪、汪。""汪、汪、汪、汪。""汪!""汪、汪、汪、汪!!!"

我变得非常清醒。我的第一反应是悲伤,我觉得自己想哭。狗叫声持续不断,让我无法获得明天教书需要的睡眠。为什么这事会发生在我身上?之后,狗叫声升级为令人难以忍受的刺耳噪声,我的悲伤变成了愤怒。这些狗不负责任的主人在哪儿?他们怎么能任由它们吠叫,扰乱大家的生活?我下了床,焦躁不安地踱来踱去,想下楼去敲别人的门,并向他们大喊,让他们阻止这些愚蠢的狗。或者,我想从窗口朝狗扔东西或报警。成人自我状态一瞬间的运作让我犹豫了。如果真有人开了门,发现一个穿着睡衣的外国男人在楼梯间大喊大叫,用蹩脚的中文喊着什么狗,而说的又不是他们的狗,会是什么样子?此时的理性甚至让我想到了汤姆金森的情绪理论:持续的、低水平的恼人刺激使人痛苦,持续的、高水平的恼人刺激使人愤怒——看起来对我和吠叫的狗都适用!

我因为找到了情绪理论的实证支持而获得了一些安慰。狗叫发作了几小时后,我进入了某种不安的睡眠。尽管如此,我早上还是成功地起了床,在小厨房里给自己泡了茶、做了早餐。洗澡时,我透过窗户看到东方广场的塔楼,那是一座高星级的酒店,高耸于周围土褐色的房屋中。我想象着假如我住在那里,凌驾于台北所有吠叫的狗之上,享受着奢华,该多好啊!后来我真的走到那里,询问了价格。得知价格之后,我安静地走回在"台湾沟通分析协会"的房间，继续住了下来。

　　吃完早餐，我沿着和平东路往东走，右转到科技大厦捷运站。在那里，无人驾驶列车把我带到市中心的教室。我很高兴看到了我的翻译，我知道她也是狗年出生的。我告诉她夜里被狗折磨的事，想获得一些同情。但她拍着手，开心地笑了，并告诉我，现在我应该知道在台北当狗是什么滋味了。然后，那天的工作开始了，我们一起讲授"TA 与抑郁"的课程，脸上都带着笑容。

第三章

治疗：何为好的心理治疗？

何为好的心理治疗？关键是好的心理治疗师！

西格蒙德·弗洛伊德最伟大的贡献之一是他开始与罹患各种神经症的患者进行系统的、反复的谈话，通常持续很长一段时间。他的著作《梦的解析》（*Die Tramdeutung*；Freud，1900）首次出版于 1900 年，被视为"谈话疗法"——心理治疗——的开端。在此后的 100 多年，心理治疗向许多方向发展，形成了许多流派。一些流派遵循弗洛伊德的心理动力学传统，侧重于关注早期生活如何导致了当前的困难处境。一些流派遵循认知行为的传统，侧重于改变当前令人苦恼的行为。其他流派则专注于家庭和群体动力如何影响当前的经验。多年来，人们进行了大量研究，试图确定针对不同类型的心理问题，何种心理治疗有效。一些颇具影响力的研究综述试图追赶上心理治疗领域的研究现状，比如《伯金和加菲尔德的心理治疗和行为改变手册》（*Bergin and Garfield's Handbook of Psychotherapy and Behavior Change*；Lambert，2013）。一致的研究发现是，一般来说，心理治疗确实具有积极效果，但人们对不同种类的心理治疗效果如何尚未达成无可争议的共识。

然而，长久以来的一个有趣结论是，好的心理治疗师都具有共同的特点，而无论他从事的是哪种心理治疗。布鲁斯·万普德（Bruce Wampold，2018）列出了有效的治疗师的 14 种品质和行为。我从中挑选了一些关键陈述。

1. 有效的治疗师有熟练的人际交往技能，其中包括语言流畅、温暖接纳、同理心和对他人的关注。

2. 有效的治疗师的来访者很快就能感受到被理解，并相信治疗师能够帮助他们。有效的治疗师从一开始就以语言及非语言的方式传递了这些信息。

3. 有效的治疗师在治疗早期就能够与各种来访者形成工作联盟，并能够为治疗设定双方同意的目标。

4. 有效的治疗师能够为来访者的问题提供可接受的、适配的解释，并为问题的解决树立积极的期望。

5. 有效的治疗师能够提供治疗计划，其中包括与所提供的解释相一致的健康行为。

6. 有效的治疗师具有影响力、说服力，能够以令人信服的方式使来访者充满希望。

7. 有效的治疗师能够持续以可靠的方式监测来访者的进展，并表达他们真的想了解来访者是在进步还是在恶化。

8. 有效的治疗师很灵活，能够根据来访者进步或恶化的情况调整治疗。

9. 有效的治疗师不会回避治疗中困难的部分，并能够适应强烈的情绪表达。

10. 有效的治疗师传递希望与乐观，坚信来访者与治疗师一起工作会取得成功。

11. 有效的治疗师能够对来访者的文化、种族、民族、灵性、性取向、年龄、健康等特点以及家庭和工作等背景保持觉察。同时也能够觉察自身的这些特点和背景。

12. 有效的治疗师能够觉察自己的心理过程，并能将自己的心理过程与来访者的心理过程分开。

13. 有效的治疗师了解与特定来访者有关的最佳研究证据，并了解与其问题相关的生物学、社会学及心理学基础。

14. 有效的治疗师能够与他们的来访者达成预期的进步，并能够持续自我改进。

在阅读这些特点时，每读一条我都会点头赞同。我认为它很好地总结了优秀的治疗师应该具备的关键技能和行动。利伯曼等人在早期一项研究中调查了不同治疗取向的团体治疗师的治疗效果，也得出了类似的结论（Lieberman，Yalom，& Miles，1973）。治疗效果最好的是由 TA 治疗师鲍勃·古尔丁带领的团体（与鲍勃·古尔丁的私人交流，1975）。不过，另一位 TA 治疗师带领的 TA 团体效果很差。研究发现，有效的领导风格包括关心并关注个体，给予充满爱的支持，以及能够提供如何改变的信息和想法。研究还发现好的治疗师是"好母亲/父亲"，他们对个体如何学习和发展拥有扎实的理论架构。他们利用团体，而不是让团体压制个体。研究发现，扰乱团体并产生不良效果的领导风格包括咄咄逼人、利用领导者的角色强行刺激，以专制、控制的方式挑战和面质来访者，而不给来访者解决个人问题的时间，以及来访者在无保护的情况下被迫表达强烈的情绪。

鲍勃·古尔丁告诉我这些时，我正在他的培训中心学习。我和其他25名学生围成一大圈，坐在他们农场翻新的谷仓里。鲍勃和玛丽坐在我们面前的大扶手椅上，他们之间挂着白板纸。鲍勃正在"自夸"，讲述着他非常擅长的那些事，他也鼓励我们"自夸"。他温暖、关爱，知道自己在做什么，并很享受这些事情。他相信，了解好的治疗师是什么样子对我们有好处。他没有纠结于其他 TA 治疗师的不良治疗效果，而是用语言和实际的示范告诉我们好的治疗师是怎样的。时至今日，我还能记起他的言传身教并从中受益。

谁是好的 TA 治疗师？

好，现在让我们戴上"TA 眼镜"，来回顾当代的万普德提出的列表以及它与 TA 的结合吧！

- 有效的治疗师有熟练的**人际交往技能**，其中包括语言流畅、温暖接纳、同理心和对他人的关注。

    好的治疗师会使用所有自我状态与来访者保持接触，并会用所有自我状态理解和帮助来访者。好的治疗师是来访者生活中的榜样，他可以从控制型父母自我状态（Controlling Parent，CP）中表现出坚定和指导，从养育型父母自我状态（Nurturing Parent，NP）中表现出善良和温暖，从适应型儿童自我状态（Adapted Child，AC）中表现出让步和调整，从自由型儿童自我状态（Free Child，FC）中表现出乐趣和创意，从成人自我状态中表现出深思熟虑的分析和回应。尽管鲍勃·古尔丁在"自夸"时的角色是老师而不是心理治疗师，但在我的心目中，他就是一个治疗师榜样。

● 有效的治疗师的来访者**很快就能感受到被理解**，并相信治疗师能够帮助他们。有效的治疗师从一开始就以语言及非语言的方式传递了这些信息。

　　好的治疗师知道，接触的前几秒具有决定性作用。治疗师和来访者都有儿童自我状态，他们都在向对方寻求眼神接触，并想知道："有人在家吗？可以和我一起玩吗？"好的治疗师不会因为看着对方或被看而害羞、回避，而是会微笑、好奇，从一开始就发出邀请接触的信号："是的，我在这儿——欢迎！"

● 有效的治疗师在治疗早期就能够与各种来访者形成工作联盟，并能够为**治疗设定双方同意的目标**。

　　是的，这是 TA 中的大事——制定合约！如何在治疗早期建立工作联盟？首先要建立良好的连接。作为治疗师，在你诊断并评估来访者的同时，也给了来访者诊断并评估你的时间。然后，通过制定治疗合约，治疗师要和来访者建立经双方同意的治疗目标。"先建立连接，再建立合约"是 TA 中常说的一句话。不管来访者是谁，好的 TA 治疗师总会制定合约。

● 有效的治疗师能够为来访者的问题提供可接受的、适配的**解释**，并为问题的解决树立积极的期望。

　　在 TA 治疗师的工具箱中，最强大的解释工具是什么？脚本！作为人类，在长大的过程中，无论遇到何种境况，我们都会找办法应对。早年找到的这些办法对未来的生活可能有用，也可能没用。如果没用，我们就会再找新办法。好的 TA 治疗师知道，帮助来访者找到新方法正是职责所在。只要去寻找，总会找到。我们可以与来访者分享我们从脚本的角度对他们的问题做出的解释。不过，我们很快也能发现，脚本不是我们拥有的唯一的解释工具。

● 有效的治疗师能够提供**治疗计划**，其中包括与所提供的解释相一致的健康行为。

　　TA 的基本治疗计划是这样的：来访者来找治疗师，逐渐地，治疗师会告诉来访者如何变得不同，怎样从现在有问题的（不健康）方式变成健康的方式。在 TA 治疗师对来访者提出的某项具体合约说"好"之前，必须对如何帮助来访者达成合约中的目标有一些想法。如果问题与脚本有关，治疗师在接受合约前，需要对来访者的脚本有一定了解。然后，如何通过再决定来改变旧的脚本决定就成了具体的治疗计划。治疗师应该与来访者分享这些想法，并获得来访者的认可。

● 有效的治疗师具有影响力、说服力，能够以令人信服的方式使来访者充满**希望**。

　　对此我不完全确定。好的 TA 治疗师在受到漠视时，应该有良好的觉察与自信。从这个角度说，他确实具有影响力并令人信服。至于说服力——不，治疗可不像销售员说服客户购买他并不真的需要或想要的东西。至于充满希望，绝对如此。成人自我状态的本质是做出明智的选择，并伴随环境中的挑战和永无止境的流动性而做出改变。所以，如果来访者的大脑和中枢神经系统完好无损［就像伯恩在《心理治疗中的沟通分析 一 书》(*Transactional Analysis in Psychotherapy*; Berne, 1961, p.17) 一书中谈到的那样］，那么 TA 治疗师的态度会永远充满希望，相信来访者有能力改变。但是治疗师并不能改变来访者，也不应说服来访者改变。治疗师像一位友好的门卫，把门打开，在来访者准备好的时候邀请他走进去，而不会把他推进门。

- 有效的治疗师能够持续以可靠的方式**监测来访者的进展**，并表达他们真的想了解来访者是在进步还是在恶化。

　　这一条有关治疗师是否真正关心来访者的进步或恶化，以及治疗师是否有具体的方法核查来访者的进步。最简单的方法大概就是在整个治疗过程中不断适时地询问来访者："你现在感觉怎么样？"更"科学"的方法是在获得允许后，每隔一段时间就进行一次简短的问卷调查，这种方法也可用于研究。TA 有界定治疗进展的清晰的方法，即达成合约时完成治疗。然后，治疗师和来访者可以带着满足感而结束治疗，或者再次协商新的合约并继续治疗。好的治疗师也会通过观察来访者在整个治疗**过程中**的行为变化来持续监测来访者的进步，比如，一个抑郁的来访者是否真的开始微笑并更快乐地与治疗师互动。

- 有效的治疗师很灵活，能够根据来访者进步或恶化的情况**调整治疗**。

　　好的 TA 治疗师应该对发展心理学有很好的了解，发展心理学的研究范围比 TA 文献所涉猎的广阔。作为治疗师，最为理想的是全面了解"心理人"（见第四章）的种系发育、表观遗传和个体发育的知识，至少必须了解儿童的正常心理发展。治疗师只有了解来访者被激活的儿童自我状态和父母自我状态在哪个发展水平上，才能相应地调整干预措施。有关儿童发展的知识对于早期创伤事件的回溯也至关重要。回溯在正常治疗过程中很可能发生。回溯时，来访者可能会感觉更糟糕（从这个意义上说是"恶化"），但这是整体朝更健康生活前进的过程中的一部分。

- 有效的治疗师不会回避治疗中困难的部分，并能够适应**强烈的情绪**表达。

　　进行心理治疗是为了感受良好而非感受糟糕。好的 TA 治疗师需要掌握的有关正常情绪的知识需要比标准的 TA 文献多。你如果不了解正常情绪是什么，又如何理解有问题的情绪？比如扭曲情绪。这是我推荐你学习西尔万·S. 汤姆金斯（Silvan S. Tomkins）的情绪理论（affect theory）的原因。我在本书中也做了介绍。在治疗中，很多来访者都有回避提起的"秘密"。好的治疗师在治疗早期就会向来访者说明，他们可以在治疗中谈及任何事情，表达任何情绪。治疗师有责任为治疗提供一个安全的环境，在这里，来访者可以表达和感受任何东西。不过，一些限制也应事先说明。例如，不允许以任何方式威胁治疗师的安全；治疗师有寻求督导和求助的权利，这不包含在保密义务中；治疗师可能向警察报告来访者暴露的罪行等。治疗师需要做好妥善的安排，保护自己的安全，这样他才能自在地面对来访者说的任何话、（对治疗师的）表达的任何非威胁性情绪。治疗师决不应煽动来访者表达强烈的情绪或透露"秘密"，但是应该做好准备，在时机成熟时有能力应对来访者的任何事情。

● 有效的治疗师传递希望与乐观，坚信来访者与治疗师**一起工作会取得成功**。

这一点与 TA 的基本哲学信念有关，即我好—你好。我经常在课堂上说，如果你忘了心理治疗的所有知识，只记得对来访者保持"我好—你好"的态度，那么你仍然在做好的治疗。治疗师和来访者其实只是两个小人物，有着相同的生存任务，都试图过上满意的生活。他们中的任何一方都无法过另一方的生活。他们只是两个偶然相遇并同意一起工作一段时间的人。他们各自为另一方贡献一些有价值的东西。在一般情况下，来访者给治疗师付费，治疗师用专业技能为来访者提供帮助。这两个人都是地球上暂时的存在，他们之间公平交易。在于地球上生活的时间里，他们都希望过上好日子。他们尊重彼此。他们可以一起推动整个工作的成功。

● 有效的治疗师能够对来访者的文化、种族、民族、灵性、性取向、年龄、健康等特点以及家庭和工作等背景**保持觉察**。同时也能够觉察自身的这些特点和背景。

尽管所有人类都面对着相同的生存现实，需要在地球上尽力而为，度过短暂的一生。但我们彼此之间确实存在着无穷无尽的不同，男人和女人、年轻人和老年人、中国人和瑞典人、矮个子和高个子、富人和穷人、乞丐和医生，等等。好的治疗师知道，他并不是其他人应该成为什么样的标准。"我好—你好"并不意味来访者应该改变自己，成为治疗师认为的正常人。TA 的观点是，不管你的肤色是怎样的，也不管你生在什么文化背景或宗教传统中，所有人都是有价值的、好的。当某人常常带着一些激愤宣称"我们中国人觉得……"时，我常常会想："是真的吗？你真的认识所有中国人吗？"我们往往把自己归入让自己觉得舒服的文化或社会群体，其他人也是如此，但"我好—你好"超越了任何的人群划分。

● 有效的治疗师能够**觉察自己的心理过程**，并能将自己的心理过程与来访者的心理过程分开。

心理治疗师应该有自己做来访者的经历。心理治疗师需要了解自己的脚本，才能把自己的心理问题和来访者的问题分开。是的，所有心理治疗师都有自己的心理问题，成年后，在他们的脚本中都有自己的敏感地带。人无完人，每个人在早年生活中都有过挫败的经历。好的心理治疗师并不是那种"超级健康"、几乎完美的人。好的治疗师知道自己对来访者产生的情绪，何时出自对来访者的行为的自然反应，何时出自个人的扭曲情绪。好的心理治疗师相信他采用的方法也是可以帮助自己的，既可以通过个人治疗，也可以通过督导。

● 有效的治疗师了解与特定来访者有关的最佳**研究证据**，并了解与其问题相关的**生物学、社会学及心理学基础**。

好的治疗师从研究和个人经验中得知，除了早年的脚本决定，还有许多事情可能导致来访者的问题。躯体问题、疾病、不良的社会环境，比如贫穷、压迫或最近的创伤事件，都可能造成痛苦，而这些痛苦可能会或可能不会通过心理治疗得到缓解。好的治疗师知道如何处理与脚本无关的问题（例如，一个来访者近期因车祸而失去家人）；当治疗师不具备适当的能力时（例如，问题是一种未经治疗的疾病），好的治疗师知道需要将来访者转介给其他助人者。

● 有效的治疗师能够与他们的来访者达成预期的进步，并能够**持续**自我**改进**。

　　来访者最终的满意会为好的治疗师带来良好的声誉，其他来访者也会慕名而来。好治疗师之所以是好治疗师，就是因为他们真正有兴趣了解对自己和他人来说，过上健康而有趣的生活意味着什么。在 TA 领域，你可以通过世界各地的会议和出版物进一步学习。你也可以继续学习其他治疗取向、相关心理学知识以及更广泛的科学知识。持续增长的经验很重要。我选择成为一名心理学家和心理治疗师的原因之一是我相信在专业上，70 岁的我会比 60 岁的我做得更好。现在，我已经迈入 70 岁，我想在我 25 岁时，至少对有些事情的看法是正确的……

TA 心理治疗与 TA 其他领域有何不同？

　　TA 起步于心理治疗。艾瑞克·伯恩是一名精神科医生，他想做有效的心理治疗。他出生于加拿大的蒙特利尔，并在那里长大。他的父亲是一名医生，母亲是一名作家。他的祖父母是来自东欧的犹太移民。艾瑞克·伯恩的儿子特里·伯恩整理了艾瑞克·伯恩的回忆录，并于 2010 年在蒙特利尔举行的国际沟通分析大会暨艾瑞克·伯恩诞辰 100 周年纪念会之际出版。艾瑞克·伯恩以医师身份毕业于蒙特利尔的麦吉尔大学，但由于加拿大精神科的实习机会有限，他不得不申请到美国纽约进行实习。在纽约，他的个人治疗师（精神分析师）是保罗·费登（Paul Federn）——弗洛伊德的追随者之一。伯恩在 40 多岁时接受了成为精神分析师的训练。那时，他搬到了加利福尼亚州。

但在 20 世纪 50 年代，伯恩提出了沟通分析的思想，将其视为一种独立的心理治疗形式，并基于他所说的"友好条约"与精神分析分离。TA 发展为一种心理疗法的目标就是治愈患者，帮助他们获得健康，而不仅仅是朝着健康的方向取得进步。从这个意义上说，TA 的发展是对耗时且昂贵的精神分析的一种反抗。伯恩希望像父亲一样成为一名"真正的医生"，治愈患者。对伯恩来说，这意味着要找到一种有效的心理疗法来治愈精神疾病。于是，TA 作为一种心理疗法发展起来了。

但是，TA 并不仅仅是一种心理疗法，它很快就跳出了心理治疗的范畴。在 20 世纪 60 年代，TA 在美国流行起来并快速传播，除了心理治疗领域，其他领域的从业者也发现 TA 非常有用。自此，心理治疗、咨询、教育和组织发展被认定为 TA 的四个同等级别的专业应用领域。CTA（P）、CTA（C）、CTA（E）和 CTA（O）的考试和认证也应运而生。[1] 更高级别的沟通分析教师及督导师也分这四个领域。

其中，**心理治疗**以非医学的形式治疗各种精神障碍和心理问题。很多国家对心理治疗师的培训进行了规范，对谁可以自称心理治疗师制定了很高的学术标准。**咨询**是为不同情境下的人们提供指导或辅助的专业活动，例如，学校中的学生、需要处理关系问题的伴侣或家庭、面对生涯选择的工作者和面对退休安排的老年人。很多国家也对谁可以成为咨询师进行了规范。心理治疗与咨询这两个领域有时会重叠，界限并不清晰。二者的差异之一是心理治疗通常在一个特定的房间里进行，这个房间由治疗师掌控，而咨询则可以根据情况在不同地点进行。治疗师所受的训练是在治疗室内处理个体可能存在的各种情绪问题，而咨询师所受的训练是就来访者所处的社会环境，更主动地为其提供干预。**教育**包括从学前到大学及以上各个层级的教学。教师通

1　CTA（P）为心理治疗领域的认证沟通分析师，CTA（C）为咨询领域的认证沟通分析师，CTA（E）为教育领域的认证沟通分析师，CTA（O）为组织发展领域的认证沟通分析师。——译者注

常也要达到本国的要求，才能承担教学工作。他们既要掌握自己的学科知识，又要知道如何促进学生的学习。教师最终的职责是将知识一代代地传递下去。心理治疗和咨询也包含教学的成分，它们之间的边界往往也并不分明。**组织发展**是一个很广阔的领域，帮助人们在各种各样的组织中有效地合作，比如在制造类企业、学校、医院、执法机构、政府、销售公司和航空公司等组织中。人事部常常发现 TA 在改善组织内部、组织之间及组织与客户之间的沟通方面非常有用。许多不同受训背景的个人执业组织咨询师也利用 TA 为企业提供有偿服务。由于心理治疗、咨询和教育总是在某个组织中进行的，因此这四个领域的边界也不分明。

在 TA 的四个传统应用领域之外，我还想增加一个领域——**个人的自我发展**。在我的课程中，总有一些参与者是因为想利用 TA 更好地了解自己和家庭关系而来上课的。他们可能并不在刚才提到的四个领域中的任何一个领域从事专业工作，但他们有很强的学习动机，希望通过学习来满足个人的好奇心。他们可能不想成为个体心理治疗的来访者，或者可能想去做心理治疗，但负担不起费用或找不到好的治疗师。于是他们转而学习 TA 的知识，参加课程，阅读书籍，或者参加课外的同辈 TA 活动。最后，他们也可能将自己的 TA 知识专业地运用到其他人身上。当我们关注这群人的需求时，就可以看到 TA 的第五个专业领域——**促进自我发展**。当下社交媒体的发展（在伯恩的时代还不存在）为我们带来了新的挑战。我们需要思考如何将四个传统领域的元素结合起来，形成可以通过网络和线下活动实现的教学与讨论体系，从而满足大量寻求自我发展的人士的需求。我知道，在我写本书时，中国已经在做这方面的尝试了。我建议把它视作新出现的 TA 专业领域。

TA 并不是唯一一种对社会产生广泛影响的心理疗法。弗洛伊德的精神分析已经渗透进人类的诸多活动，从艺术到脑研究都有其身影。但 TA 的独特之处在于，它的培训和考试体系是由一个独立的国际组织发展而成的，该组织赋予了心理治疗、咨询、教育和组织发展四个领域同等的地位。我认为，这既是 TA 的优势，又是 TA 的劣势，就像一句瑞典格言说的，"如果你要得太多，就可能失去全部"。

TA 的优势在于为人类彼此有益的互动和有害的互动提供了清晰易懂的理论（自我状态理论、沟通理论、游戏理论和脚本理论），而且来自不同文化背景的人都能理解。另外，TA 提供了切实可行的方法来改变这些有害的互动。我常常惊叹于 TA101 课程的学员所获得的个人洞察，他们会在两三天的基础课程后自愿分享这些"啊哈"体验。有时，这些洞察产生了深远的影响，比如，"哦，现在我知道我为什么总和妻子吵架了——我知道可以做什么来代替了！"TA 确实可以用于理解社会情境中各种不健康和健康的行为。我在西方文化和东方文化中工作时学到：无论人们生在哪里，都会因为同样的关系类型而感到快乐或不快乐。文化不同，但心理相通。

对 TA 的四个领域给予同等重视，使专业人员有机会在培训和会议上聚在一起。心理治疗师与组织咨询师、教师和咨询师等各种组合在各种环境中共同学习。很多人通过他们才有机会接触 TA，而 TA 是实现心理健康的一种生活方式。这或许能比停留在原来的心理治疗领域惠及更多的人。毕竟，每个人在一生中都会参与到很多组织中，每个人都是学生（即使上了年纪也可能参加某项学习），每个人在一生中也会多次向知识更渊博的人寻求建议。

但并不是每个人的情绪问题都迫切到需要做心理治疗的程度。大多数人都能很好地管理自己的生活和关系，无须在个人治疗上投入金钱和时间。即使我们进入了一个心理学知识对个人和集体生存都至关重要的时代，我也相信这种情况将继续存在。但同时我也相信，并将继续相信，还有比当今心理治疗来访者数量多得多的人可以从个人心理治疗中受益。现在仍有一种不幸的谬见，就是你必须"生病"，罹患某种心理疾病，才有资格成为心理治疗的来访者。这其实是不正确的。任何人都可以从个人治疗中受益，获得自我认知和自我理解，并学习如何与家人、朋友或其他人更好地相处。人们通常会因为在这方面或那方面感觉不好而寻求心理治疗，但仍有很多人没有机会接触治疗师，或者根本不知道还有心理治疗这个选项存在。很多人认为只有"疯子"才需要心理治疗，他们当然不认为自己是"疯子"。我非常确信，如果人们在以决绝的方式行动前寻求过帮助，讨论过自己的问题，那么很多灾难都可以避免，例如，自杀、谋杀、校园枪击事件、性侵犯和具有破坏性的家庭模式等。从大的层面说，这也可以延伸到人类的战争上，避免战争发生。我们需要学会如何在不互相残杀的情况下解决冲突。我建议以下人群考虑接受个人治疗：（1）符合精神障碍一般描述的人，比如《精神障碍诊断与统计手册》（*Diagnostic and Statistical Manual of Mental Disorders*）的描述；（2）身体没有疾病，但经常以重复的方式感觉不好的人；（3）强迫、持续地通过药物、食物、工作、网络、性、社交活动和爱好来寻求愉悦感的人，即过度沉溺于可以带来良好感觉的事物从而回避不愉快感受的人；（4）做或想做"助人者"的人，比如心理治疗师，他们需要极强的自我认知才能把自己的个人问题与来访者的问题区分开。

TA 心理治疗在国际培训和考试中作为四个平等领域之一也是需要付出代价的。当外界将 TA 与其他心理疗法（例如，精神分析、认知行为疗法、格式塔疗法和各种形式的家庭治疗等）相比时，TA 心理治疗往往难以自我维护。一些政府在拨付公共资金用于精神卫生事业时会忽略 TA 疗法，原因是TA 被认为不够科学、过于简单，使用了诸如儿童、父母、成人等日常词语。在一些局外人眼中，TA 心理治疗与其他应用领域的边界不明，破坏了其可信度。在瑞典，我有政府颁发的心理治疗执业许可，但并非因为我是 TA 治疗师。我之所以拿到了这个执照，是因为我除了有心理学的硕士和博士学位外，还有一个从大学获得的心理治疗硕士学位。而心理治疗硕士学位主要基于个体心理动力学疗法，如精神分析。做治疗时，我可以自由地使用我的 TA 知识，但我的执照是因为我接受过精神分析的训练才获得的。

其他国家对治疗师和各种形式的心理治疗有不同的认证方式。例如，在英国，TA 与其他心理疗法处于同等地位。欧洲心理治疗协会也将 TA 作为公认的心理治疗方式之一。可见，TA 心理治疗在世界各国的地位并不一样。

就我个人而言，作为一名心理学家和心理治疗师，我对 TA 广泛吸引追随者的做法有矛盾的感受。一方面，很多人能接触到 TA 是好事，因为我不知道还有哪种理论和方法在改善人们的心理健康方面比 TA 好，无论你是谁，来自什么文化，TA 都有效。但在另一方面，除非你在心理学及相关领域接受过全面的学术教育，否则成为 TA 治疗师的希望恐怕终将落空。成为一名优秀的心理治疗师和成为一名优秀的外科医生一样需要很长时间，没有捷径可走。只参加 TA 培训和 TA 会议对心理治疗师的训练来说是不够的，但对一个组织咨询师来说可能已经足够了。未来要想获得大众的支持，一个必要的发展可能是 TA 治疗师成立独立的沟通分析心理治疗组织，从而更加注重自身的发展。仍像当初一样，TA 心理治疗领域与其他三个领域确实存在差异。TA 治疗师总体接受过的教育和培训比 TA 咨询师、TA 教育者和 TA 组织咨询师（包含非 TA 和 TA 的部分）更多。当然也有例外。比如，大学教授接受的非 TA 教育肯定比学前教师多，也可能比心理治疗师多。但是总体来说，与成为心理治疗师相比，在其他三个领域工作时，要求的正规教育较少。我们应该记住，TA 培训的前提假设是你已经接受过基本的专业训练，然后你来进一步学习将 TA 运用到你选择的职业中。要成为 TA 心理治疗师，你需要首先拥有心理学、医学、社会工作或其他相关领域的硕士文凭及训练。

在第十章中，我会继续阐述我关于如何做好 TA 治疗的想法。

插曲 3　北京西单的邂逅

长安街上，车流磨磨蹭蹭地往天安门和紫禁城行进。最早的西单牌楼早已不复存在。当年其上曾题字"瞻云"来颂扬君主的德行，也告诫着人们要与当权者走的道路保持距离。现在，人们瞻的是车流，并且只有在绿灯亮起时，才能过马路。下面隆隆作响的是北京第一条也是最繁忙的一条地铁——一号线。在冬日里空闲的一天，一号线把我带到了西单。我开始漫无目的地闲逛。一会儿，它还会将载着我收获的几场邂逅，再把送我回去。

西单广场不远处是北京第一家 APPLE[1] 零售店，在这里可以买到任何一种使用手机软件来提供虚拟生活的设备。在另一边差不多远的地方，是一条蜿蜒旧巷，它似乎是真实的人类生活的最后一道防线。我看到，路牌上写着"钟声胡同"，而"钟"正是我妻子的姓氏。我一走进去就找到了一点家的感觉。沿着巷子往里走一小段，一个人站在延伸入街道的棚屋里。他在烤烧饼，闻起来很香。橱窗里的牌子上写着：一个烧饼 8 角钱，买 5 赠 1。不加糖。在 APPLR 零售店，1 元钱能买到什么？几个女人和小孩在冷天里紧闭窗户的店外等着自己点的烧饼。里面烤烧饼的人是一个动作麻利的男人，正在火炉旁挥汗如雨。我停了下来，也想吃烧饼。

想吃烧饼需要等一段时间。烤烧饼的人走到外面，从一个冷藏箱中取出更多生面团。他在里面开始另起一锅。女人和孩子们兴奋地聊着天，等待着。我继续往前，往巷子更深处走。回来时，大家还在等。其中一个孩子紧紧盯着我，反复、大声且正确地宣布他的判断："外国人！"他的母亲自豪地笑了。终于，他们拿着热气腾腾的烧饼走了。这锅烧饼还剩至少 6 个。我指着牌子，对烤烧饼的人说，我要"5 个那个饼"。他把剩下的所有饼都装进袋子里，并问我是从哪儿来的。"瑞典。"——他不知道那是哪里。"北欧？"——对，他知道欧洲。那你在北京做什么？我说："我是老师。"他给了我一个大大的微笑："哦，老师，真棒，在哪儿？"我尽可能地解释，我们聊了一会儿。"你是老师。"他说，"你还学会了说中文。那你真是老师！"他的赞美快乐而真诚。我们像老朋友一样告别，我迈着轻快的步子走向了下一场邂逅。

---

1 指美国苹果公司（Apple Inc.）。——译者注

当小巷与长安街交会时，我右转向广场走去。不久，我站在了北京图书大厦入口处的塑料保护布前。里面是爱书人的天堂：整个区域，层层叠叠，层层叠叠……除了书，没有别的东西。价格和巷子里的烧饼差不多，也就是不太贵。对一个来自瑞典乡下的小男孩来说，问题是几乎所有书都是中文的。但我不在乎。如果说我今天有什么计划，那就是来这里，待很久。于是我走了进去。

遇到孔子并不意外。毕竟，他就生活在这里。2000多年来，他活在中国的每个地方。他的影响力巨大，其思想几乎是每个中国人的一部分。他关于礼的想法和仁的愿望，活在每一个中国人心中。中国人也总会带着绝对的权威感，说出最后的结论："我们中国人觉得……"在中国，我经常在各种场合听到"我们中国人"这种不证自明的说法，仿佛直接出自孔子之口。

不过孔子要等一下。我的儿童自我状态想先做点别的。我在入口层，往右走，在标有"心理学"的货架上找不到我想找的东西，只好去询问。我被带到一个操作计算机的店员那里，他检索"沟通分析"。果然，他找到了我最近和中国伙伴杨眉一起出版的心理学书。它被列在"人格发展"之下。我找到了一本，是售价32元的一本小书。封面上有我的名字，甚至还有瑞典语（但在括号内）。我不知道我应该为自己是一本中国教科书的合著者而感到骄傲，还是应该为自己在数万本书中找到自己名字时孩子般的快乐而感到羞愧。毕竟，有好几个书架都与孔子有关，而且是2000多年后的今天。

和很多人一样，我走到书架间，自在地坐在陈列中国古典文学作品的书架旁的地板上。我坐在那里读书，像在学校的图书馆里一样。我旁边的人身上的气味不好闻，看起来像住在大街上似的。他正在读唐代的《论语》评注。我想起瑞典有一个很好的《论语》翻译版，明白了我旁边这个人为什么会对这本书有这么大兴趣。

然后，我在面前的书架上遇到了李泽厚。在他的书的书脊上有一个小方格，用英文写着"Reading the Analects today"，在中文书名"论语今读"之上。真让人兴奋啊！在今天的现代中国，如何理解孔子？我立刻开始捧着书读啊读。李泽厚比我大16岁，他提出了一个非常有意义的问题：为什么有人会在自己最后的岁月里［"时日如驶，马齿徒增；岁云暮矣，能无慨然？"（李泽厚，2004，p.1）］愿意做这样一些工作：（1）将一本2500年前的古书翻译成现代汉语；（2）将跨度千年的评论精选出来放到书中；（3）评论这本书的当代意义。一代又一代人一次又一次地进行着这项工作，保存着这项传承。那么在最后的岁月再做一次，是不是很傻？

那么我和那个可能无家可归的人又为什么坐在这里阅读？

也许是因为关于人，关于仁、德、礼，还有一些重要的问题需要探讨？也许是因为儒家思想还可以维持最古老的世界的秩序？也许是因为儒家从来既非宗教，也非哲学？也许是因为儒家既肯定了个人，也肯定了社会？也许是因为儒家与现代的情绪理论一致？也许是因为人类不仅是寒冷而膨胀的宇宙中一种只会追求感官快乐的东西？也许是因为我们要寻找"道"？

我想，我会和李泽厚再多待一会儿，即使对某人来说，看中文要花上半辈子时间。毕竟，我也在询问：时日如驶，马齿徒增；岁云暮矣，能无慨然？

第四章

理论：TA 的新基础
——心理人与科学发展

TA 的基础

艾瑞克·伯恩奠定了 TA 的基础。他基于个人的知识和经验，利用自己创造性的天赋创造了 TA。我们可以从他的职业生涯中概括地推断出他的知识体系。

1935 年，伯恩以艾瑞克·伦纳德·伯恩斯坦（Eric Lennard Bernstein）的名字从加拿大蒙特利尔的麦吉尔大学毕业，获得了外科硕士学位，像他父亲一样成了一位医生。后来，他移居美国，并在耶鲁大学医学院进行精神病学实习。之后，他成了美国公民，并改名为艾瑞克·伯恩（Eric Berne）。1941 年，他开始在纽约跟随保罗·费登接受精神分析训练。在第二次世界大战期间，艾瑞克·伯恩在多家军队医院担任精神科医生，并获得少校军衔。1947 年，他完成了第一本书的手稿，并出版了《精神病学和精神分析入门指南》（*A Layman's Guide to Psychiatry and Psychoanalysis*）。战后，他搬到加利福尼亚州，继续接受埃里克·埃里克森（Erik Eriksson）的精神分析训练。1956 年，他申请加入埃里克森所在的精神分析协会，但遭到了拒绝。1958 年，他提出了 TA 中所有的主要概念，并发表了文章。这就是 TA 的起源。

伯恩从医学专业的角度为 TA 打下了基础，包括精神病学和精神分析、在医院和军队的工作，以及在其私人诊所担任精神科医生的工作。他说过，他的兴趣是治愈患者。他希望 TA 是一种有效的心理疗法，能够真正治愈患者，而不是像精神分析那样，仅仅帮助患者取得进步。

伯恩既不是心理学家，也不是研究者。他为 TA 打下的基础包括精神分析流派的精神病理学发展理论。但是，关于人类正常心理发展的理论并不多，既没有关于种系的系统发生学，也没有关于单个个体的个体发生学。我认为，伯恩对 TA 最大的遗漏在于缺少关于人类正常情绪的理论。关于扭曲情绪的理论在临床上非常有用，但它缺少了关于正常情绪的理论基础。

在我看来，TA 像一座美丽且非常实用的房子——一座极好的"治疗屋"。它很有效，但它的根基从一开始就不完整，随着岁月的流逝，它正在失去稳定性。TA 需要在基础理论方面有新的建树——依据当代人类心理学知识而建立的崭新且坚实的根基——才能在未来继续为人们提供优质的服务。在本章，我呈现了一些理论，我发现它们对 TA 的根基至关重要。达尔文的进化论有很稳定的科学基础，我就从这里开始。

从北京直立人到心理人

一天，我坐公交车去北京周口店见"老朋友"。车程只有 2 小时左右，却让我回到了 50 万年前。我的老朋友们仍旧耐心地等待着我。他们真的已经很老了，我希望他们能一如既往地友好。我没有和他们预约时间，因为我既没有他们的电话号码，也没有他们的电子邮箱。等我到周口店以后，只能自己去找他们。不过，找到他们很容易，就在山上的一条小路边。他们刚捕到晚餐，似乎并不急着回家（见图 4.1）。我们（至少是我）进行了一次非常愉快的接触，他们的耐心和满足给我留下了深刻的印象。他们似乎有的是时间来陪我。他们没有说太多话，事实上是什么都没说。我不得不承认，尽管我是一名心理学家，但我很难读懂他们的面部表情和身体语言，甚至连眼神交流都有困难。我怀疑，50 万年的进化有点儿在捉弄我们。他们也许根本没有上过 TA101 课程。他们也没有邀请我留下来吃晚饭。当我沿着小路继续前进时，他们也没有阻止我，于是我去瞧了瞧他们舒适的洞穴。我注意到，厨房里由于烧火而产生的黑灰还留在那里。这时，我感到了一丝欣慰和亲切。进化并没有改变一切——他们似乎和我一样，懒得收拾自己搞脏的地方！

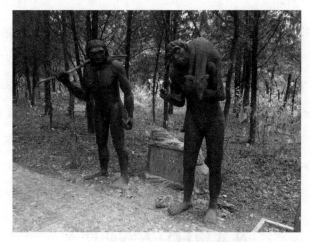

图 4.1　周口店的老朋友

　　我相信，在中国发现的与人类相似的直立祖先——北京直立人（*Homo erectus pekinesis*）——要进化为智人（有认知能力的人类），还有很长的路要走。智人被认为起源于 17 万年前的非洲。人们认为，有觉知的（知道自己知道）人类——智人——是在 7 万年前至 3 万年前，从非洲迁徙到全世界的。心理人（*Homo psychicus*）是终于开始意识到自己在全球范围内生活、生存和繁荣，并了解自己的心理动机的人类。他们约在 1 万年前登上了历史的舞台，人类历史也是在那时才有了记载。

　　"心理人"是我的老师瑞典隆德大学心理学教授阿尔夫·尼尔森（Alf Nilsson）提出的术语。他不是沟通分析师，但对我的研究（将 TA 作为对严重毒瘾患者的心理治疗方法）很感兴趣。他也欣然同意了做我的博士项目的导师。退休后，他不再承担教学以及指导像我这样的学生的职责，然后完成了关于当代人类——心理人——正常与异常心理装备的毕生研究。自从退休，他用瑞典语写了 6 本与心理人有关的书籍（Nilsson, 2005; Nilsson, 2009; Nilsson, 2011; Nilsson, 2013; Nilsson, 2014; Nilsson, 2016），并在近期将这些总结在用英语写的第七本书（Nilsson, 2018）里。当他邀请我为这本书写封底推荐时，我写道："现代人（晚期智人）正在产生新的认识：人类的个体发生和系统发生均取决于**心理因素**。来自不同文化的人有相同的心理。理解模拟化的情绪（analogue emotions）和数字化的认知（digital cognition）对当下的生存来说变得十分必要。[1] 尼尔森关于心理人的开创性工作可能预示着什么是心智健康的未来。这是一本亟须阅读的著作！"作为尼尔森多年的学生，我有幸坐在前排，关注着心理人的心理系统被逐步揭示。在 20 世纪 90 年代，尼尔森向我介绍了西尔万·汤姆金斯在情绪和情感方面的研究。直到现在，这仍然是第一个、也是最完整的人类情绪理论。我记得尼尔森在课堂上和我们分享过，他在阅读汤姆金斯的四本著作（Tomkins，1962；Tomkins，1963；Tomkins，1991；Tomkins，1992）时，突然感受到的颤抖和兴奋。我在阅读这四本书时也有类似的体会。汤姆金斯的情绪理论精妙地填补了我之前在心理学学习中留下的空白——正常情绪。我对病态的和有问题的情绪（扭曲情绪）进行过许多学习，但在我读汤姆金斯的著作前，没有人教过我有关正常情绪的本质的任何理论。我突然意识到，如果你不知道恰当的情绪是什么，就声称自己知道有问题的情绪是什么，是很荒谬的！

TA 中关于正常情绪的文献回顾

在更深入地讨论当代关于正常情绪的理论之前，让我们先回顾一下 TA 在情绪方面的工作。伯恩早期的追随者之一克劳德·斯坦纳（Claude Steiner）曾写道（1996，p.33）："艾瑞克·伯恩虽然在许多层面上推进了心理学和精神病学知识的发展，但也许可以说他并没有将其过人的聪明才智用在对人类情感的研究上……艾瑞克对情绪的了解并不多，这种情况也与他那个时代的

---

1 模拟和数字是信息领域的术语，二者的工作原理、输出方式以及通信特点都不同。模拟信号是连续的，依据模拟的信息（如声音信息、图像信息等）的变化而变化；数字信号是将信号经过抽样、量化和编码之后形成离散信号，通常用 0 和 1 表示。——译者注

医学专业标准一致。"在伯恩的四本著作中（Berne，1966b；Berne，1970；Berne，1972；Berne，1977），"情绪（feeling）""情感（emotion）"或其他相关词语根本没有在主题索引中出现。在伯恩的另外四本著作的主题索引中，有一次提到了"情感剥夺（emotional deprivation）"（Berne，1961），有一次提到了"情感饥饿（emotional starvation）"（Berne，1964），有一次提到了"情绪——真实的、内疚（feelings-authentic，guilt）"（Berne，1966a）。在之前的 TA 著作中（Berne，1947；Berne，1957），有两个条目提到了"情感（emotions）"，有一个条目提到了"情绪（feelings）"。可能更让人惊讶的是，TA 的知名概念"扭曲情绪"，即欺骗的、有问题的情绪，也只见于伯恩的两本著作的主题索引［Berne，1966a，1972；用词是"扭曲（racket）"］。显然，伯恩对发展情绪理论没有什么兴趣。

1975 年秋天在加利福尼亚的圣母山，我跟随鲍勃·古尔丁及玛丽·古尔丁学习的沟通分析则是聚焦于情绪的。古尔丁夫妇参考了弗里茨·皮尔斯及其格式塔疗法，并给予了它和伯恩的沟通分析同等的重视。他们将自己的工作方法称作 TA/ 格式塔。鲍勃·古尔丁将他们二人都视作自己的老师。我从来没有见过艾瑞克·伯恩本人，也没有与他做心理治疗的经历，但正如我在第八章中进一步描述的，我参加过古尔丁夫妇的马拉松治疗。我既是来访者，也是学生。马拉松治疗需要极高的情绪投入，治疗过程在鲍勃·古尔丁和玛丽·麦克卢尔·古尔丁的两本著作（Goulding & Goulding，1978；Goulding & Goulding，1979）中都有很好的阐述。其中一本有整整一章专门讨论情绪（Goulding & Goulding，1979，pp.110–173）。这一章主要是案例研究，描述了他们如何与情绪卡住的来访者工作，例如，卡在愤怒、责备、悲伤、恐惧、羞耻、内疚和悔恨中的来访者。这些干预背后的基本理论可以简要地表述为："大多数来访者仍在压抑童年时家庭无法接受的情绪。他们用被奖励或被允许的情绪作为自然情绪的替代物"（Goulding & Goulding，1979，p.113）。这一表述与伯恩对扭曲情绪的描述相似（Berne，1972，p.137）："在这个阶段

（童年晚期），杰德也做出了明确的决定，他会努力感受哪种情绪。之前，他依次尝试过生气、受伤、内疚、害怕、无能、正义和成功，他发现家人对一些情绪很冷漠或彻底反对，但可以接受某一种情绪，并做出回应。正是这种情绪成了他的扭曲情绪。"古尔丁和伯恩的观点中都隐含着一个假设，即同一种情绪既可能是自然产生的，也可能是习得的；既可能是适应良好的，也可能是适应不良的。

范妮塔·英格利希在她的两篇文章（English，1971；English，1972）中阐述了"扭曲情绪"和"真实情绪"的差异。她的基本思想是："尽管扭曲情绪看似虚假，但在每一个扭曲情绪的背后，都有一种真实的情绪或感知。个体不允许自己在当下觉察真实的情绪或感知，因为它们在过去是被禁止的。扭曲情绪代替了……其他情绪，这些真正的情绪或感知，如果未在成长过程中受到压抑，就会在当下展现出来。（English，1971，pp.225–226）"

此后，尽管人们对"真实情绪"和"扭曲情绪"之间的关系，以及如何消除"扭曲情绪"并促进"真实情绪"，给予了相当多的关注（例如，Erskine & Zalcman，1979；Holloway，1977；Klein，1981；Thunnissen，2001；Ernst，1973；Boyd，1973；English，1976；Frazier，1995），但在 TA 中，关于情绪的本质是什么这一基本问题（例如，什么是情绪？情绪有多少种？新生儿能感受到什么？我们为什么会有情绪？如何定义"情绪"？），几乎没有进行任何工作。

如果没有回答这些问题，我们怎么知道情绪产生了问题？如果我们不知道正确的、正常的情绪是什么，又怎么对有问题的情绪进行诊断和治疗？我的来访者通常是因为莫名其妙地情绪不好来找我做治疗的，他们希望感觉好起来。在我用 TA 治疗重度吸毒者的研究中（Ohlsson，2001；Ohlsson，2002），一个结论是吸毒是一种情绪问题，吸毒者试图通过化学物质使自己感觉好起来。找到方法通过社交互动感觉良好，而不是使用毒品，是康复的关键。

在与古尔丁夫妇学习期间，我了解到 TA 承认四种基本的正常情绪：快乐、恐惧、愤怒和悲伤。乔治·汤姆森（George Thomson）是我当时的老师之一，他详细阐述了这个观点（Thomson，1983），并重点探讨了功能良好的情绪以及功能不良的情绪状态之间的差异。莫索（Moiso，1984，p.69）用快乐、恐惧、愤怒和悲伤探讨了"情绪循环（feeling loop）"。"情绪循环"提供了一个概念架构，考虑了自主情绪与脚本情绪的具体特征。他给情绪下了一个定义："一种内部反应，显示了（内部或外部的）特定刺激对感知它的个体所具有的心理意义。（Moiso，1984，p.69）"威尔科特斯（Willcox，1982）命名了六种"原始情绪"（悲伤、生气、害怕、快乐、强大和平静）以及大量的"继发情绪"。怀特（White，1996）讨论了两种情绪，即"性格情绪（character feelings）"和"反应情绪（reactive feelings）"，并证明了这两种情绪均与扭曲情绪不同。纳布拉迪（Nábrády）对当前的情绪理论进行了仔细的回顾，并比较了"沟通分析对情绪的理解和其他与情绪有关的学术观点之间的联系"（Nábrády，2005，p.68）。她的结论是："沟通分析的情绪理论统整了社会学习（建构主义）理论和功能适应理论，但是在我看来，它需要就扭曲情绪和真实情绪的区分进行一些改进。（Nábrády，2005，p.76）"她还指出，上文提到的怀特（White，1996）和斯坦纳（Steiner，1996）已经开始了这项工作。斯坦纳的工作与"情绪素养（emotional literacy）"有关，他建议将沟通分析实际应用于情绪觉察训练。情绪觉察水平可以用量表测量，覆盖从"麻木"到"交互（interactivity）"的范围。

在这里，我跟随了纳布拉迪的提议，概述了一个系统的情绪理论。该理论认为，人出生时就拥有一定数量的正常的、健康的和普遍的情绪。我会讨论这套基本情绪如何通过学习在一生中不断扩展，它们既可能提升生活质量，也可能降低生活质量。我的志向是为 TA 的"扭曲情绪和真实情绪"理论提供正常情绪发展的基础，同时也可以扩展其理论范围和临床实用性。

情绪和驱动力[1]需要是一个人生存所必需的正常的心理装备的一部分。其他部分包括感觉／运动能力、知觉、认知和语言。尼尔森的"心理人"概念（Nilsson，2005；Nilsson，2009；Nilsson，2011；Nilsson，2013；Nilsson，2014；Nilsson，2016；Nilsson，2018）包括了所有这些方面。我跟随尼尔森，用西尔万·汤姆金斯（Tomkins，1962；Tomkins，1963；Tomkins，1991；Tomkins，1992）的研究成果描述动机系统，使用其他理论描述其他系统。我以动机系统为重点，加入了中国和欧洲的哲学、精神分析学、现代神经心理学与沟通分析理论的一些观点，以及一些个人观察，提出了关于正常情绪和病态情绪的扩展理论。

心 理 人

尼尔森尝试对当代心理学进行整合，提出一个心理学的"宏大理论"。他的视角不仅包括理解"使日常心理和反思得以运作的心理系统以及心理过程如何起源及发挥功能；也包括理解这些系统如何建构，以使我们能像现在这样行动、感知、感受和思考"（Nilsson，2005，p.15）。他把当代能够对心理进行观察和反思的人类称作"心理人"。心理人是智人（*homo sapiens*）和晚期智人（*homo sapiens sapiens*）直接进化的继任者。"心理人具有内在的、主观的生活，这种生活是动态的，不断流动，（并且具有）随时间变化的可能性。（Nilsson，2005，p.17）"在大约 5 万年前，心理人从晚期智人中产生。心理人由六个心理系统构成，从上至下依据进化的新老顺序分别为：

---

1 本章提到的"驱动力（drives）"并非 TA 中的"驱力（drivers）"，而是普通心理学的术语，指的是个体由生理需要引发的紧张状态，它能激发或驱动个体行动，从而满足需要，消除紧张，恢复机体的平衡状态。——译者注

- 语言（language）
- 认知（cognition）
- 情绪（affects）
- 感知（perception）
- 动作、反射—感觉运动（action，reflex-sensorimotoric）
- 驱动力 / 需要（drives/needs）

尼尔森的理论坚实地建立在达尔文和进化论的基础上（Nilsson，2006）。每个系统及其相互作用既涉及人类的种系发展（人类作为一个物种的发展），也涉及个体发展（人类单个个体的发展）。

阿尔夫·尼尔森绘制的心理人的心理图

尼尔森提出的心理人所具有的六大心理系统如图 4.2 所示。这张图可被看作人类心理进化的图示。在几百万年前（与我们星球的历史相比，并不是在很久以前），人类第一次用双腿直立行走时，（对呼吸、性等的）驱动力和（对睡眠、探索等的）需要一直是人类生存的强大推动力。利用感官能力采取生存所必需的行动也是如此。知觉和情绪在进化过程中变得越来越精细，使人类能够越来越多地感知环境，并对环境做出越来越适当的反应。在上位的认知是人类近期进化的产物，它使我们当中一些人有能力真正理解宇宙中的黑洞到底是怎么回事。而语言，先是口头的，再是书面的，是我们全新具备的心理能力（就进化来说）。正是这种能力使我能够写下这本书，也使你，亲爱的读者，能够读懂它。语言能力使人们能够跨越时间和空间而进行交流。

心理人的六个系统

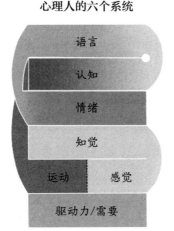

图 4.2 尼尔森提出心理人具有的六个系统

需要注意的是，图 4.2 中各个系统以不同的方式相互关联。"驱动力/需要"构成了其他系统的稳定基础。"知觉"与"感觉/运动"紧密相连，并与"认知"直接相关。"情绪"通向"语言"，也许是因为人类说出的第一个词永远是"妈妈"（在汉语、瑞典语及其他许多语言中都是一样的）。图 4.2 也可以从两个发展层面来看：系统发生学和个体发生学，即人类作为一个物种，心理能力如何从我在周口店的朋友之前演化到现在，以及一个婴儿的心理能力如何发展到成年及以后。

现在，让我们来更详细地了解一下尼尔森描述的六个系统的发展。由于我主要的兴趣在于了解正常情绪在人类心理中的作用及其发展，所以我将从激发我们好好生存和生活的两个系统——"驱动力/需要"和"情绪"——开始（见图 4.3）。尼尔森在描述动机系统时，大量借鉴了汤姆金斯的成果，我也是如此。自从尼尔森把我推上汤姆金斯的轨道，我便开始仔细研读他的著作。在下面的论述中，汤姆金斯是我的主要向导。这段旅程可能不易消化，但亲爱的读者，我向你保证，你为理解神经放电密度的变化而付出的所有努力，都将在理解自己的情绪和他人的情绪上得到丰厚的回报。在我理解了后面的图 4.4 的意思后，它毫无疑问地彻底改变了我对情绪的理解。

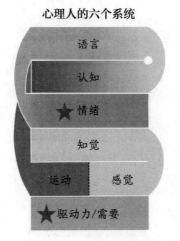

图 4.3　心理人的六个系统，图中星形强调了情绪和驱动力系统

心理人的动机系统：情绪

　　九种基本情绪构成了汤姆金斯的情绪理论的核心。[1] 所有婴儿自出生或出生后不久，便具有了这九种情绪，它们为个体终生的情绪发展奠定了基础。汤姆金斯对"情绪"的定义之一是：

　　　　情绪是肌肉和腺体的一组反应。反应位于面部，也广泛分布于全身。它们提供内在"可接受"或"不可接受"的感觉反馈。这组反应系统在皮质下中枢被触发，每种情绪的特定"程序"都储存在这里。这些程序是与生俱来的、遗传的……人们不用学习害怕、哭泣或惊讶，就像一个人不用学习感觉痛苦或需要空气一样。（Tomkins，1962，pp.243–244）

　　情绪是通过基因遗传的反应，主要聚焦于面部。面部是人类发送和接收情绪的器官。情绪位于体表，而非体内。如果你想了解某人的情绪，首先看的是他的眼睛和脸。情绪"可接受"还是"不可接受"要通过内在体验到的好或坏反映。汤姆金斯的学生保罗·埃克曼（Paul Ekman）通过大量研究发现，情绪的面部表达具有跨文化的普遍性（Ekman，2003）。天生的情绪一致地出现在来自世界各地的人们的脸上。

如果我恰巧把指尖放到了火炉上，我的神经系统中的神经放电会突然增加，从指尖到大脑，再从大脑回来，促使我的指尖迅速离开火炉。在情境需要紧急行动时，神经刺激密度就会突然增加，神经冲动会以更快的速度和更多的数量传播。由此产生的情绪——惊讶——会打断我当时正做的其他事，把收回手指作为优先选择。汤姆金斯发现，神经放电密度随时间变化的三种类型对应于保证个体生存的三类动机（Tomkins，1962，p.251）："我们可以用单一原则的三种变体来解释情绪激活之间的差异——神经放电密度或神经刺激密度。我们所说的密度是指强度与单位时间内神经放电次数的乘积。我们的理论提出了三类情绪催化剂，每一类都将进一步放大激活该情绪的源头。这三类情绪催化剂分别是刺激增加、刺激水平不变和刺激减少。这样，它们确保了三类不同的动机——因刺激增加而产生的情绪、因刺激密度保持稳定而产生的情绪以及因刺激减少而产生的情绪。"

汤姆金斯用一张图表达了他的观点（1962，p.251）。我在这里引用了他的图（见图 4.4），并稍微进行了删减（省略了"笑声"这一单独向量）。在图

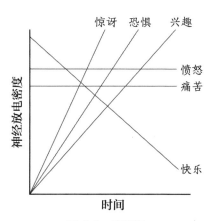

图 4.4　情绪图

改编自汤姆金斯的情绪图（Tomkins，1962，p.251）

4.4 中，可以识别出三种由于刺激增加而产生的情绪（惊讶、恐惧和兴趣），两种由于刺激稳定而产生的情绪（愤怒和痛苦），以及一种由于刺激减少而产生的情绪（快乐）。其中两种是积极情绪（兴趣和快乐），三种是消极情绪（恐惧、愤怒和痛苦），一种是中性情绪（惊讶）。

- 当神经放电密度瞬间极度陡增，无论是什么原因导致这种增加，人都会体验到惊讶（startle）的情绪。
- 当神经放电密度急剧增加时，人体验到的是恐惧（fear）的情绪。
- 当神经放电密度适度增加时，人会感到这种刺激是积极的，并体验到兴趣（interest）的情绪。
- 如果神经放电密度稳定地保持在一个非常高的水平上，持续的激惹将使人体验到愤怒（anger）的情绪。
- 如果神经放电密度保持在一个较高的水平上，人会体验到悲伤和不安，这种情绪是痛苦（distress）。
- 如果神经放电密度从很高水平上降下来（高水平的神经放电密度是由积极情绪还是消极情绪获得都并没有影响），放松的感觉将被体验为快乐（joy）的情绪。

值得注意的是，图 4.4 为所列的六种情绪下了生物学定义。例如，快乐是神经放电减少，无论在何时何地，无论出于何种原因，神经放电减少时，体验到的都是快乐。这六种情绪可以被看作原始情绪。

还有三种先天情绪，它们不是以神经放电密度来定义的。这些情绪并非独立出现的，而是某种驱动力或情绪被激活后产生的结果。因此汤姆金斯称它们为辅助情绪（auxiliary affects）。

- 厌恶（disgust）是与食物或水的驱动力相关的辅助情绪。当人吃了令他不舒服的东西后，就会产生厌恶的情绪反应，从而再把它吐出来。

- 厌闻（dissmell）是与空气驱动力相关的辅助情绪。当人吸入"坏气体"时，厌闻的情绪反应就会使人后退，皱起鼻子，并试图阻止危险进入体内。"dissmell"是汤姆金斯编的一个词，用以强调这种情绪中"闻起来很糟糕"的一面。

- 羞耻（shame）是快乐和兴趣这两种积极情绪的辅助情绪。只有快乐或兴趣先被激活，才可能体验到羞耻。羞耻以积极情绪受阻来定义。它是你被阻止继续感觉良好时，体验到的"丢面子"的情绪。羞耻不是内疚，内疚是一种更高级的情绪，以辨别是非的认知能力为基础。

所有辅助情绪都是不愉快的情绪，因此整套情绪包括六种消极情绪、两种积极情绪和一种中性情绪。

对七种与驱动力无关的情绪，汤姆金斯给出了双重名称，用以表明情绪体验的不同强度。总结一下，这九种情绪分别是：

- 惊奇—惊讶（surprise-startle）
- 害怕—恐惧（fear-terror）
- 兴趣—兴奋（interest-excitement）
- 生气—愤怒（anger-rage）
- 难过—痛苦（distress-anguish）
- 享受—快乐（enjoyment-joy）
- 厌恶（disgust）
- 厌闻（dissmell）
- 羞耻—耻辱（shame-humiliation）

这九种基本情绪从出生时就存在。随着我们长大，它们会发展为更多的情绪（feeling）、情感（emotion）和心境（mood）。汤姆金斯只把这九种称为"基本情绪（affect）"，复杂的情绪有很多其他名称，例如，"多愁善感""忧虑"，或者适合表达为"我感到……"的任何词语。

心理人的动机系统：驱动力和需要

心理学可被看作研究人类动机的科学。与人类创造的建筑、国家和文化相比，人类个体的生命短暂得多。与自然界创造的山脉、行星和星系相比，人类的生命短暂得多。是什么让人类想要活着？是什么让人类想要影响自己的生命历程？一个传统的答案是"驱动力"，即推动个体生命前进的内在能量。西格蒙德·弗洛伊德的驱力理论（Freud，1973；Freud，1984/1915；Freud，1984/1923）认为，力比多和破坏本能（destrudo），性和攻击，以无意识、无组织的方式闯入自我的意识，在摆脱本我和超我的过程中被防御机制扭曲和部分驯服。因此，心理治疗在很大程度上是扩大自我控制的过程，用弗洛伊德的比喻就是让骑士（自我）成为马（本我）的主人。但是，马很大，有自己的生命，所以斗争的结果总是不确定的。汤姆金斯（Tomkins，1962；Tomkins，1963；Tomkins，1991；Tomkins，1992）驳斥了弗洛伊德的动机理论，认为它"盲目且与理性和现实不匹配"（in Demos，1995，p.51）。攻击不是驱动力，而是情绪的结果。性确实是物种生存必需的驱动力，但它不是个体生存必需的驱动力。驱动力是人生存的必要条件：空气、水和食物。它们是燃料，没有它们，人会在几分钟、几天或几周内死亡。没有人会因为缺少性而死亡，但如果精子和卵子不再相结合，人类将很快灭亡。所以驱动力一共有四种（三种用于个体生存，一种用于物种生存），分别是对空气、水、食物和性的需要。

在汤姆金斯看来，尽管驱动力具有很强的推动力，但它们并不能成为人的终极动机，情绪才是终极动机。没有比情绪更深层的动机。如果有人试图切断你的空气供应并掐死你，让你反抗的并不是缺少空气，而是你的中枢神经系统中神经放电密度的急剧上升，这便是恐惧的情绪。持续高密度的神经放电是愤怒，它会让你为自己的生命而战。恐惧和愤怒等消极情绪会放大情境的危险性，让坏事变得更糟，从而使你调动所有资源来应对入侵者。我们经常读到这样的新闻，人们在船上、房屋或面包车里睡觉时由于暖炉的煤气泄漏而死亡。睡眠关闭了本应引发消极情绪并发出危险信号的感官意识。当你的情绪，特别是消极情绪不能正常工作时，你可能无法生存。情绪，而非驱动力，是人类的根本动机。

所以，心理学，包括 TA，都关乎人类的动机。情绪即动机。为了识别和治疗引发心理问题的不正常情绪，必须要有关于正常情绪及情绪的正常发展的良好理论作为支撑。我建议，把"正常情绪"纳入 TA101 及后续课程的教学大纲。沟通分析至今还缺乏一个全面的关于正常情绪的理论，这一点并不令人满意。汤姆金斯的情绪理论提供了坚实的起点和基础。

很有趣的是，类似的基本情绪很久以前就有记载。《黄帝内经》是一本至少有 2000 年历史的古老中医典籍。书中指出，调节七种基本情绪对健康至关重要。这七种情绪是喜、怒、忧、思、悲、恐、惊。《四书》也有 2000 多年的历史，其中提到，以适当的程度表达四种情绪——喜、怒、哀、乐——是智慧的根源。《三字经》中也提到了七种基本情绪："曰喜怒，曰哀惧。爱恶欲，七情具。"这些古老的基本情绪集可以很好地映照到尼尔森绘制的心理人的系统图中。

心理人的知觉系统

现在，让我们看看发挥"窗口"作用的知觉系统，我们正是透过它来理解周围的世界的。通过视觉、听觉、触觉、嗅觉和味觉接收的信息对我们有什么意义？正如尼尔森的心理图所示（见图 4.5），"知觉"与"感觉－运动"

活动密切相关。"感觉－运动"就像小婴儿伸手去抓周围的东西，用尽可能多的感官去探索它。知觉是我们认识周围世界的基础，也是新生儿与母亲和周围世界发生关系的基础。我们可以从图中看到，"知觉"利用"感觉－运动"进行探索，继而从认知层面理解并组织接收的所有印象。认知发展，即智力，是一种更高层次的心理发展，它从知觉中获取输入信息。

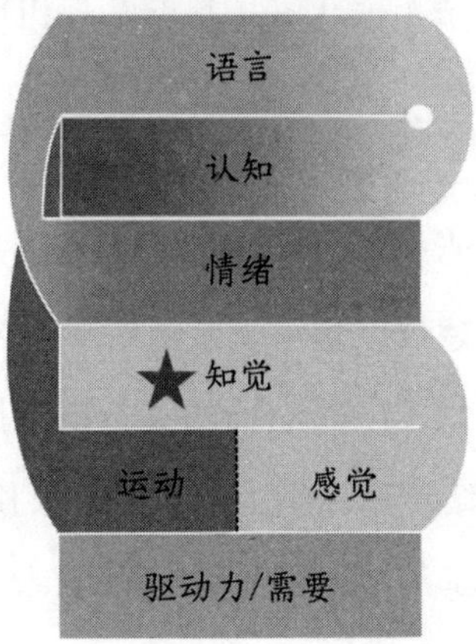

心理人的六个系统

语言

认知

情绪

★ 知觉

运动　感觉

驱动力/需要

图 4.5 心理人的六个系统，图中星形强调了知觉系统

知觉关乎我们如何识别并记忆身体外部和身体内部正在发生的各种事件。知觉在我们出生时并不是"现成"的。如同心理人的其他系统，知觉也是在童年期发展起来的。随着我们渐渐长大，所有感觉通道都会发展出识别周围事物的能力。基于早期经验，我们学会了预测可能即将发生的事。我们先识别，然后重现；先听到说话，然后学会说话；先学会识字，然后学会写字。例如，我们先学会认识"我"字，然后才能从记忆中重现它。作为一名成年的中文学习者，我可以肯定，认字在先，重现在后。无论在何时，我看到"我"字就可以认出来，但如果让我不看这个字而全凭记忆把它写出来，我基本做不到。我无法在记忆中清晰地再现它，因为我从来没有像中国孩子那样受过学校的书写训练。

我们首先知觉一种感觉，然后产生理解并采取行动。这与勒杜（LeDoux，1998）的研究一致，他发现任何情绪刺激都会在大脑中同时走两条线路，低路在"旧脑"中从负责感觉的丘脑直达杏仁核，高路先经过"新脑"的感觉皮层，再抵达杏仁核。杏仁核负责情绪反应。勒杜用图示（见图4.6）阐明了他的发现：感觉先于知觉。

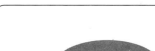

情绪脑

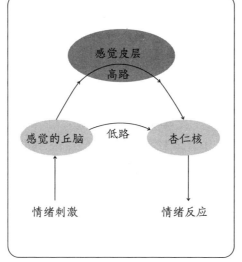

感觉先于知觉

图 4.6 通往杏仁核的高路和低路
来源：LeDoux，1998.

低路是无意识的，且几乎是即刻的；高路可能变得有意识，且需要更长时间。事实上，形成有意识的知觉需要一点时间，当我们体验某些东西时，总有一个短暂的识别过程，即知觉发生（percept genesis）。它可以用于研究不同个体如何知觉同一刺激。

我们如何形成有意识的知觉，研究方法之一是标准化的潜意识测试。我在第二章介绍过，隆德大学的研究者们开发了标准化的视速仪测试，即防御机制测试（Kragh，1969）和知觉起源客体关系测试（Percept-genetic Object Relation Test，简称 PORT；Nilsson，1999）。他们通过研究患者如何形成知觉，来进行精神病理学诊断。

在知觉起源客体关系测试中，有三幅主题图，代表了学龄前儿童的三个主要心理发展时期。第一年是母子依恋期；第二年是分离期，此时的孩子开始爬行并通过走路离开母亲；第三年至以后是俄狄浦斯期，此时的孩子开始理解自己的性别。每个时期都有一项重要的心理挑战，孩子需要成功地解决这项挑战，才能为未来的生活打下稳定的基础。在依恋阶段，孩子获得无条件的爱，在母亲体外延续出生前与母亲的亲密依恋是非常重要的。在分离阶段，孩子必须获得允许，才能出于自己的好奇而离开母亲去探索环境。在俄狄浦斯阶段，孩子需要与母亲以及父亲形成信任的关系，并在更大的家族中找到自己的位置。

由于这三张知觉起源客体关系测试图画仍在作为测试程序的一部分使用，因此无法在此呈现。但我们可以对其进行描述。请回顾第二章的描述，它们是黑白色的简笔画。

- **依恋主题**。年轻女人（母亲），穿着裙子，坐在一个房间的椅子上。一个婴儿坐在她膝盖上有点靠外的位置。女人用一只胳膊抱着婴儿，用手支撑着婴儿的背部。
- **分离主题**。背景右侧，一个女人（母亲）正在通过一扇门离开房间。女人穿着一件外套，手里提着一个行李箱。她半面对着一个 1 岁左右的孩子。孩子在画面前景的左侧，做出爬行的姿势，一只手伸向女人。孩子的旁边有一些积木。
- **俄狄浦斯主题**。背景左侧，房间里有一个男人（父亲）。他微微前倾，双臂半伸向前景右侧的一个三四岁的孩子（没有明显的性别）。孩子背对着男人，在孩子前面一点的地方，地板上有一个球。

　　阿尔夫·尼尔森（Nilsson，2016）发表了对患者实施知觉起源客体关系测试的一些真实资料。这里将展示一位名为案例 K 的中年男子从 1/100 秒至 2 秒之间的 20 次完整暴露测试结果（见图 4.7）。测试使用的是分离主题图片。K 从青少年期开始就有物质滥用的问题，主要是酒精滥用。他经常需要通过医疗来戒酒，并且经常需要接受药物和心理治疗。他接受过专业教育，但一直没有工作。他出生时，母亲才十几岁。他不知道自己的父亲是谁。出生后，母亲带着他搬回了外祖父母家。他记得他的外祖父很严厉并有攻击性，而他的外祖母软弱且顺从。母亲很早就扔下 K，独自离开了。外祖父母只好自己把 K 带大。K 的童年记忆被遗弃及与母亲团聚的强烈渴望填满（但他与母亲相见的愿望一直没有实现）。

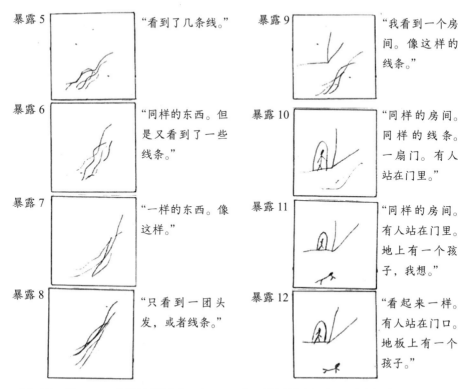

暴露 5　　"看到了几条线。"

暴露 6　　"同样的东西。但是又看到了一些线条。"

暴露 7　　"一样的东西。像这样。"

暴露 8　　"只看到一团头发，或者线条。"

暴露 9　　"我看到一个房间。像这样的线条。"

暴露 10　　"同样的房间。同样的线条。一扇门。有人站在门里。"

暴露 11　　"同样的房间。有人站在门里。地上有一个孩子，我想。"

暴露 12　　"看起来一样。有人站在门口。地板上有一个孩子。"

图 4.7　第 5—20 次暴露测试（K 在 1—4 次暴露测试中没有看到或报告任何东西）

暴露 13 "同样有人站在门里。地板上有一个孩子。还有一个大人在那里。"

暴露 17 "一直都是同一个画面。一个大人站在门口。一个孩子在这里，一个孩子在那里，他试图接近那个大人。"

暴露 14 "同一个房间。有人站在门口。大人也许正拉着孩子的手。"

暴露 18 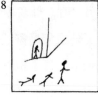 "我想还是同样的内容。一个孩子在地上，另一个孩子也在地上，他想去够那个大人。"

暴露 15 "同一个房间，有人站在门口。孩子正试图够到大人。"

暴露 19 "我想我看到的还是同一幅图。两个大人在那里。两个小孩在地上。"

暴露 16 "是同一个房间。那边好像多了一个孩子。这边这个孩子在试图接近大人。"

暴露 20 "我想我只看到一个孩子在地上，一个大人在旁边。"

图 4.7（续）

暴露测试旁边写的报告原文是瑞典语，这里翻译成中文。K 在 1—4 次暴露测试中，没有看到或报告任何东西。

尼尔森（Nilsson，2016）对这一系列暴露测试进行了如下评论。

- **第 5—9 次暴露测试。** 在极短的曝光中，K 只报告并绘制了画面中从孩子的位置到母亲的位置的线条，这显示出孩子和母亲间的移情区域。
- **第 10 次暴露测试。** 发生了一些特别的事情，尼尔森在数千次的其他测试中从未见过。K 画出并报告女人 / 母亲和门在**左边**。实际如前面的线条所示，母亲在**右上角**。尼尔森认为，第 10 次暴露中的位置安排是将母亲"推"到外围。在接下来的测试中可以看到，母亲的这种空间位移一直存在。

● **第 11—12 次暴露测试**。图中孩子的位置和方向被正确报告和画出。

● **第 13 次暴露测试**。第三个人，一个大人，被引入画中。尼尔森将这个人解释为代替了 K 的生母的外祖母或外祖父，母亲则被置于外围。这第三个人是 K "幻想"出来的结果，并在其余所有暴露测试中一直存在。由于他的个人创伤史，K "知觉"到了这个人。即使在第 20 次曝光中，图片呈现 2 秒——对没有困扰的人来说，这么长的时间足以让其正确地看到并报告出图片——K 仍旧知觉到其存在。请记得，测试图片一直没有改变——在所有暴露测试中完全一样！

● **第 14 次暴露测试**。"祖父母"牵着孩子的手，尼尔森认为这形成了"次级依赖"，显示出童年期的依赖问题。

● **第 15 次暴露测试**。孩子伸手去够代理父母的手。次级依赖的尝试没有成功。

● **第 16—19 次暴露测试**。现在画面中出现了两个孩子。尼尔森认为，这显示出 K 作为孩子时没能把外祖父和外祖母看作两个分离的、独立的照顾者。相反，K 不得不把"自我感（sense of 'me-ness'）"分裂为两个部分：一个部分在忍耐，另一个部分则是未知且无法忍耐的。他努力维持统一的"自我感"，但当压力太大时，未知和无法忍耐的部分将开始指挥忍耐的部分。在后来的生活中，K 发现酒精是唯一能够扑灭自己内心无法忍耐之火的东西。

● **第 20 次暴露测试**。母亲永久消失了，他能够在情感上识别她，但不能清晰地回忆起她。那扇可能接触到她的门是空的。K 内心唯一的东西是他对母亲畸形的渴望，以及这种渴望永远无法实现的体验。

　　作为一名与成瘾者进行过大量工作的 TA 治疗师，读到尼尔森对 K 的描述时，我想到了"脚本"。我从未见过 K，不知道他是谁，也从未与我的老师阿尔夫·尼尔森讨论过他。但通过阅读 K 的背景资料和尼尔森对测试资料的评论，我看到 K 活在一个悲剧性的脚本里。他的脚本中有不要亲密（信任）、不要重要和不要长大的禁止信息，没有很强的应该信息（在外祖母那里可能有一些微弱的要讨好）。他的早年决定是尝试变得聪明和优秀，却永远无法理解一个不想要他的世界（尼尔森所说的无法忍耐且恐怖的区域）。他的脚本是"永不"型，即永远无法从别人那里得到他需要的东西，尽管他看到身边其他快乐的人可以得到这些。如果用 TA 的语言阐述他的早年决定，就是"在妈妈爱我之前，无论你尝试给我什么，我都会保持痛苦，且永远不会满足"。当他后来发现酒精时，他找到了可以让他感觉良好（一段时间）的东西，而且最重要的是，有了酒精，**他可以让自己感觉良好**，并且完全依靠自己，而不需要母亲或其他任何人。他可以自己控制，得到并消费酒精。他可以感觉良好一阵子，而不必依靠人们通常获得快乐的方式——从良好人际关系中获得安抚。

　　正如我在第二章提到的，知觉起源分析是隆德大学心理学系早期的一个研究方向。它的假设是，你可以通过研究人们如何建立对世界的知觉，来理解人格和人格中的问题（精神病理学）。知觉起源客体关系测试研究的是人们在暴露于特定刺激后的 2 秒内是如何建立视知觉的。以 K 为例，我们可以看到他在生命初期非常重要的那几年里是如何发展人格并形成脚本的。这个过程反映在只有几秒的知觉过程中。这两者都涉及发展的过程，脚本的形成是一个发展的过程，知觉也是一个发展的过程。知觉起源客体关系测试及其类似技术的优点在于，它们使我们能够研究一些发生得极快的事情（知觉），从而对一些形成过程相对缓慢的事情（人格和脚本）得出结论。我相信，这从科学层面证实了我在本书中反复提出的观点：作为治疗师，要学会停留在此时此地，利用你和来访者之间快速发生的事情理解来访者的脚本。当你们互动时，这会在你和来访者之间反复发生，从而让你知晓你需要了解的关于来访者的一切。如果你感知到了，说明你自己的知觉过程没有太多障碍！

心理人的感觉 – 运动和认知系统

现在我要为你简单介绍尼尔森模型中两个相关的智力系统——感觉 – 运动系统和认知系统（见图 4.8）。认知发展是一个庞大的主题，需要独立研究，超出了本书的范围。由于我的关注点在动机系统，所以只对认知系统进行粗略的概述。

心理人的六个系统

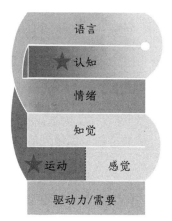

图 4.8　心理人的六个系统，图中星形强调了心理人的感觉 – 运动和认知系统

心理人的感觉 – 运动系统

就像孩子天生拥有一套情绪一样，孩子天生也拥有一套运动反射。这些反射使婴儿在某些部位受到碰触时会以特定方式移动身体。例如，若把手指放在婴儿的掌心，婴儿会立即收拢自己的手指来抓住你的手指，这就是抓握反射。

图 4.9 呈现了婴儿具有的一些典型反射。这些反射可以帮助婴儿与外界（主要是母亲）建立联系，它们是发展的开端。随着婴儿逐渐长大，他将学会利用身体各个部位来探索周围世界中的人和事，并与其建立联结。正如尼尔森在心理人的心理图中所示，"感觉－运动"活动与高级"认知"发展直接相关。人类的认知能力如何随着成长而发展已经得到了广泛研究。瑞士心理学家让·皮亚杰的研究至今仍被视作从出生到成年的正常认知发展阶段的标准。

   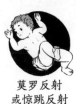

觅食反射　　　抓握反射　　　卷趾反射　　　莫罗反射　　加兰特（躯干
　　　　　　　　　　　　　　　　　　　　或惊跳反射　　内屈）反射

图 4.9 婴儿的先天反射

心理人的认知系统

认知是智能性的知识和智慧。生命一次又一次地创造出生命，他们学会独自应对周围发生的一切，从而掌控自己所处的世界并在其中生存，这真是非常了不起。所有生物皆是如此，不仅是人类。但至少在这个星球上，人类是最特殊的。人类是发展出了最高认知能力的物种。蚂蚁、游鱼、飞鸟或骏马都无法制造出登陆火星的机器，人类却做到了。在存活于地球上的短暂时间里，每个人都掌握了不可思议的知识，从治疗牙痛到赚钱的方法，无所不包。等大限将至，我们个人积累的所有知识和智慧就按下了关机键，一切消散。幸运的是，作为一个物种，同样的过程会在新生儿身上重新启动，周而复始。同样幸运的是，我们发展出了将知识代代相传的方法，我会在关于语言那部分谈得更多。

通过观察自己的孩子和其他不同年龄的孩子，皮亚杰研究了儿童在不同年龄阶段可以学会什么。没有一个正常的父母会期待自己 3 岁的孩子设计出飞上火星的宇宙飞船，但父母和孩子可以一起愉快地玩太空玩具。皮亚杰识别出了在不同发展阶段，儿童正常的认知发展的一些主要特征。

- **0—2 岁（感知运动阶段）。** 主要有关反射、最初的运动习惯和实用性智能。这是一个非常身体化的阶段。对世界充满感官好奇，通过触摸和品尝，将动作与感官知觉协调起来。运用语言来要求拿东西和为事物命名。客体永久性得到发展，一次又一次地体验到人和物（例如，最喜欢的小毯子）是不变的。

- **2—7 岁（前运算阶段）。** 主要有关符号化和想象式思维，建立了一个内部表征的"商店"，既包括他人，也包括自己的愿望和需要。形成直觉性智能，发展社会关系。能用包含正确语法和句法的语言表达完整的观念。思维的可逆性不发达。

- **7—11 岁（具体运算阶段）。** 如果物体在面前，能理解物体恒常性。儿童能够理解某物在变化过程中仍可以保持恒常（例如，把水从细高的容器中转移到扁宽的容器中时，水量保持不变）时，智力变得可以运算。为了理解这种可逆性，儿童必须与变化中的物体保持直接的知觉接触。

- **11 岁以后（形式运算阶段）。** 智力发展的最后阶段，儿童能够对没有直接感知的抽象概念进行正确推理，并能够认为一些概念不一定正确。这是假设推理和形式思维的开端。假设推理和形式思维是现代科学的基础。从此时开始，尽管你从来没有见过或去过火星，也可以坐在扶手椅上思考如何解决太空飞船在火星降落的问题。

可逆性是皮亚杰提出的"发生认识论"的一个关键概念。智力意味着能够对实体进行变化性运算，并同时维持其恒常。智力意味着能够看到现有事物的新（以及有改进的）变化。智力意味着可以协调并改变现有的平衡，而不破坏它——有些东西需要保持恒常。方程中总需要有一个"="。充满智慧的动态平衡是通过同化（assimilation）和顺应（accommodation）这两个互补的过程实现的。为了同化某种东西，即吸收某种东西（例如，新知识），你需要顺应它，为它腾出空间（把它储存在你的大脑中）。

心理人的语言系统

语言是心理人系统顶部的皇冠（见图4.10）。我们不知道人类何时学会了说话（而不仅仅是发出声音）。这事从没有人告诉过我们。也许是直立人站起来之后喉部更有可能制造和传递声音的时候？如果是这样，那么我们是从200万年前才开始说话的。也许是从"妈妈语"，即母亲安抚婴儿发出的声音，衍生而来的？或者，晚期智人在5万年前已经发展得相当成熟，于是发生了伟大的"器物革命"，需要发出不同的声音来区分不同的工具？我们甚至不知道人类是什么时候学会把语言写下来的。古人当年可没有给我们寄过信。我们知道的是，现存最古老的书面记录（古苏美尔语、古埃及语和古汉语）只有几件，有五六千年的历史。从进化的角度来说，我们仿佛昨天才学会了说话和写字。

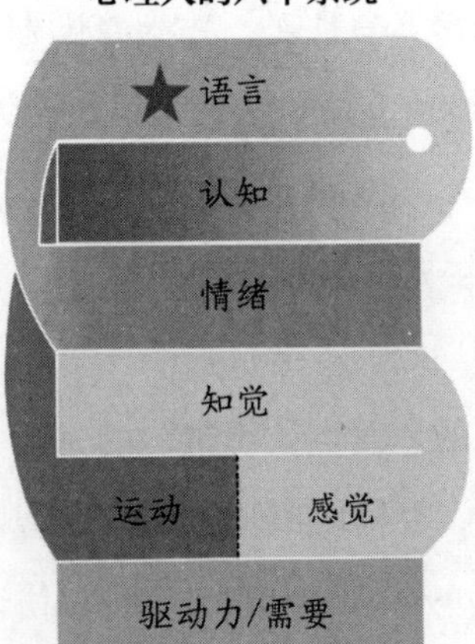

图 4.10　心理人的六个系统，图中星形强调了心理人的语言系统

　　亲爱的读者，当我写下这些话时，我意识到这是我把一生所学传递给你的机会。如果没有语言，这一切就不会发生。真的是字面含义，我将无话可写。与能够通过语言交流这一伟大的奇迹相比，应对不同语言（比如瑞典语、英语和汉语）造成的障碍真的只是技术上的小小不便。

　　当我用语言书写语言的本质时，我感到自己已经达到了人类能力的极限。关于什么是"语言"，有很多定义，比如维基百科在 2019 年 9 月 4 日给出的第一个定义是："语言是一个系统，涉及各种交流系统的发展、获取、维护和使用，是人类特有的能力。"或者，语言可以定义为一种心理能力，使人类能够通过制造声音或符号进行交流。关于语言的本质，我将留待语言学专家为我们带来更多启示。现在，我很高兴与大家分享我个人的一些观察。首先，心理治疗完全依赖于语言。治疗师需要在认知和情绪方面建立起完备的词汇。无论来访者陷入何种复杂的情绪和心理过程，治疗师都需要找到词语来描述它们。我不认为语言只表达或者主要表达认知方面的问题。语言是人类的另外五个心理系统的最终交流形式。成为一名优秀治疗师需要花很长时间（确实如此！），原因之一是你需要针对人类各种各样的痛苦，掌握丰富而贴切的语言。针对人类的自满，也是如此。当你和来访者交谈时，使用并分享这些词语能够帮助他们找到恰当的语言，更好地应对生活中的问题。

　　另一个关于语言的观察来自我不时需要暂别瑞典语，去其他国家生活或长或短的时间并学习他们的语言的经历。对相似的知觉、体验和事物，不同的语言有不同的表达方式。中国的"地铁"和瑞典的"tunnelbana（意思是隧道中的道路）"是一样的东西，但选择的名称显示了原命名者不同的知觉。单是这一点就很有趣。当你用你所在国家的语言进行交流时，就跨越了归属感的界限，以一种新的方式融入了这个群体。在瑞典国内也是一样。当我遇到一个和我说同种方言的人时，会立刻感到亲切，并让我像在家中一样轻松自在。

有关情绪（我们最重要的动力）的更多内容

完成了对尼尔森系统中的六个部分的概述，我们将更深入地探究情绪，它是我们最基本的动力。哲学、生物学和心理学的发展有助于我们理解正常情绪和扭曲情绪。心理学植根于哲学和生物学，在现代，这三个领域经常发生交叉。汤姆金斯的情绪理论诞生于一定的背景之上，它是由哲学家巴鲁克·斯宾诺莎（Baruch Spinoza）、索伦·柯克加德（Søren Kirkegaard）和让-保罗·萨特（Jean-Paul Sartre）等，以及生物神经科学家埃里克·坎德尔（Eric Kandel）、安东尼奥·达马西奥（Antonio Damasio）和贾克·潘克塞普（Jaak Panksepp）等共同塑造并激发的。

在 17 世纪，荷兰透镜制造者斯宾诺莎对人类情绪进行了详细的定义和描述。他认为，人类的情绪要么是被动的（由外部力量导致），要么是主动的（由我们自己的本性导致）："我将情绪定义为那些增加、减少、帮助或阻碍身体行动的躯体感受，以及相关的思想。如果我们认为自己是产生这些感受的原因，它们就是行动。如果它们并非由我们自己引发，它们就是激情。（Spinoza，2001，p.98）"

19 世纪的丹麦作家克尔凯郭尔不厌其烦地强调真理的主观性和激情性。"这里有一个关于真理的定义：客观上不确定的事物，在个体内心以最富有热情的方式坚持，就是真理，对现存的个体来说，这是真理能达到的最高水平。（Kierkegaard，1971，p.182）"克尔凯郭尔认为，追求纯粹的逻辑和客观是徒劳的，因为"客观"的思想家无论如何也不会按照那些"客观"的原则来过自己的生活。

法国 20 世纪的存在主义学者萨特主张选择和自由在人类生活中具有最根本的作用。人类"……从被判决到自由。被判决，因为她并非自我创造，但她仍可以自由，因为当她被丢进这个世界，就对自己所做的一切承担责任。

存在主义者不相信激情的力量……他认为人需要对自己的激情负责（Sartre，1971，p.21）"。人类永远无法通过依靠客观真理或既定体系而避免为自己的人生负责。之前，我详述了我与罗兰·约翰松的这种哲学理念，我们将其发展为一种心理治疗模型，称为"责任模型"（Johnsson & Ohlsson，1975）。对该模型的概述可以在《人际沟通分析——TA 治疗的理论与实务》（欧嘉瑞等，2006）的第一章中看到。

　　哲学观点并没有阻止现代神经科学家"客观"地研究人类情绪的生物学机制。对受损人脑的临床研究和对完整动物脑的直接实验产生了新的科学知识，这些知识被成功地运用于治疗，主要是发明了新的、有效的精神活性药物。2000 年，诺贝尔奖获得者坎德尔有了惊人的发现，即长期记忆通过在大脑中形成新的物理结构（新突触末梢），实现了与短期记忆的分离（Kandel，2006）。坎德尔指出，为了记住某件事情，我们"必须给予注意"（用汤姆金斯的话来说，是不是激活兴趣这种情绪呢？）；而将某事投入长期记忆，则需要产生新的脑结构（老年人也是如此）。

　　葡裔美籍精神病学家达马西奥利用现代神经学研究方法进一步推进了斯宾诺莎的思想。他发现，"产生情绪时，大脑中接收来自身体不同部位信号的区域会有明显的参与，从而映射出机体的持续状态。这些大脑区域……被置于中枢神经系统的几个水平上……（Damasio，2003，p.98）"。达马西奥强调，情绪具有保全生命和调节的功能："从现代生物学的角度看，该系统以生命存在为前提；它具有维护生命的天然倾向；生命的维持取决于生命功能的平衡，因此也取决于生命调节这一事实；生命调节的状态由情绪得以表现——喜悦、悲伤——并由食欲进行调节……（Damasio，2003，p.174）"。达马西奥认为，某些学习与"体感标记"有关，情绪的作用是"辅助……思考，方法是强调某些选项（无论是危险的，还是有利的），以及从后续考虑中迅速消除某些选项（Damasio，2006，p.174）"。

　　潘克塞普是美国心理生物学教授，和其他神经科学家一样，主要依靠达尔文理论来理解人类情绪的神经学运作。通过研究进化较不发达的生命形式（如大鼠），我们可以研究自己中枢神经系统更简单和更基础的形式，因为人们已经发现情绪植根于我们大脑中在进化上更古老、更内部的部分。潘克塞普从解剖学、化学和电学领域，对当今的研究进行了丰富的概述，关于情绪如何有组织地存在于大脑中，他为心理生物学观点提供了大量支持：位于中枢的情绪系统以强烈和微弱的方式与较高和较低的大脑功能进行广泛互动（Panksepp，1998，p.44）。潘克塞普确定并描述了四种主要的情绪操作系统，这些系统在行为学、生物学和解剖学上也被知晓或提及。它们是找寻系统（seeking system）、恐慌系统（panic system）、愤怒系统（rage system）和恐惧系统（fear system）。当涉及"更高级"的人类情绪，如内疚、羞耻、尴尬、嫉妒、仇恨和蔑视时，他对定位这些情绪持悲观态度。"……这些情绪倾向似乎不太可能从神经学层面上得到澄清……对这些更高级的情绪，我不认为能够找到特定的神经化学系统……（Panksepp，1998，p.301）"

关于情绪系统及其保全生命的作用，现代神经科学发现了新知识。上面提到的研究都没有直接跟进，甚至没有提到汤姆金斯的理论。在我看来，情绪具有中心地位这一观点似乎得到了新心理生物学知识的支持，汤姆金斯对情绪的定义并没有受到质疑，并且与目前的认识是相容的。

情绪的正常发展

发展和学习是正常的生命历程，包括情绪学习。让·皮亚杰（Piaget，1980）曾描述过一般学习过程是如何扩展的，开始是婴儿期具体的、以身体为中心的学习，长大后是抽象和普遍的学习。一开始，我们需要实际操作真实的物体（例如，奶嘴），以学习如何使用它们。很久以后，我们可以坐在家里的椅子上，想办法在人类从未去过的火星上操作一辆交通工具。在某种程度上，人类个体的智力也像"扩展的宇宙"，和我们所处的物理宇宙相似。我相信，我们与生俱来的情绪装备也是如此。汤姆金斯提出的九种情绪永远与我们同在，我们永远都能从自己的面部和身体表情中看到它们的影子。但随着长大，我们学会根据家庭和文化脚本来控制、隐藏和扭曲自己的表现。出于人生不同阶段的生存需要，我们也从情绪的角度扩展与世界相处的能力。我观察到，我们会通过两种方式扩展情绪能力：一是通过九种基本情绪日益复杂的组合，以及这些情绪组合又会组合成新情绪；二是通过区分更细微的情绪差异。例如，快乐与愤怒的组合可以称为胜利感，低水平的愤怒可以称为烦躁（irritation），而高水平的愤怒可以称为盛怒（rage）。以这种方式命名的情绪又可以进一步形成新的组合，或者进一步细化。

能够识别和命名自己及他人不断扩展的情绪对良好的情绪发展至关重要。在研究沟通分析心理疗法在重度吸毒者康复中的效果时（Ohlsson，2001，2002），我的发现之一是，治疗的一个关键因素就是让来访者获得描述情绪和心理过程的语言。孔子曾说（In Legge，1998），创造一个有序且和平的国家，首要条件是给万物正名。他是在治理战国时期的政治混乱时说这句话的，约在 2500 年前。我相信，在当今这个日益流动和扩张的世界里，为了实现人际和谐沟通这一复杂的心理任务，也应该有类似的说法。情绪素养（Steiner 1996）是指要有关于情绪和情绪过程的语言，它对我们沟通彼此的意图并和睦相处至关重要。能够和睦地生活在一起，可能就相当于拥有了美好的个人生活。

关于正常情绪的个体发生学有很大一部分尚未被研究。在人的一生中所能期待的最佳正常情绪发展是怎样的？一个 80 岁的健康的人能够识别、命名多少种情绪，并基于它们采取明智的行动？

两条发展线路：情绪和认知

对所有心理治疗师而言，包括 TA 治疗师，全面掌握发展心理学知识至关重要。我已经反复强调了解正常情绪的重要性，只有理解正常情绪才能理解问题情绪（扭曲情绪）。现在，我希望拓宽正常心理的概念。对心理人来说，从出生到成年（大约是人生前 20 年），何为正常的心理发展？所有心理动力学的治疗都建立在童年经历对我们后续的人生具有决定性影响这一假设之上。TA 中的早年脚本决定及后来的再决定概念都是符合这一假设的典型例证。在讨论尼尔森提出的心理人的六大系统时，我们看到了所有系统（也许除了对空气、水和食物的基本驱动力）如何随着我们长大从基本发展到复杂。它们以人类当前的进化水平发展完善后，共同发挥着心理装备的作用，帮助我们在成年后过上最佳生活。任何想做回溯工作的心理治疗师，都必须具备关于一般婴儿正常心理发展水平的知识以及关于一般的 1—19 岁的孩子正常心理发展水平的知识。如果不了解孩子在某个年龄段能够感受什么、思考什么和做什么，你怎么能帮助一个人处理这个年龄段的创伤或困难经历呢？

西格蒙德·弗洛伊德和让·皮亚杰分别被看作从心理学角度理解人类情绪和认知发展的先驱。弗洛伊德提出的性欲发展阶段理论众所周知：口唇期（0—1.5 岁）、肛门期（1.5—3 岁）、生殖器期（3—6 岁）、潜伏期（6—12 岁）以及生殖期（12—18 岁）。皮亚杰对智力发展阶段的描述也得到了普遍认可，如前面介绍的，分别为感知运动阶段（0—2 岁）、前运算阶段（2—7 岁）、具体运算阶段（7—11 岁）和形式运算阶段（11 岁以后）。值得注意的是，弗洛伊德和皮亚杰都把自己的发展阶段理论看作一般心理阶段理论——既包括认知，也包括情绪——但他们的侧重点其实并不相同：弗洛伊德侧重以性欲为动机的情绪，皮亚杰侧重认知。

将弗洛伊德和皮亚杰的发展阶段理论相对比，我注意到了一些有趣的差异。从两三岁到 7 岁这个学龄前阶段，从情绪和认知的角度来看，似乎具有不同意义。弗洛伊德将其称为生殖器期或俄狄浦斯期，并将其描述为一个非常动荡和充满冲突的阶段，这个阶段应该以孩子内化两个社会基本禁忌而结束，即杀人和乱伦禁忌。此时，每个孩子都面对着俄狄浦斯式冲突：想与异性父母"结婚"，想让同性父母消失。孩子应当通过解决该冲突来实现禁忌的内化。男孩必须知道，他们永远不能以性的方式爱母亲，也不能杀死父亲。女孩必须知道，她们永远不能以性的方式爱父亲，也不能杀死母亲。孩子必须学会用非性的方式爱父母双方，父母双方也都会用这种方式爱他们；孩子也必须明白，父母的决定高于孩子的决定。弗洛伊德认为，古希腊戏剧"俄狄浦斯王"表达的就是为了社会生存，必须将乱伦和杀人禁忌置于孩子体内。对弗洛伊德来说，生殖器期有关人与人的关系，是孩子在家庭中找到属于自己的位置并在此位置上感到安全的阶段（希望如此）。只有当儿童建立起安全和信任的家庭关系时，才做好了上学的准备。

皮亚杰把同一时期称为"前运算"阶段，即你还没有"运算"的阶段。运算什么？对周围的物理世界进行操作，理解它是如何运作的。发展思维，从而开始理解对话，理解有些东西即使改变了形式，它也可以保持不变，就像把水倒入不同容器，水量保持不变一样。对皮亚杰来说，这才是智力真正的开端，也是新长大的人类学习如何利用周围各种自然资源得以生存的开端。母亲的乳汁和父母做的晚餐不会永远存在——每个人都需要找到方法，最终实现自我供养。弗洛伊德和皮亚杰都说了一些重要的话，我总结如下：学龄前期是关于关系以及让情绪在关系中发挥作用的时期，你首先与母亲形成依赖关系，然后逐渐摆脱依赖关系，与父亲、兄弟姐妹、祖父母以及更广泛的家庭成员形成安全关系。之后，当你学会信任自己的情绪，并利用它建立亲密和安全的关系时，就可以走向更广阔的世界，学习如何与更多人一起生存。

他们的不同侧重还表现在弗洛伊德和皮亚杰对从六七岁到十一二岁这个

阶段的命名上："潜伏期"和"形式运算阶段"。弗洛伊德在某种程度上认为这一时期是休眠期，等待着未来更重要的发展。潜伏的与性相关的情绪风暴将在生殖期全力迸发。而在这个时期，孩子的情绪比较安静，他们会以惊人的速度将精力投入到探索世界和接受知识方面，比如阅读和写作。

我还发现，有趣的是，皮亚杰和弗洛伊德在他们的发展阶段理论里都描述了去中心化的过程。孩子开始以自我为中心，似乎全神贯注于驱动力的即刻满足：空气、水和食物以及睡眠。从出生开始，孩子就有心理上的方法使自己的需求得到满足。试问谁能抗拒新生儿的哭泣？从那一刻起，孩子就生活在一个不断扩大的关系宇宙中：自己—两人关系（与母亲）—三人关系（与母亲和父亲）—几人关系（与家庭）—多人关系（与学校）—无限数量的人际关系（与朋友、陌生人、媒体上的人、虚拟的人、想象中的人……）。与孩子所在的不断扩大的物理世界相似，他们在现实生活中看到的世界或通过媒体看到的世界也越来越大。这与我们所在的宇宙也相似，在 45 亿年前的宇宙大爆炸后，我们成了它的一部分，之后它就在不断扩张。也许，这正是人类健康生活的真实隐喻：我们在心理层面的情绪和认知能力会随着生命的延续不断拓展，直至维持生命的能量耗尽，归于混沌？

模拟化和数字化发展线路

阿尔夫·尼尔森为理解人类心理发展增加了一个新维度。他指出，情绪和认知基于两个不同的原则：模拟化（analogue）和数字化（digital）。

模拟化原则的思想是：某现象是连续的、永不中断的，只在强度上发生变化，但基本是同一事物。它可以从极少向极多逐渐变化，但永远不会中断。情绪便是模拟化的。它们可以使自己在一个很低的强度上被感觉到，也可以无限增长到越来越高的强度水平。以愤怒为例，它可以从温和的决心上升到彻底的暴怒。亲爱的读者，当你读到这里时，关于不同程度的愤怒，你能想出多少个词语？无论你想到多少个，都可以用语言找到或者发明更多名称来命名更具有细微差异的愤怒，因为模拟化的变化是没有尽头的。

数字化原则的思想是：某现象非此即彼，非开即闭；要么是，要么否。用数学术语来说，它只有两个值：1 或 0。当下要么存在，要么不存在。生命本身是模拟化的，因为它一直存在，但个体生命是数字化的，因为我们要么存活，要么没有存活。认知是数字化的，因为我们要么理解某事，要么不理解。"啊哈"经验是心理开关，从"不理解"变成"理解"，就像电源开关，让灯要么开，要么关。

模拟化和数字化原则同时存在，它们必须在某个地方、以某种方式连接起来，因为它们都是我们生活的一部分。很难想象，如果生活几乎全是数字化的，会变得怎样，因为很明显，生活对我们自己来说是模拟化的——只要我们活着，它们就会继续，我们的生活过程总是在运转。但是，我们生活的世界正在迅速学习如何通过数字化技术改变我们的生活方式。通过将模拟化的统一分割成有或无（1 或 0），然后将这两种结果进一步分割成 4、8、16、32、64、128、256 等无穷无尽的结果，你就可以用一台只能分辨 1 和 0 的愚蠢机器创造出号称具有人工智能的计算机。事实上，这些计算机可以创造出虚假的模拟化现实，开—关的不连续体可以被分割得更小或更快，以致我们的知觉系统无法分辨，于是我们会将知觉到的东西解释为模拟化的生活。在高速公路上驾驶汽车，你的行为是此时此地的。如果你的身体和生活仍旧在车内，但同时你通过数字化手机使用社交媒体，并以 200 公里 / 小时的合速与几米外的其他车辆相遇。如果你或者另一个也在查看虚拟手机生活的司机犯了一个错误，那么你们将通过一种很残酷的方式学习到你的模拟化存在才是属于你的真实而连续的生活。至少在它终止前是如此。

如前所述，当我们在成长中的儿童身上比较（数字化的）认知发展和（模拟化的）情绪发展分别如何发生时，就能发现一个有趣的模式。情绪期和认知期似乎是交替发展的。其中一个集中发展时，另一个就隐于背景之中。

在出生**第一年**的大部分时间里，婴儿与母亲紧密地连在一起，睡觉、吃奶、无法自己移动，几乎和还是胎儿时一模一样，只是此时在母亲体外。母亲仍旧是食物的来源，频繁而直接的皮肤接触仍旧很自然。人类的婴儿在母体中只待了 9 个月，可以被认为是早产。与其他哺乳动物的后代相比，人类婴儿要无助得多，出生后需要被无条件地接纳和照顾，这是生存的必要条件。基本的信任、情感联结以及学习情绪表达（比如哭）会带来回应和满足，这些都很重要。所以第一年基本是与情绪相关的一年。

第二年，孩子产生了进行探索的认知需求。婴儿变得好动，先是到处爬，然后是走，离开妈妈，再回到妈妈身边，离开妈妈，去找爸爸，拿起东西，放进嘴里，研究可以拿到的一切。而且孩子在语言、理解、给事物命名以及提要求方面都有了极大发展。

3—6 岁是非常情绪化的时期。孩子理解了家庭关系、自己的性别以及自己在家庭中的位置。这是做出情绪化的早年决定的主要时期，孩子需要应对一个事实，即父母说的话和做的事并不一定总是相同的。知道如何处理亲密关系中的情绪和关系问题是进入更广阔的环境（比如学校）的必要前提。与来访者进行回溯工作时，他们最终常常会进入这个时间段。

从学龄期到青春期，认知的发展是最重要的。这个年龄段的孩子应该情绪稳定，有能力和同学以及老师打交道，学会在成人的世界里生存所需的一切基本技能：用自己的语言说、读和写，学习另一种语言，以及学习数学、地理、历史和其他科目（依据我的观点，比如还可以学习心理学！）。

从青春期早期到成年期，是帕姆·莱文（Pam Levin）在她提出的"循环发展"中描述过的一个时期。在整个青春期，个体会将前面经历的各个时期重新依次"演练"一遍。青春期是人类生命中最后一个重要的成长期，是我们的性成熟并能将生命传给后代的时期。这往往是一个情绪动荡的时期，伴随着成熟的新奇感、与性有关的情绪以及与其他各种情绪的融合。在整个青春期，认知和情绪常常相互压倒并彼此代替，持续或长或短的时间。

注释

［1］ 这里呈现的情绪对《人际沟通分析学》（杨眉，欧嘉瑞，2018，pp. 236–239）中所呈现的内容稍有修改。我把它也列入本书，一是为了方便读者，二是因为这对理解心理人具有核心意义。

插曲 4 宫保鸡丁

现在是下午 3：30。这个时间两头不靠——吃午饭太晚，吃晚饭太早。正值秋天，北京空气中的污染粒物高达 170，足可以损伤你的肺，模糊你的眼睛。我朝建国门的春饼店走去，它离废弃城墙顶上已经退休的古观象台不远。浑天仪还在寻找着茫茫宇宙中的天体，而我寻找着食物和安宁。我饿了。

被拆除完毕的胡同仿佛一片沙漠，春饼店就位于胡同沙漠的边缘。那些曾经温暖并保护着一个个小家的砖头，如今碎成了一地无声的残渣。一条宽到足以让汽车双向并行和在路边停靠的街道从餐厅和一栋五层公寓楼之间穿过。这栋公寓楼还没有决定好自己是属于沙漠还是属于餐厅背后闪亮的新城市。它那没有粉刷的破旧水泥外墙和像疲惫之眼的窗户似乎更倾向于属于沙漠。楼房前面，朝向春饼店 3 米高的窗户。在路的另一侧，有一座高高的围墙，上面绘有关于"中国梦"的宣传画，上书的标语意为：热爱祖国，尊重传统，做正确的事！

我经常在附近的京都苑宾馆住宿和授课，对这里很熟悉。我从来没见过春饼店关门，但我知道，在午夜左右客人都离开后，员工就可以回家了。餐厅员工都是来自农村的男孩和女孩，他们月收入 2000 元左右。晚上，餐厅里坐满了当地人，有一家人，有老人，有小孩。饭菜好吃又便宜。桌子上有玻璃台面，在新客人到来前，很快就会被擦拭干净。每把椅子前都放着用塑料密封的碗和杯子，所以清洁度很好，至少是在你不看地板的情况下。不过，你为什么想那么做呢？人们的交谈声很大，很热闹，服务很迅速，至少对那些懂得如何喊"服务员"的顾客来说。在中国，每个人都知道该怎么做。

在很久以前，有一次，我肚子饿了——那时喊完"服务员"后，我还不太知道该说什么（菜品太多了）——便鼓起勇气，走进了春饼店，问他们有没有宫保鸡丁。他们连我的发音都没有质疑就给了肯定的答案，然后我就坐下了。从那以后，我又来了很多次。我喜欢坐在窗边七张小桌中的一张，面对着街道、梦想围墙和公寓楼，吃着宫保鸡丁。

宫保鸡丁是经典的中国菜。鸡肉和大葱切块，佐以红干辣椒、川椒、大蒜和生姜，加入少许糖、盐、醋、酱油和绍兴酒。酱料是秘方。最后加入新鲜无盐的花生。用热油翻炒，出锅。堆在小盘子里像冒着烟的大山。用筷子从外往里夹，感觉就像写汉字，直到最后半颗难夹的花生，一直都是热热的。嗯！无与伦比的单道菜晚餐，温、热、味、甜、脆、鲜，应有尽有。

在下午的雾霾中，我渴望的双腿抵达了春饼店门口。可这是怎么了？没有开灯，3米高的窗户后黑乎乎、空荡荡的。是闭店了吗？我拉了拉门，勉强打开了。右边的柜台后面没有人，入口也空空荡荡。平时，这里总有两三双毫无表情的眼睛，时刻留意着门口的动静。我学会了在进门时举起一根手指说："一位。"然后那两三双眼睛中总有一双的主人会对着矮楼梯上面的餐厅喊："一位！"里面有人回喊："一位！"然后在我走进时，会有人指着我常坐的靠窗的桌子（从街上路过时，我已经看到那里是空着的了）。但今天不同，没有人，也没有声音。

在中国，我学会只要没有东西或没有人阻止你，你就可以一直往前走。这适用于所有场所。如果你不动，不说你想要什么，你可以站在那儿，直到永远，没人介意。我走了进去。当我走上几级台阶时，黑暗的角落突然有东西动了起来，紧接着我就和一双惺忪的睡眼四目相对了。一个穿着黑黄色制服的男孩跳了起来，条件反射般地打开了屋顶的灯。我被突然亮起的灯刺了眼睛，竖起食指，完全没有必要地说："一位。"我在桌边坐下，他一言不发地走进厨房去叫醒厨师。从我这边可以看到在里屋最后一张靠窗的桌子边，坐着两个穿黑黄色制服的女孩，她们的午觉也被打扰了。她们看了我一眼，然后就沉浸在其中一人的手机里。

　　我是在午餐和晚餐之间的非用餐时段里的唯一客人。除了我说的那句"一位"，其他人什么话都没说。一片沉默。我等待着。

　　男孩回来了。他手里拿着一大一小两个瓶子。大瓶是标准的燕京啤酒。几千年前，北京曾是燕国都城，被称为燕都或燕京。现在，"燕京"是一个著名的啤酒品牌。小瓶也是绿色的瓶身，但扁扁的，里面装的是低度数的小瓶牛栏山白酒，即"小牛"，这是以高粱为主酿造的、经过两次蒸馏的酒。小伙子把两个瓶子都放在我面前，没有开封。我摸了摸那瓶瓶身沾满水珠的啤酒，点了点头。它是"冰的"，不是"凉的"，我要的就是这种。他打开后就走了，还是一言不发。小瓶上的螺旋塞留给我打开。它需要用特别的力度握住，拧的那只手要倒立着，才能扭开。也许这是他有意为之，因为这种酒在任何一家店铺都可以花几元钱买到。

　　我用大拇指按住碗和玻璃杯周围的塑料——"啪"的一声打开了！坐在最后一桌的女孩们抬了一下头，又低下头看手机了。我拿出小杯子和更小的碗，往杯里倒了一口啤酒，往碗里加了一点"牛劲儿"。啊！我闭上眼睛，细细品味那冰凉的感觉，甜美的滋味，以及从我的嘴里蔓延到灵魂里的力量。一切都是静止的、无言的。我等待着。

　　几分钟过去了，也许是10分钟。男孩又关掉了大部分灯，回去继续午睡，他把头放在桌子上。我望着窗外的街道。几辆汽车来来往往，人们在两边的人行道上漫步。一对老年夫妇经过，男人抬头时，有一小会儿与我目光相遇。他对妻子说了些什么，妻子回头看了看，向我投来一瞥。我们都没有考虑对彼此微笑，不过事后觉得这或许也是一种选择。道路再远处，在老砖巷与街道交会的地方，修自行车的人在他一直以来占用的一片人行道上修理自行车。他身后是我在北京见过的最难看的房子，与对面的公寓楼相差很远。这是一座三层楼高的混凝土建筑，排污管道露在外面，掉漆的窗户像掉了牙的洞，参差不齐地排列着。临街的是难看的棚屋餐馆，相比之下，春饼店简直可以在米其林指南中获得一席之地。屋前矗立着不下十根水泥大柱子，上面架着巨大的鸟巢般的电线和电缆，可能是拆迁前为胡同沙漠里的房屋供电时留下的。现在它们更像失去电流的树顶坟墓。

忽然，那个男孩又站到我的桌旁，端着一盘热气腾腾的宫保鸡丁。我深吸着弥漫的香气，然后笑容冲破了堤坝，第二次开口说话："谢谢。"他回以微笑以示理解——"我们知道你要什么"——然后不好意思地喃喃说道："不客气。"

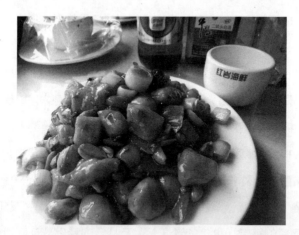

我带着神圣的热诚吃着这道菜。我夹着热乎乎的鸡块、大葱、花生和适量的红辣椒。我一口口喝着仍旧冰凉的啤酒，并让"小牛"先在我的嘴巴里跑来跑去，然后再"回家"。一开始，我吃得非常贪婪，不停地往嘴巴里塞东西。世界仿佛只剩下我和我的宫保鸡丁。终于，我的节奏慢了下来，可以

分一点兴趣给窗外的世界了。看，几个"大鼻子"走了过来！在这一带很少见到他们。可能是俄罗斯人吧，有时俄罗斯旅行团会在京都苑宾馆住宿。这时，一辆满载警察的车开过来了。他们聚精会神地看着周围，但并没有停下。隔壁餐馆的厨师出来了，在旁边的人行道上放了一张桌子。很快，回家的人们纷纷停下，买现成的晚餐带回家。一对年轻的情侣边走边紧紧地搂在一起，女孩把手机放在耳边。我看到，对面的人行道上已经不能占道停车了，因为沿着路边竖起了很多小柱子。所以，关于交通规则的"规则"失效了，这个"规则"是只要你的车能做到，你都可以做，至少在有人反对之前。现在，人们无法在人行道上停车了，真的可以在人行道上行走了，而不是像以前一样不得不走在马路中间。聪明！

越接着吃宫保鸡丁，我就越需要花费注意力，以使食物、啤酒和"小牛"一起冲过终点线。最后几块变得极其宝贵，吃掉它们的高度快感被逐渐增加的、它们即将消失的意识所制衡。吃完宫保鸡丁后的忧郁开始在我脑海中上演。我小心地环顾了一下桌子周围。最后一桌的女孩们已经厌倦了手机。其中一个把头靠在另一个的肩膀上，她们一起睡着了。男孩把胳膊搭在桌上，枕着胳膊轻轻地打着鼾。我的餐桌旁亮着唯一一盏小灯，像极了在安静而黑暗的海洋中的一座有人类活动的火山岛。突然，我因自己对食物和周围的事情如此感兴趣而感到奇怪和匪夷所思。世界在沉睡，我在四处游荡。一个念头击中了我。

我为什么不睡呢？

因为你不能在餐馆睡觉。[1]

但是每个在这儿工作的人都在睡觉！

在瑞典，我们出去吃饭时不会睡觉。我们吃饭，并且要举止良好。除此之外，这还很危险，可能有人把你带走。

1　瑞典遵循路德派宗教传统，有严格的道德行为规范，在饭店睡觉不符合这一行为规范。——译者注

路德，放弃吧！北京可不是瑞典。围墙上红黄相间的宣传画可没说不能在餐馆里睡觉。其实吃完饭我也很困了。

我闭上眼睛。我真的非常困！就这样臣服，慢慢沉浸在幽静的融洽中，多好。我的头垂了下来。

看，那边黑漆漆的餐厅里有一个"老外"，一个温和的外国人在窗边睡觉！隔几扇窗户里，服务员也在睡觉。春饼店里响起了安详的鼾声，但窗外的人全无所闻。

在这个后半晌，此时此刻，这里一定是全北京最安静的地方。2000万人在我们身边忙碌着，但春饼店在休息。在这里，我们睡在一起，我们是宫保鸡丁秘密社区的一部分。

我像孩子一样，安然地睡在椅子上，直到雾霾天的黄昏降临。睡了多久我也不知道。

之后，我对他人做的事也发生在了我身上。灯光洒下，声音响起。一群人在餐厅里一张较大的桌边坐下。中国人"收回"了春饼店，现在一切又变"热闹"了。这才是它本来的样子。晚餐时间到了。穿黑黄色制服的服务员站了起来，到处都是。我懒得叫"服务员！"，于是起身走到门口柜台，递上39元。对方接过钱，没有语言，没有表情。我离开了。到此为止。

直到下一次。

第五章

治疗：治疗合约

合约的一般概念

沟通分析师与他们的服务对象（客户、来访者、患者和学生等）的工作永远基于共同达成的合约。基本思路很简单。双方协商他们想从对方那里获得什么，协商结束后，他们就一起做什么达成一致意见。这个一致意见就是合约。在合约达成前，双方必须能够自由地对对方提出的内容表示同意或拒绝。合约必须自愿签订。双方还必须有能力履行合约中涉及自己的部分。合约必须是互惠的，且应明确说明每一方通过签订合约能够收获什么。合约必须包含明确的、达成协议的时刻，即"握手"时刻。此时，双方进行的是互补的、无污染的成人对成人自我状态的沟通，不包含任何隐藏信息。在达成一致前的沟通过程中，所有自我状态都应参与进来。还有一点很重要，达成成人对成人的、如实表达双方愿望和需求的合约，需要花费足够多的时间进行协商。慢慢来。

有一天，我和妻子打算去附近的镇里买些蛋糕作为下午茶。但我们回到家时，买的却是一辆新车，把买蛋糕的事忘得一干二净。怎么回事？好吧，我们是几乎买了一辆车。说"几乎"是因为我们和车辆经销商还没有在合约上签名，但买卖车的其他事都完成得差不多了。事情是这样的。

我们开着老车去镇里，意识到这一天是周日，当地的车辆经销商曾宣传会开放最新款沃尔沃 XC40 的介绍。我们都不年轻了，最近都在抱怨我们的老车（沃尔沃 V50）又低又矮，上下车都不舒服。而且我们的老车已经开了10 年了。于是，一时冲动，我们说："咱们去车行看看新款的紧凑型 SUV，更高，也更容易上下车！"

到了车行，首先映入眼帘的是停在路边的 XC40。哇，看起来真不错！车商说："你们想不想试驾一下？另一位顾客刚试驾完，把它停在了路边。"他把钥匙递给我们。我出示了驾驶证，然后就出发了。喔，这车是不是很平稳，很容易操控？坐在里面也很舒服。安全装备都是最新的，它几乎可以自动驾驶！还有一个超大的触摸屏，可以按我们的要求做任何事。回来后，我们和销售员在他的办公室坐了下来，虽然已到下班时间，但他并不着急。我跟他说我们没打算买车，而是打算买些蛋糕。我问他有吗？他笑着说没有，但可以给我们准备一些咖啡。他接着问我们想要什么颜色的车。"灰色。"我妻子说。为了刁难他，我说："红色。"（我也很想要灰色的车，但没有告诉他。）"好吧。"他说："就灰色吧。你们想要哪种发动机呢？"后来我们才知道，新车可以按照我们的具体需求定制，3个月后交付，这样我们就可以拥有一辆完全符合我们需求的车了。当然，定制是需要支付额外费用的，不过他也会给我们的旧车折一个很好的价格。最后我们在销售那里花了2小时，我们的问题也得到了很好的回答。我唯一保留没问出口的是他的年龄。他告诉我们，他的驾龄只有3年，从18岁开始。从18岁开始，我的驾龄已经有54年了。21岁的他怎么会这么富有知识且成熟呢？他与我们交谈时，既亲切幽默，又务实专业。我坚信他很有才华，并且训练有素。另外，我对这家车行很熟（我们一直在这里维修和保养旧车），我相信他们的销售代表。

离开时，我们草拟了一份合约，准备签署。我们需要回家商量一下，看看我们的财务状况，并从其他渠道多了解一些关于XC40的信息。我知道汽车公司同时也会调查我们的财务状况。过了几天，我们做好了准备，和销售人员签署了合约，双方对所有细节都一清二楚，并且都有能力出售/购买这款汽车。

我之所以讲这个故事，是因为买车时签订合约的过程和找咨询师或心理治疗师购买解决个人问题的协助过程是一样的。在这两种情况下，你都需要和"卖家"接触，看看你是否信任他。你需要确定自己想买什么，并确认卖家是否真的有能力提供你想要的东西。在这个过程中，你必须能够保有自己的权利，如果你认为自己不能得到需要的东西，最后可以说："不，谢谢。"如果你认为自己能得到想要的东西，可以说："好。"对于卖家来说也是一样的。这个买家能为我的服务买单吗？我能相信我将从买家这里得到我想要的东西吗？最后，当你在一份书面合约上签字或者握手确认双方达成共同的协议时，两方都必须处于未被污染的成人自我状态。曾有一段时间，瑞典公认的买卖马或牛的方式是买家给卖家一杯烈酒，两人一起干杯。一起喝完酒，交易就不能取消了。但那是很久以前的事了……

框架合约和治疗目标合约

在 TA 文献中，已经提出了许多类型的合约，概括起来主要包括两个方面，我称之为框架合约（framework contract）和治疗目标合约（therapy goal contracts）。为了在治疗师和来访者之间建立工作关系，这两方面都是必须处理的。

框架方面包括与物理环境和管理相关的所有事项，以及围绕治疗实施的所有实用细节。治疗将在哪里、何时进行？治疗会持续多长时间？每次治疗何时开始、何时结束？来访者要支付多少费用？如何处理来访者或治疗师取消治疗的情况？在治疗室内会发生什么？不会发生什么？治疗师可以做什么，不可以做什么？来访者可以做什么，不可以做什么？若任何一方违反合约，会发生什么？治疗师将如何处理来访者讲述的所有详细资料？在治疗期间和治疗后，如何处理记录和录音？治疗师在什么背景下工作？社会或老板是否要求治疗师保留治疗记录？

治疗目标方面涉及治疗的具体目标。来访者想改变或增加自己的哪些社会和心理技能？来访者想实现什么？来访者的目标是什么？治疗师可以做什么以帮助来访者实现其目标？治疗师不能做什么？治疗师和来访者如何知道目标已经达成了？目标达成时，他们会做什么？目标如果没有达成，他们又会做什么？

事实上，制定框架与治疗目标的合约过程从第一次与个案接触时就同步发生了。来访者和治疗师双方都需要搞清楚他们是否能够 / 愿意与另一方工作，工作过程有可能持续相当长的时间。TA 的伦理规范要求永远要制定合约，因此治疗师有责任处理好与来访者的早期接触，形成双方都可接受的合约，既包括框架合约，也包括治疗目标合约。

框架合约的一些问题

制定合约最基本的原则是：合约是在两个（或多个）平等的个体之间订立的。制定合约的每一方在地球上有限的生命里都面临着相同的生存挑战：如何过上满意的生活。进入合约式治疗关系对双方来说既意味着付出，也意味着收获。每一方都有有价值的东西要给予另一方，每一方都希望获得另一方提供的东西。

治疗师在做心理治疗时可以提供专业的知识技能、足够的时间以及对治疗来说安全的、符合伦理要求的环境。

来访者可以提供指定的报酬（通常是以金钱的形式）以及足够的时间。

在制定合约的过程中，治疗师应公开他的资历，并回答与其受教育经历及治疗经验相关的问题，以便来访者决定是否愿意雇用他。治疗师还应明确说明他希望获得的报酬，并了解来访者的支付能力。

治疗会谈必须在对来访者和治疗师都安全的环境中进行。通常，在心理治疗的一般框架合约中列入安全方面的条款就可以了。心理治疗师同意提供心理治疗，来访者同意为服务付费。在生活治疗研究所，我们会给来访者提供小手册，写明了付款和取消服务的细节，并请来访者确认同意。我们还会解释我们是如何进行心理治疗的，提供与上述介绍类似的信息，并回答来访者的任何提问。我们强调，心理治疗是在约定时间内，在彼此感到安全的环境中，通过交谈完成的。来访者可以说任何话、感受任何情绪（当然不能伤害治疗师或破坏环境），治疗师会用他的专业技能帮助来访者解决问题（治疗师当然也不能伤害来访者）。治疗师只在事先安排好的时间内提供服务。如果有需要，来访者与治疗师也可以协商增加或减少见面次数。

当治疗师和来访者都确定他们可以通过合作得到各自想要的东西时，就签订了所谓的框架合约。框架合约是治疗过程中所有其他合约的基础。任何一方如果破坏了基本的框架合约，另一方也就有自由破坏自己的那部分。处理被破坏的合约的一般方式是协商新合约。

在制定治疗、咨询、教育或组织合约的过程中，由于沟通分析师是具有专业知识的一方，因此有责任引领制定合约的过程。这一原则与买车并无二致，汽车公司的销售代表将引领订立合约的过程。

非暴力合约既是框架合约也是治疗目标合约

心理治疗总是与情绪问题有关。基本上，所治疗的问题都是来访者不知何故感觉不好并希望自己好起来。合约的框架方面和治疗目标方面都与找到方法帮助来访者达成感觉良好的目标有关（对治疗师来说，是因提供服务而获得报酬）。因此，在制定框架合约和治疗目标合约的过程中，以及在治疗过程中，来访者如何表达情绪，并基于情绪采取怎样的行动是值得关注的要点。治疗师要善于识别自己和来访者的各种情绪表达。正如我在前面的章节中强调的，治疗师应该对正常情绪和问题情绪（在 TA 中分别称为真实情绪和扭曲情绪）有全面的了解。愤怒是最危险的情绪，因为它是在我们需要保护自我、不受他人侵犯时产生的情绪。愤怒的目的是排斥，推开对方，这样我们就不会受到伤害了。治疗师需要非常敏锐地发觉来访者的愤怒表情，同时也应该留意在本该愤怒时愤怒的缺失。治疗师应该有能力且能够感觉舒适地帮助来访者处理各种情绪，但愤怒是一个特例。就治疗师个人来说，应对悲伤哭泣的人比应对愤怒的人安全得多。眼泪不会伤害治疗师，但愤怒的行为则有可能。心理治疗师需要培养精细的觉察力，以发现对自己的威胁："来访者真的是在威胁我吗？"为了回答这个问题，治疗师需要了解自己的脚本，这样他才能确定来访者是否触发了自己来自过去的、未解决的问题（恐惧）。如果治疗师留意到自己确实害怕来访者，那么首先应该弄清他的害怕是正常情绪（对实际威胁的反应），还是扭曲情绪（出于治疗师个人的早年决定而做出反应）。

如果你感知到真正的威胁，该怎么办？如果迫在眉睫，一定要保护自己——离开房间，呼救。如果是不易察觉的威胁，比如来访者平静地说："我生气时无法控制自己。"则要留意其中包含的漠视——"我对自己的情绪不负责任"，并加以严肃对待。你可以问诸如此类的问题："这听起来很危险。我需要害怕你吗？你有可能在这里失去控制而伤害我吗？"也许来访者会回答："不，我不是这个意思。我从来没打过人。我的意思是，我有时会变得非常生气，感觉想打人，但我从来没这样做过。"然后，你可以从成人自我状态出发，继续澄清："所以，即使你非常生气，也不会对我或其他人做出有伤害的事情？"如果来访者接着说："没错，即使我非常生气，也不会伤害你或其他人，但我想知道我的愤怒是从哪儿来的。"假如你体验到来访者这样说是出于成人自我状态，就可以得出结论，你已经和来访者订立了具体的**非暴力**治疗合约。你可以这样说来进行确认："好，很高兴听到你不会把愤怒付诸行动。我需要感到安全，才能帮助你弄清你的愤怒来自何处。"

非暴力合约和其他类型的合约一样，要求双方在达成共识时，即双方对即将一起做什么而"握手"时，均处于未被污染的成人自我状态。要确定双方是否均处于成人自我状态，可能非常困难。即使是有经验的治疗师，也不可能完全知道。一定程度的不确定性必定存在，因为你大概率没有从全部四个方面诊断自我状态所需的信息，即行为、社交反应、历史以及再次体验自我状态起源的能力。因此，治疗师自己需要做出关键决定：我是否相信来访者处于他的成人自我状态？如果没有处于成人自我状态，就没有达成合约。如果来访者使用的是顺从型儿童自我状态，并向治疗师"保证"不会使用暴力，也没有达成合约。治疗师必须继续考虑自己与这位来访者在一起的安全问题。这可能也是一个非常好的督导问题：我和我的来访者究竟是否达成了非暴力合约？

特殊的非暴力合约：不自杀合约

人类有时可以被定义为能够意识到自己总有一天会死亡的生物。有了这种意识，人就会认识到，他可以通过自杀来决定个人死亡的时间。这种认识还会产生另一种洞见：既然我可以决定杀死自己，就也可以决定不杀死自己，尽量长寿并享受人生。对一个孩子来说，向前看时，生命似乎无穷无尽；但对一个老人来说，往回看时，生命似乎非常短暂。我们需要一定的发展成熟度，才能充分认识到死亡终将降临到每个人身上的事实，其中也包括自己。似乎大多数人最终都把这种领悟当作了一种许可，允许自己尽可能好地生活，而不是过度担心死亡。青少年和年轻的成人在完全做出好好活着的决定前，经常会经历生存焦虑和深度思考的动荡期。林语堂（1962）认为，中国的人文主义主张尽量过好自己的生活，不要有太多的顾虑。"中国人文主义对死后的生命和我们宇宙中的超自然现象表现出了一种奇怪的缺乏兴趣的现象。它的论点很简单：我们此时此地拥有此种人生，接受它，并看看我们能从中创造出什么。中国人文主义的关键表现在一句简短的话语中，孔子对死亡问题的回答是：'不知生，焉知死？'"

自杀是一种自愿的、直接反对自己的暴力行为，很多时候，自杀者也会借此反对他人。自杀可能是人们在绝境中最后的办法，比如病入膏肓时。自愿结束生命，终究是一个选项，其他人都无法否定。前几天，我看了一部非常美好的电视纪录片。一位住在临终关怀医院的老人请求一位老友来探望他。老人想亲自邀请这位老友在几周后的某个日期参加他的葬礼。一切都安排好了。老人指定了一个日期，希望临终关怀医院的工作人员在这一天关闭他当下赖以生存的生命维持系统。虽然奄奄一息，但他的精神依旧很好，在电视镜头前安排自己的离去事宜时很平静，带着明显可以感受得到的愉悦。他与老友在一起时既有尊严，又很温暖，甚至带着点幽默。他们把在一起的时刻公开与很多人分享。最后，他确实在选好的日子离世了，葬礼也是按照他发送的邀请安排的。

这位老人的行为是否真的属于自杀行为可能存在争议，但我想，几乎不会有人否认老人以自己的方式结束生命时的满足感。然而，大多数自愿结束生命的行为远没有那么让人理解。恰恰相反，它们是绝望的人经历了更多无法应对的负面情绪后的悲剧性结局。负面情绪的背后往往是心理因素，心理因素又与他人的交往有关。或许是学习或工作压力太大，或许是被歧视或被迫害，或许是人际关系中可耻的失败或其他原因，或许是成长经历中所谓的"不要存在"——TA 中的禁止信息，或许是在我看来最常见的情况——早年禁止信息或早年决定与当下问题的结合。有多少从高楼上跳下迎接死亡的学生虽然从表面上看有其自杀的直接原因（考试失败、爱情问题等），但其实是由潜在的脚本问题导致的？我不清楚。但众所周知的是，许多企图自杀但被阻止的年轻人事后都克服了困难，过上了长寿且积极的生活。

虽然普通人群的实际自杀率看起来较低（根据世界卫生组织的报告，2016 年，中国每 10 万人中约有 10 人自杀），但任何一个与存在情绪困扰的来访者工作的治疗师迟早都会遇到有自杀想法的来访者。当治疗师意识到来访者有"不要存在"的禁止信息或考虑自杀时，来访者的生存就成了最重要的治疗议题，治疗师需要知道如何处理这种情况。在 TA 治疗中，已经成形的方法是在继续工作前制定不自杀合约。

治疗师需要做的第一件事就是不漠视来访者提及的自杀。举几个例子："我父亲在我小时候就去世了——一天早上，他在谷仓里上吊了""你知道，我真的可以理解珍妮丝·贾普林（Janis Joplin，美国著名歌手，于1970年自杀）""昨天我差点撞上另一辆车——你应该看看对面司机的疯狂表情，哈哈，太疯狂了""估计我哪天不走运，就会用一些低劣的毒品""我不确定下个月我还会不会在这里"。当治疗师留意到自杀线索时，可以要求来访者澄清："这听起来很严重。你决定对自己做什么？你打算活多久？"或者，"尽管你身边亲近的人选择了死亡，你有没有决定要活下去？"或者直言："我听到你在谈论死亡和打算死亡。你有没有决定不自杀？"如果回答（"是的，我不会自杀"）来自未被污染的成人自我状态，那么治疗师可以说："很高兴听到你的回答。我只能在你活着时与你一起工作。只有我们都知道你不会伤害或杀死自己，才可以找到让你感觉好起来和过上好生活的方法。"不自杀合约是指来访者明确表示，无论感觉或想法有多糟糕，都不会采取任何自杀行动，治疗师表示他将与来访者一起工作，以便来访者找到感觉良好和好好生活的方法。

如果来访者还没有做好制定无条件的不自杀合约的准备，治疗师可以接受一个有时限的不自杀合约，比如，"在接下来的一年里，我可以确保我不会自杀，但我不能保证永远不会使用这个选项"。这可以给治疗师一个安全的工作空间，但治疗师需要记住这个合约的最后期限，并在合约时间用完之前及时重新协商。

如果来访者不同意订立不自杀合约，治疗师就会陷入困境。来访者总会以这样或那样的方式与治疗师玩出他们的游戏，治疗师就有可能卷入三度游戏，即来访者在治疗过程中自杀。如果发生这种情况，对所有卷入其中的人来说都是毁灭性的，来访者自然如此，治疗师也一样。内疚及想知道"我是否可以做什么阻止它发生？"的问题可能会跟随治疗师很长一段时间，从而造成强烈的痛苦。在这种情况下，治疗师需要寻求同事和督导师的支持才能继续下去。人们之所以寻求治疗，是因为他们确实存在问题，包括非常严重的问题，因此任何一个专业治疗师迟早都可能遇到无能为力的情况——无法帮助来访者并失去他们。在生活治疗研究所作为治疗师和督导师的职业生涯中，我和同事也曾几次遇到这样的情况，特别是那些过量吸毒的人。

对不同意订立不自杀或一般非暴力合约的来访者，最安全的做法是将其转介至治疗机构，治疗机构比开放执业的心理治疗师更能提供高等级的安全保障。通常，这意味着把来访者转介至有住院设施的精神病医院。开放执业的治疗师需要知道如何进行这样的转介，在决定接收或转介来访者时，当然也需要了解和遵守法律规定。不过，每一个处理情绪问题的人也需要明白，没有任何环境可以完全保护潜在的自杀者不伤害自己。在高度管控的机构，自杀事件也会发生。从长远来看，没人能阻止下定决心结束生命的人。但我们可以将中国的人文精神与 TA 的口号"我好—你好"坚持下去，并尽自己所能，让阳光照进被具有毁灭之力的乌云填满的心房——如果我们能帮助他们度过风暴之夜，他们就很有可能重见阳光。

如何制定第一个治疗合约

制定治疗合约时，治疗师要向来访者提的基本问题是："你找我做心理治疗是想实现什么目标？"治疗师需要尽早对来访者的需求有大致了解，才能说"好，我认为心理治疗对你来说是一个好的选择，我愿意做你的治疗师"。提问的方式可以多种多样。比如，"你希望在接受我的治疗后有什么不同？""在我的帮助下，你想对自己做出什么改变？""你想从我这里学到什么，从而能更好地与他人相处？""你需要从我这里了解什么，才能感觉更好？"治疗师需要把自己纳入问题。来访者既然是向治疗师求助，就一定希望从治疗师那里获得一些东西。治疗师如果对此不了解，就无法决定是该接受还是拒绝来访者。

人们寻求心理治疗是因为他们不能很好地处理生活中某些方面的问题。来访者之所以来，是因为他们出于某种原因感觉糟糕，并希望感觉良好。治疗总与情绪有关。因为情绪是所有生物为了生存而配备的基本动力。糟糕的情绪提醒我们注意危险，良好的情绪让我们一起继续过美好的生活。因此，治疗师可以放心地假设，来访者的问题在某种程度上都与情绪有关，他们需要学会更好地处理自己和他人的情绪问题。最后，这也是成功的心理治疗的目的：帮助来访者在日常生活中感觉更好。概括地说，这意味着帮助来访者觉察自己的所有情绪，然后利用认知技能将这些情绪用适合情境的行为表达出来。

不与来访者制定合约的治疗师倾向于倾听来访者的诉说，找出问题所在，然后由治疗师决定什么对来访者是最好的，并帮助他们做出相应的改变。如果治疗师很有智慧且训练有素，他的想法可能非常合理。但如果不询问来访者想实现什么，治疗师的假设就是治疗师比来访者更了解什么对他们最好。这永远是一个错误的假设。每个人都必然在过自己的生活，每个人可以、也必须自己决定想要如何生活。在 TA 中，这一点表现在艾瑞克·伯恩提出的基本假设里，即每一个具有功能正常的大脑的人都具有充分地检验现实的潜能。换句话说，每个人都有成人自我状态。

在治疗师和来访者达成合约的时刻，沟通必须是"成人"对"成人"的，不包含任何隐藏信息。如果"握手"不是纯粹的"成人"对"成人"的沟通，就不构成合约。在"握手"之前，所有自我状态都应参与到制定合约的过程中。治疗师应该留意自己和来访者的所有自我状态。治疗师和来访者之间应该有好玩的"儿童"对"儿童"的时刻，"我可以和你一起玩吗？"；也应该有养育型父母表达的关心，还应该有控制型父母的规则设置。制定合约不要太快。花时间了解你的来访者，向来访者展示你是一个有各种自我状态的人。给来访者时间评估（诊断）你，这样来访者才能决定是否希望你做其治疗师。总之，还是先建立连接，再建立合约。

为了达成合约，双方必须都有说"好"和"不"的自由。提问的方式要让来访者有可能对你说"好"，也有可能对你说"不"。注意合约制定过程中的游戏。来访者总会以这样或那样的方式与治疗师玩游戏。为什么这么说呢？因为人们来做治疗是因为他们在生活中遇到了问题，他们会在和治疗师的关系里把这些问题呈现出来。来访者不仅会告诉治疗师自己与家人及生活中的其他人发生了什么问题，还会在与治疗师交谈时展现出他们的问题。他们的成人自我状态可能意识不到这一点，但它就存在于那里。在治疗室外发生的事也会在治疗室内发生，沟通分析师的主要技能就是了解此时此地自己与来访者之间的沟通，如何展示出来访者生活中的问题。在表象之下，当来访者与治疗师在一起时跟他和其他人在一起时，并没有什么本质的不同。

在治疗师提出基本的合约问题后，可以问："在接受我的治疗后，你希望自己能做哪些不同的事？"治疗师需要注意来访者是否回答了这个问题。为了做到这一点，治疗师首先需要记住自己的提问。这听起来似乎是显而易见的事，但实际做起来并不容易，需要有意识的努力。沟通进展得很快，常见的情况是来访者漠视了治疗师的提问，然后说一些其他的事。治疗师如果只是跟着来访者说的内容走，可能很快就会忘记自己的提问，并且不会注意到自己没有听到回答。但如果治疗师记得自己的提问，并意识到来访者漠视了自己的提问，那么他可能会了解到关于来访者所玩心理游戏的一些重要信息。为了与来访者制定良好的治疗合约，治疗师需要了解这个问题的答案，不过不需要坚持立刻得到回答。艾瑞克·伯恩曾说："落后于你的来访者三步。"如果来访者漠视了治疗师的提问一次，这不是问题，因为我们周围的刺激不断涌现，有选择地做出反应是正常的，也是必要的。但如果这种漠视以类似的方式发生了很多次，那么这确实可能是来访者与其他人（包括治疗师）玩的心理游戏。这也是让来访者前来求助的心理问题的一部分。

在制定治疗合约时，有一个两难问题，即设置治疗师和来访者共享的目标。两难的是，治疗师在同意具体的治疗目标前，需要对来访者的脚本有足够的了解。同时，根据《ITAA 伦理行为守则和 ITAA 伦理程序手册》（ITAA Code of Ethical Conduct and ITAA Ethics Procedures Manual），TA 治疗应该始终建立在合约的基础上。那么当你对来访者的问题不够了解时，怎样才能制定治疗目标合约呢？

　　下面是一个两难情况的例子。一个讨人喜欢的来访者如果立刻说："我想对别人更好一些，更多地帮助他们。"治疗师在花时间了解这位来访者是否有"要讨好"的驱力，以及是否在玩"我只是想帮你"的游戏前，不应该说："好，这听起来不错，我会帮助你。"TA 治疗师有伦理责任帮助来访者实现自主。自主是具有觉察、自发和亲密的能力。因此，TA 治疗师应该制定能够帮助来访者走出破坏性脚本的治疗合约，而不是让他们更深地陷入其中。为了做到这一点，治疗师需要花时间了解来访者，并对他们的脚本有足够的了解，从而设定一个有益的治疗方向。

　　解决上述两难问题的方法是制定一个初步的合约，让来访者和治疗师有机会更多地了解彼此，这样他们就可以决定是否愿意继续下去，然后再制定一份共同同意的治疗合约。在我的实践中，我会分三个阶段制定第一个治疗合约[1]。

1. 来访者与我联系时，通常是通过电话或邮件，我们同意在我的办公室见一次面（45 分钟）。在那次会面中，我会对来访者的问题有一个大致的了解，并回答来访者与我以及我可以提供的与治疗有关的提问。如果我们双方都感到满意，就会希望开始治疗。

2. 我提议建立一个在未来几周见五次面的合约（一般是每周一次），从而让

1　译者对"这三个阶段都是在制定第一个治疗合约吗？"向作者进行提问。对此，作者给出了如下回答。第一个治疗合约可被看作需要三个阶段来完成：第一阶段是第一次会面，评估来访者的问题，判断自己是否可以处理；第二阶段会更多地了解来访者的脚本；如此一来在第三阶段，治疗师就可以和来访者确认，并就治疗方向达成知情的合约。之后，随着治疗进行，第一份合约可以被修改或加深。或者在第一份合约达成后，再制定一份新合约。当然，也可以随着第一份合约的完成而结束治疗。——译者注

我们找到更具体的工作方向。

3. 如果来访者在这五次会面之后感到满意，而我也能找到与来访者继续工作的方法，我们通常就会将合约改为持续合约，直到来访者感觉做好结束的准备为止。在制定持续合约时，我会要求来访者在决定停止前，至少再多来一次。这样做是为了防止来访者突然决定停止治疗。这样的停止可能会再次强化其消极的早年决定，而非健康的再决定。举一个例子，来访者可能对治疗师感到愤怒，然后就干脆不来了，这种做法会重新强化"没有人能帮助我"的早年决定。

基于有限的脚本信息制定第一个治疗合约的技术

一个人的脚本元素可以很方便地总结到脚本矩阵图中。图 5.1 中的脚本矩阵图来自我的某次课程。脚本的基本元素包括：应该信息 / 驱力、禁止信息、心理地位、早年决定、扭曲情绪和游戏。如图 5.1 所示，早年决定是最重要的。

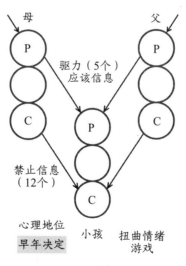

图 5.1 脚本元素

　　了解来访者脚本的方法之一是进行正式的脚本访谈，即使用一系列已被发现可以提供有用信息的提问。我在中国的 TA 培训项目中使用的是由生活治疗研究所开发的脚本问卷。该问卷的全文收录在附录三中。它主要是为正在受训成为 TA 从业人员的学生准备的，但我们也可以对它进行调整，从而用于接受治疗的来访者。我喜欢让我的学生成对地进行脚本访谈，每个学生都去访谈自己的伙伴（A 访谈 B，然后 B 访谈 A）。我在 TA 培训初期就让大家这样做，为的是使每个学生都有机会了解和反思自己的脚本。对所有沟通分析师来说，对自己的脚本有良好的认识是必需的。如果你不了解自己的脚本，就无法帮助别人了解自己的脚本。在课程中，我们会花几天时间就学员的脚本进行工作。

　　我和接受治疗的来访者使用脚本问卷时，需要一两次 45 分钟的时间，提出问题并给予一些反馈。此外，我还需要一些时间从访谈答案中识别并理解不同的脚本元素。在访谈过程中，我主要集中在提问和记下（写下来）答案上。

　　不过，在大多数时候，我更喜欢通过其他方法获取脚本信息，而不是通过正式的脚本访谈。简而言之，这些"其他方法"可以总结为"只是与来访者交谈"。从我们第一次接触开始（通常是通过电话或邮件），到之后见面，我都会关注来访者的言行，以及她在我面前的举止。一开始，我是以"自由漂流"的方式与来访者进行接触的，没有"思考 TA"，只是想知道来访者为什么联系我，同时关注自己的反应。我对这个人的反应很可能也是其他人对她的典型反应，而这也可能是她来求助并想解决的问题的一部分。驱力行为往往是我能识别的第一个 TA 概念。只要记住要努力、要完美、要赶快、要讨好、要坚强这些概念，只要我睁大眼睛、张开耳朵并把它们与大脑连接起来，典型的驱力行为就会显现。

　　我谨记艾瑞克·伯恩的建议，落后于来访者三步，因此不会试图自作聪明，过早地了解来访者。像驱力这样的行为模式自会重复，一遍又一遍，所以对于下结论，我会等待时机。来访者的微笑，在话语中加入的一些词，比如"对吧？""不是吗？"都显示出了"要讨好"的驱力。对此，我会体验很多次，因此即使因为没有注意到而暂时错过了，也没有关系。

我在治疗室与来访者第一次见面时会欢迎对方，并说类似这样的话："我把我们的第一次见面看作你和我都能更好地了解对方的机会，看看我们能不能一起做些什么。我想听听你为什么来找我，以及你希望通过和我做心理治疗实现什么。我需要了解足够多的信息，才能确定我是否可以通过做你的心理治疗师来帮助你。我也准备好了回答你的提问，关于我们机构提供的治疗，关于我作为心理治疗师，或者其他对你决定是否想在这里开始治疗来说很重要的问题，任何问题都可以。这次会面结束后，我们两人都可以自由地决定是否想继续一起工作。如果我们同意开始工作，我想和你再安排五次会面，在这五次会面完成后，我们可以再次核查一起工作的感受。再之后，我们就可以根据需要一直进行下去。那现在，你是想告诉我你的一些情况，还是想让我先告诉你一些关于在这里做治疗的事情？"

大多数来访者会开始谈自己，不过也不是所有人都如此。对很多来访者来说，心理治疗是他们从未做过的事，因此他们并不知道要期待什么。来访者联系我们的原因各不相同。有些来访者是因为他们认识某人，那人曾接受过我们的治疗。有些人之前对我们并不了解，可能是在网上找到了我们机构，或者是由社会或医疗机构转介而来的。后来，人们知道了我们，我们的办公室也在同一个地方待了几十年。一般来说，我会尽量充分地回答与心理治疗有关的任何提问。例如：

提问："我来这里会发生什么？"

回答："就像我们现在说话这样。你坐在那里，我坐在这里。你可以谈想谈的任何事。我通常会先问你今天想谈什么。你从哪里谈起并不重要，因为所有事都与你有关。我会倾听，并逐渐了解你，然后会用各种不同的方式回应你。"

提问："这样谈话为什么会对我有帮助？"

回答："我会一直关注你，并用你的朋友和家人做不到的方式回应你。当我知道了你通常会在令你烦恼的情况下做什么时，我会为你寻找并提供其他视角。我不能改变你或治愈你，但我可以让你看到做出改变和找到新方法的其他选择。"

提问："你没有见过我的家人，只见过我，那你怎么帮我用其他方式处理家庭问题？"

回答："因为和我在一起的你和在家里的你是同一个你。我会通过两种方式了解你：一种是关于你的生活和家庭，你告诉了我什么；另一种是当你和我在一起时，你的实际行动是什么。既然你要求我帮助你，我就会让你知道你在这里做了什么，也会与你对质，从而增加你的自我觉察。我可以在这里帮你找到处理令人烦恼的情绪的方法，你看到了新的可能性后，也可以在家里尝试。"

提问："你对家庭了解多少？你结婚了吗？你有孩子吗？"

回答："我在一个家庭里长大。我结婚了，有两个成年的孩子。我是一名心理学家和心理治疗师，我经过了处理家庭问题的专业训练，具有专业经验。"

提问："我可以要你的家庭地址和电话吗？万一我感觉很糟糕，需要和你谈谈怎么办？"

回答："这不可以。我和你只能在约定的时间在这里见面。我会在我们约定开始的时间到这里，并在我们约定的时间结束。如果你想更频繁或更少地来这里，我们可以随时提前协商。我只会在这个房间、在我们约定的时间为你提供服务。"

提问："我怎么知道你真的是心理治疗师？你受过什么训练？"

回答："你可以到瑞典国家卫生与福利委员会查我的名字。他们颁发心理治疗师的执业执照，而且有注册列表。我是有执照的临床心理学家，也是有执照的心理治疗师、沟通分析心理治疗师和沟通分析教师及督导师。"

提问："如果我们彼此喜欢，可以成为朋友吗？"

回答："朋友之间要互相帮助，互相关心。其实，你之所以付给我费用，有一部分原因就是不用照顾我。你在这里的所有时间，我们都会专注于你和你的问题，而不是我的问题。你雇用我的目的是帮助你处理你的问题。我会在其他地方解决我自己的问题。随着我们继续工作，我对你的了解会比你对我的了解多得多。所以，我们不能成为朋友，也不能发展亲密的私人关系。但我们可以互相欣赏和尊重，珍惜我们在一起的时间。如果我们在城里碰巧遇到，可以朋友般地打个招呼。"

在第一次会面的某个时候，来访者通常会开始谈论自己以及把他们带入治疗的问题。他们以这样或那样的方式把他们的故事告诉我，把他们生活中的困扰告诉我。如果他们一直在问我问题，我会说诸如此类的话，礼貌地把焦点转回到他们身上："现在，你已经听了一些关于我和我们这里的治疗的信息。我想听听你的情况，以及你为什么向我寻求帮助。这样，我就能了解你的状况，并判断和我一起做治疗是否能够帮助你。"当他们开始谈论自己时，我会倾听。我努力理解他们的急性来访问题，例如："我刚失去驾照，因为我很不走运，在一个聚会上喝了点酒，从聚会开车回家时被抓了。我的工作需要开车，所以现在我很害怕老板解雇我。我真是很担心。"我会调动所有感官，看看是否能发现来访者的一些脚本线索，即他让自己陷入困境背后的原因。他说话时是否显得忧心忡忡？他的担忧是扭曲情绪吗？还是说他很平静，没有情绪，背后是"要坚强"的驱力？他在向我抛饵吗？如果我上钩，会把我带到游戏中吗？他也许会告诉我，他来这里只是因为妻子让他来，她希望他不要再喝酒了？这是不是在邀请我进入游戏，扮演拯救者，而他是受害者？也许在他谈话时，我有好几次都注意到他表示自己工作很努力，"总是亲自做事，因为不能相信别人"。那么这表达的是"要努力"的驱力且背后结合了"不要亲密"的禁止信息吗？在我听他说话的同时，可能会想他为什么要喝这么多酒。是为了让自己不用依靠别人给予安抚，就能感觉良好吗？那么，他是否有某种早年决定？这是如何发生的？他是怎么长大的？

在我倾听和偶尔提问澄清时，这些想法处于我头脑的背景中。它们没有特别的条理，自由流动。我能够觉察来访者表达的内容，也能够觉察我们之间的过程（process），即他是如何表达自己的，以及我对他的反应是什么（例如，我是否觉得他并不相信能从我这里得到什么，只是因为妻子希望他来，所以他才来了？）。我的觉察以我所受的训练和专业经验为背景，我并不试图在这个阶段就理解来访者的脚本或者对来访者的脚本给予任何反馈。我只为自己收集足够的信息，以便在第一个小时结束时告诉他，我是否认为我可以帮助他实现我们双方都同意的目标（第一个合约）。就这位来访者的情况而言，我可能会问："你来这里只是因为你妻子希望你来吗？要是这样，我就得拒绝做你的治疗师了。我只能帮助你解决你自己想发现或改变的问题。现在你已经和我聊了一段时间了，有什么是你想和我一起处理的吗？你希望从我这里获得什么吗？"如果他接着告诉我，他对发生的事感到困惑，他想更好地了解和处理自己的情况，那么我会说："好的，我没问题——我想我可以协助你澄清发生了什么，并为你提供一些新方法来处理你的情况。我已经听了足够多的信息，并同意与你一起工作。如果你也想开始与我做治疗，那么欢迎你。你的情况怎样呢？你是否已经了解得足够多了，做好了开始的决定，还是不开始？还是你想先回家考虑一下，再联系我，告诉我你的决定？"我的大多数来访者此时都选择了继续。有一些人会礼貌地告诉我，我提供的不是他们想要的。还有一些人则表示想考虑一段时间。

我此时之所以同意为他做治疗，是因为我对可以如何帮助这个来访者确实有想法。我与他们交谈时注意到了一些脚本行为，我拥有从 TA 中及从其他来源那里获得的心理学知识，我相信这些知识会让来访者受益。并且，我知道如何将这些知识以能够帮助来访者的方式应用到他们面对的问题中。我将心理治疗师的角色看作门卫，打开来访者从没见过的门，邀请而不是说服他们走进去，看看另一边的东西。对这位来访者而言，我看到了一些可能的门，在我们相伴前进的过程中，我可以打开这些门：我可以帮助他看到他对其他人（包括我）的行为模式；我可以帮助他觉察自己的情绪，以及这些情绪如何成了他的动机；我可以向他展示与他人（包括我）相处的新方式；我可以帮助他看到他在用一些早年的、不再有效的决定来指导现在的生活；我可以指出更适合当下的新的情绪决定；我可以把自己作为一个"测试者"，让他尝试新的、信任他人的行为；我也可以教他一些他从未学过的人际关系知识（沟通和游戏），以及如何读懂自己和别人的情绪，并依此采取行动。

第一个治疗合约应该是广泛的、具有包容性的，一般指向帮助来访者实现自主的方向。自主在 TA 中的定义为：能够觉察、自发和亲密。第一次会面后，我喜欢邀请来访者提前预约五次，频率通常为每周 1 小时。在这五次会面中，随着在一起的时间增多，我们可以将第一个治疗合约细化和具体化。我们可以利用其中一部分时间进行常规的脚本访谈，但也需要在第一个治疗合约上取得进展。治疗师应该使用工具箱中的某些工具，特别是本章开头提到的，为治疗师和来访者建立良好的治疗联盟而设计的工具。在第五次会面时，我会问来访者是否从治疗中获得了一些有用的东西，也会就我们的进展向来访者说明我的个人观点。如果我们双方都感到满意，治疗通常会进入一个持续的阶段，直到其中一方（通常是来访者）认为到了该停止的时候。在某些情况下，会有实际的时间限制（10 次、20 次、半年、一年或其他既定的时间框架），但在大多数情况下，结束时间是开放的。

个人合约、伴侣合约与团体合约在制定方面的差别

在上面的讨论中，我假定的情况是个体希望开始做心理治疗。经过一些调整，这些讨论也适用于寻求治疗的伴侣。调整的方法是与一对夫妻制定三个合约：每人一份个人合约（像个体治疗那样），以及伴侣双方都同意的共同合约。团体治疗稍有不同。治疗师在接受所有参与者进入团体之前，应该与他们有足够的接触。制定"第一个合约"的工作应该在治疗师与每位来访者之间单独进行，这样治疗师才能知道自己能够为每个人提供有用的帮助。这项工作可以在如上文所述的治疗师与来访者的单独会面中进行，也可以是双方第一次接触延伸出的一部分。团体第一次见面时，治疗师应该已经对每个人加入团体治疗的原因有所了解，并应该对自己有能力帮助每个来访者解决问题有一定的信心。

在团体治疗中，需要特别关注并花费时间在所有成员之间订立团体合约，包括治疗师在内。显然，这份合约需要覆盖所有实际问题，比如见面的时间、地点、有人不能参加时怎么办和费用等。每位成员都做了初步介绍后，合约还应包括如何创建安全的团体氛围，从而使团体成员愿意共同努力，达成每个人的治疗目标。这部分团体合约涉及如何为团体保密，如何相互支持和面质，治疗师的角色是什么，以及团体成员提出的其他有助于他们在团体中感到安全的事情。只有在对团体活动框架取得了一致意见后，治疗师才能继续澄清和深化每位成员的个人改变与发展合约。

20 世纪 70 年代，在我开始心理治疗师的生涯时，团体治疗在瑞典很流行。到 20 世纪八九十年代，作为吸毒者治疗性社区工作人员的督导师，我将 TA 团体治疗引入了治疗性社区，并成为重度吸毒者（海洛因、苯丙胺等成瘾者）的主要治疗元素。最终，我研究了这种团体治疗的效果，并在 2001 年的博士论文中报告了有利的结果（Ohlsson, 2001）。然而，在瑞典，公众越来

越倾向于进行个人或伴侣治疗。我们在马尔默的生活治疗研究所也越来越多地转向个体治疗。安妮卡、罗兰和我于 1992 年用瑞典语出版了《人际沟通分析——TA 治疗的理论与实务》一书。1996 年，该书首次被翻译成繁体中文在中国台湾出版，并于 2006 年在中国大陆出版了简体中文版。在那本书中，我们主要写的是 TA 团体治疗。所以，关于如何制定团体合约，我推荐大家阅读那本书以了解更多具体内容。在本书中，我的视角主要集中于个体或伴侣治疗。

如何基于脚本制定治疗合约

接下来介绍基于脚本制定治疗合约的方法，既适用于团体治疗也适用于个体治疗。我建议把这类合约写在白板纸上，可以撕下来，并可以保存到以后的治疗中使用。写下来的好处是来访者在说话的同时也可以看到，之后还可以核查治疗师是否正确地理解了来访者的意思。

开始时，我会这样说："好，我们已经同意开始治疗了，也已经讨论了一些实际的事情，比如时间、地点和费用等。现在我想更多地了解你希望通过来我这里获得什么。你希望我帮助你了解或改变自己的什么吗？"然后，我会倾听来访者的回答。在一般情况下，我不会直接获得这个问题的答案，因为大多数来访者会开始谈论他们的问题，而不是如何改变自己处理问题的方式。从沟通的角度说，大多数来访者会漠视我和我的第一个提问，回复类似这样的内容："这真的太糟了。你知道吗？我的老板提要求时完全不讲理……"然后，关于老板的故事可能持续一段时间。我会注意到这个漠视，但我不会马上对质它。相反，我会把来访者故事中的一些话写在我们都能看到的白板纸上。我会挑选一些我认为可能与来访者的脚本有关的语句，比如，"我的老板完全不讲理"，也会问一些澄清的问题，并牢记我最初的提问。然后，我会接着用来访者的话写下重要的脚本元素。我把这些语句写在纸的中间，左边留出空白。当我听到一些类似合约问题的答案时，会把它写在左边的空白处。关于合约的陈述，我会把它们整理成我愿意接受与之工作的语言。谈了一段时间后，整张纸上可能写满了脚本语句，和我认为我可以帮助来访者实现的一些合约要点。图 5.2 中所示的合约例子取自某次课堂的角色扮演展示，只不过我把"来访者汤姆"的回答写在了白板上（而不是白板纸上）。

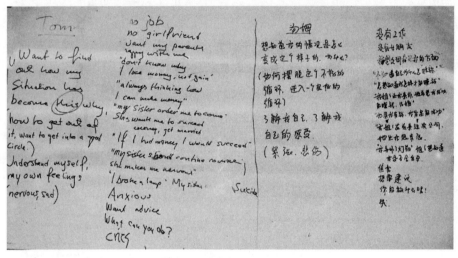

图 5.2 "汤姆"的合约示例

从图 5.2 中可以看出，我还写下了我看到的来访者"汤姆"在谈话中的一些行为，比如显得很焦虑、哭泣。从这个角色扮演的例子中，我们可以看到"汤姆"没有工作，也没有女朋友。他希望父母为他高兴。他总是想赚钱，却"赚不到"钱。他姐姐希望他成功，并命令他来治疗，但"汤姆"认为她才是需要治疗的人，因为她"让他"紧张。在他打碎灯时，姐姐想知道他会不会自杀。他希望得到建议，还想知道我能做什么。

我感受到了"汤姆"的困惑和不快乐，我问他是否想更多地了解自己和自己的情绪，以及他是否希望我帮助他走出恶性循环，进入一个"好的循环"。这是我写在左边的内容。"汤姆"看着我写的东西，说："是的，我想这样。"这就是一个治疗合约的例子，治疗师同意帮助来访者了解他的脚本，并做出一些情绪性的再决定。这些再决定对他目前所处的年龄阶段来说，更能让他获得幸福感。作为一名 TA 治疗师，我有信心接受这个合约。我确实已经获得了一些有关他的脚本的信息，比如我看到了"要讨好"和"要努力"的驱力，可能还有焦虑（担心）的扭曲情绪，从受害者的位置发出的游戏，以及更深层的家庭问题（自杀的暗示）。基于我的心理学知识和人生经验，我相信我可以帮助他了解自己，并了解家庭对他的影响。通过 TA 的基本假设——"我好—你好"，我有信心帮助他看到一些新的和好的选择来应对他的问题。

　　一个合格的 TA 治疗师负有伦理职责，帮助来访者实现自主。自主的定义是觉察的能力、自发的能力以及与他人体验亲密的能力。在"汤姆"的案例中，了解自己和自己的情绪就是觉察，进入"好的循环"而非恶性循环是指与他人在一起时能够感觉良好，这就是亲密。TA 治疗师接受来访者的合约时，永远需要思考一个问题：这个合约能够帮助来访者实现自主吗？如果答案是否定的，这个合约就是不适当的。

关于合约的一些观察

　　心理治疗的本质是个人改变，即学习新的生活技能，提高生活质量。这些技能一旦被掌握，就不会遗失。你会从自己的亲身体验中知道它们有用，即使你选择不用它们，你也会拥有这些知识。一旦你允许自己哭并允许别人在你生活艰难时帮助你，而不是紧咬牙关，更努力地工作，同时憎恶每个人，那么你之后就会知道至少还有一种选择是你之前没有意识到的。这就是个人改变和成长的本质：在不失去原有技能的基础上，增加个人技能。童年的脚本决定总是孩子当时能想到的最好的决定。但是，一些早年决定可能已经对成人没有用了，因为童年时的生活条件和依赖关系可能已经不复存在了。那个经常打老婆和孩子的酒鬼父亲可能已经不在了。因此，那个聪明的早年决定——父亲一生气就逃跑——可能已经不再能帮你很好地处理当下的现实了（在当下的生活中，生气的老板代替了父亲，他可能喝酒，也可能不喝酒）。所以，你要学习在面对欺凌者时站起来，同时还应保留在某些情况下最好还是直接逃跑的选项。治疗师应当承担帮助来访者扩展反应选项的职责。当来访者面对在情绪方面具有挑战性的情境时，治疗师应当给予他们更健康的选项。简而言之，这需要治疗师对"健康生活"的内涵有良好的理解。就我的理解，孟子提出的"性善"与 TA 提出的"我好—你好"是一样的。它们与"自主"相结合，就为心理健康的生活提供了一个基线。心理健康和身体健康一样，对任何一个人来说都值得拥有，不分种族、文化、宗教或政治背景。因此，心理治疗师仅了解心理不健康的各种形式是不够的（比如最新版的《精神障碍诊断与统计手册》列出的），仅了解人们为什么会采取不健康的生活方式也是不够的（脚本知识有助于对此的理解）。治疗师还需要从学习和个人生活中了解健康的生活实际是什么样的。治疗师需要有充分的理由相信，接受来访者的某个合约会为他带来新的选择，帮助他过上健康的生活。

关于个人的改变和成长，治疗合约总包含两个方面：一方面是来访者希望停止做一些有害的事，另一方面是来访者希望开始做一些有益的事。例如，有人想停止犯罪和吸毒，取而代之的是开始做普通而诚实的劳动者，供养自己的家庭。在制定治疗合约的过程中，这两方面都需要处理。通常的情况是，来访者只看到或者只表达其中一个方面。来访者说："我想不再抑郁。""好。"治疗师说，"听起来不错。如果不抑郁，你想变成什么样？"经过一个或短或长的合约制定过程，来访者可能说："我想笑，想快乐。我想交朋友，信任他们，而不是退缩和孤独。""好。"治疗师说。关于制定合约，我给治疗师的一般建议是，记得核查合约中最先没有提及的方面。如果来访者说："我想戒烟。"那么问："取而代之，你想做什么？"如果来访者说："我想和妻子保持良好的关系。"那么问："而不是做什么？你想不再做什么？"关于来访者想实现的改变，这两方面都需要表达。

人类的生命（像所有生命一样）是有限的，这是一个事实。我们都曾出生，都会死亡。在这之间，我们会生活一段时间。对一个孩子来说，生命似乎是无尽的。对研究其他星系中星体的天文学家来说，人的生命看起来就像极其微弱的闪光（当然，他希望自己除外）。不论怎样，人生有限，我们没有时间去做所有可能做的事。我们甚至也没有时间去认识那么多生活在这个星球的有趣的人，只能认识非常少的一部分。所以无论我们做什么，同时都还有很多事没有做。如果我们想做一些新鲜事，就需要停止做其他一些事。如果我们想停止做一些事，就需要用别的事情填补时间。在治疗中，关注来访者想停止做什么相对比较容易。一般来说，他们希望停止在这方面或那方面感觉不好。同时，一般来说，他们希望感觉好一些。但是，怎么实现呢？治疗师的工作是为来访者提供支持或方法，引领他们实现自主，接受他认为自己可以帮助来访者实现的合约，拒绝那些不能走向自主或治疗师不知道如何帮助来访者实现的合约。

在很多关于 TA 的书中都有下面的说法，值得不断重复：合约是由两个平等且有能力的人共同制定的，他们自愿进入合约关系。双方都有权利对对方的要求说"不"，也都有权利对对方说"好"。在达成合约前，你需要对对方进行评估，你必须知道对方想做什么，以及实际有能力做什么。双方达成合约总是需要花费或多或少的时间。在协商过程中，双方所有的自我状态都需要积极参与。在达成协议的一刻，即"握手"时刻，双方都需要处于未被污染的成人自我状态，不包含任何隐藏信息。诊断某一时刻的自我状态时，我们很难了解并满足所有标准（行为、社交反应、历史和现象学确认），所以双方是否真的达成了共同的合约，通常存在一定的不确定性。制定合约是治疗师必须通过实践和个人督导不断学习和提升的技能之一。像其他所有技能一样，你只有不断练习才能有所提高。但是，追求完美既不可能，也不可取。足够好就是足够好，对治疗师来说也是如此。

伦理考量

《ITAA 伦理行为守则和 ITAA 伦理程序手册》发布在 ITAA 的网站上，所有会员都同意遵守。沟通分析师由 ITAA 或同等国际组织认证。因此，沟通分析师制定的所有合约都必须遵守该伦理守则。ITAA 有伦理委员会，处理会员的伦理违规行为。违反该伦理守则的会员会受到一系列制裁，终极制裁是开除会员资格。在网上可以下载整份文件，其中描述了完整的伦理行为守则和伦理程序。该伦理守则的一些要点可以总结如下。

- ITAA 的会员承认所有人类的尊严。
- 不会故意或蓄意伤害任何来访者。
- 从尊严、自主和个人责任的立场出发，致力于发展来访者的觉察。
- 与来访者建立知情的合约关系。
- 不以任何方式剥削来访者。严禁与来访者发生性关系。
- 保密、不剥削的关系、提供后续关怀的规定一直延伸到合约终止后。
- 不公开发表贬低其他会员的言论。
- 对行为不合伦理的会员，接受对其面质的责任。

以上几点只是《ITAA 伦理行为守则和 ITAA 伦理程序手册》中的几个例子。ITAA 会员需要阅读整个守则并同意。

ITAA 坚持并维护其伦理守则是至关重要的。任何人都可以了解该守则。如果沟通分析师违反了守则，来访者可以投诉他，公众也可以对该组织或其会员的不道德行为进行投诉。只有坚持守则，ITAA 才可以宣称他们的会员值得信任，想成为沟通分析师的人才能预期参与公正的学习和考试过程，以及在成为沟通分析师时获得他人的尊敬和专业声誉。

我曾在 ITAA 的伦理委员会任职，根据我个人的经验，我知道公正地严守《ITAA 伦理行为守则和 ITAA 伦理程序手册》中的准则处理伦理投诉是多么敏感和困难。由于你不能在调查之外谈论案件，所以大多数会员永远不知道你做的工作是怎么回事。但投诉事件确实会发生，有投诉就必须处理，否则组织将无法长期生存。如果 ITAA 不值得信任，就没有人愿意成为其会员。

插曲 5 世界首映礼上未完成的会面

北岛比我小几岁。1973 年，24 岁的他写了《太阳城札记》，这是一本由 14 首短诗组成的诗集：生命、爱情、自由、孩子、姑娘、青春、艺术、人民、劳动、命运、信仰、和平、祖国和生活。每首诗只有几行字，最后一首诗只有一个字：网。现在，北岛于 2018 年被认为是中国当代最优秀的诗人之一，他曾被提名为诺贝尔文学奖候选人。我以前从没见过他，但我读过他的诗。他现居于中国香港，曾在瑞典住过几年，与瑞典一些著名的汉学家私交甚好。

今晚，我将在马尔默的新音乐厅见到北岛。瑞典作曲家布丽塔·贝斯特尔姆（Brita Byström）根据北岛的《太阳城札记》创作了半小时的歌剧音乐，今晚将进行世界首演。她从未见过北岛，第一次读的是诗集的英译本，所以她把自己的音乐称为：*Notes from the City of the Sun*（《太阳城札记》）。在演出前，布丽塔·贝斯特尔姆、北岛和瑞典著名作家、北岛的老朋友戈兰·桑纳维（Göran Sonnevi）将就这首诗和这部歌剧进行 1 小时的公开讨论。届时，我和其他几百名观众将与北岛见面。

我和莫琳到达时，北岛差不多已经到了，站在观众中与他的朋友交谈。

他穿着深色西装，身材修长帅气，与他比起来，我感觉自己显得又老又邋遢。我们生活在不同的世界，不过，看到他就在几米开外的地方，让我觉得他真实又普通——大诗人和其他人一样，一边闲聊，一边等待讨论会开始。我几乎要和他见面了。

讨论开始时，台上坐着四个人，三个主要人物和一个翻译。北岛说汉语，桑纳维说汉语和瑞典语，贝斯特尔姆说瑞典语，听众中的大部分人只懂瑞典语。但也有一些中国听众，大多是年轻人，可能在瑞典留学。在大厅另一端，我发现了一个高大的男人，微微弯着腰，头发白蓬蓬的，他是我在隆德大学时的中文系教授。大约 15 年前，他教过我中文和历史。和桑纳维一样，他也能说一口流利的中文。我们相处得很好，在课内和课外都有很多有趣的讨论，甚至会偶尔一起喝啤酒。多年后能再次见到他，我很高兴——讨论结束后，我要去和他打招呼。

讨论很有趣，但也很令人费解，因为翻译与北岛说的话比对观众说得还多，桑纳维还经常跳进来接管翻译。我怀念起我在中国的翻译，不过当然也意识到他们搞不定瑞典语的部分。翻译诗歌与翻译心理学知识也是两回事。另一方面，我很高兴在翻译费尽心机地翻译正确之前就明白了北岛说的一些内容。北岛说诗的 14 个标题就像 1973 年时他所了解的生活的 14 个方面，他用诗意的解释或定义对每个标题进行了诠释。这时，作曲家贝斯特尔姆非常高兴。这也是她为女高音和管弦乐队创作音乐的方式——歌手独唱标题，然后歌曲与管弦乐队融合起来进一步阐述和定义。但说到结尾的"网"时，他们的理解不同。北岛的解释是将其他 13 个主题串联起来，形成一张网，而布丽塔只聚焦于单个角色的单一性，所以她让音乐在一个孤独的音调中慢慢消失结束。

讨论结束后，我在人群中找到了我的老教授。还有其他人在和他说话，所以我得等一会儿才行。机会到来时，我说："您好，您还记得我吗？"他看着我，回答道："是的，每一张脸我都记得。不过，你叫什么名字？"我说："托马斯。"他问："哪个托马斯？""托马斯·奥尔松，您周六上午的课上的。我在那里真的学到了很多很棒的东西。"我说，同时对他没有马上认出我感到有点失望。"啊，是的，那是一段美好的时光。"他说。现在我们又回到了正轨。我们又聊了一些话，然后一个 30 多岁的短发女人走到他身边，催促他跟着走，他们必须离开了。她没有看我，我很遗憾我们被打断了，但是和老教授重新联系上还是让我感觉很好，至少我几乎要完成与他的会面了。他友好地拍了拍我的肩，跟着那个女人走了。我回到莫琳身边，去音乐厅就座。

马尔默交响乐团的 89 名音乐家和韩国的客座指挥金恩善（Eun Sun Kim）演奏的音乐气势磅礴。布拉姆（Brahm）的《大学庆典序曲》和舒曼（Schumann）的《第二交响曲》为位于中心位置的瑰宝——《太阳城札记》——提供了绚丽的背景。年轻的女高音歌唱家马琳·贝斯特尔姆（Malin Byström）和乐团用前所未有的音乐填满了大厅，从现在开始，这首音乐艺术作品将与北岛的诗集艺术作品并肩而立。而我们就在那里，在现实生活里，在此时此地。这是任何数字化机器永远都无法体验或理解的活动。

之后，我想起了那个打断我和教授谈话的女人。她是谁，为什么能这么自然地叫他一起走？也许是他的女儿？那我认识她。2005 年，我和他的女儿在北京外国语学院学习中文时整整做了一个月同学。 我想我能认出她的脸，我应该在他们离开前仔细看看并问她一下的！难道我又错过了一次打招呼的机会？真是另一场未完成的会面……

第六章

理论：自我状态再审视

艾瑞克·伯恩的伟大发明：自我状态

1970 年，艾瑞克·伯恩去世后，富兰克林·恩斯特（Franklin Ernst, 1971a）写道："3 个圆圈……这个图可能是整个心理治疗史上迄今为止最有用、最好用的工具。"恩斯特用如图 6.1 所示的方式展示了它的有用性。他将两个图并列放在一起，一个代表"我"，一个代表"对方"。

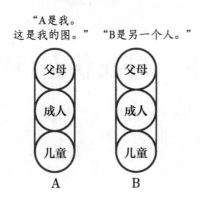

图 6.1　恩斯特的沟通分析图

需要注意的是，恩斯特给每个人周围都画上了"皮肤"，表明每一方都是完整的人，都可以在三种自我状态——"父母""成人"和"儿童"——间移动。艾瑞克·伯恩本人则倾向更简化的图，如图 6.2 所示。

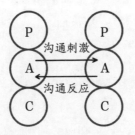

图 6.2　伯恩的沟通分析图

来源：Berne, 1961, p.90.

　　伯恩创造的 TA 图可能仍旧是心理治疗有史以来最有用的图。而且，不仅是在心理治疗中，在理解两个人如何互动的一般情况下也相当有用。这幅图使我们有可能确定每一刻发生了什么。这正是沟通分析师需要学习并发展的技能：觉察持续发生的沟通，并理解它们与来访者请求帮助希望解决的问题之间的联系。从图中可以看到，一次沟通包含一个沟通刺激和一个沟通反应。举个简单的例子。一个人说："嗨！"另一个人回应："嗨，你好吗？"这个沟通可能会快速导致一系列沟通，连续把它们用图画出来并不容易，因为在你试图抓住它们时，它们也在不停流淌，就像春日里充满活力的河流。

　　尽管如此，沟通分析师仍有责任通过来访者的现在来了解他们的过去，从而为他们展示更好的未来。沟通分析图是一个很好的工具，可以帮助沟通分析师变得熟练。对其他人来说也是一样。

在进行沟通分析时使用自我状态

　　为了使沟通分析图能够作为培训沟通分析师的工具，我们有赖于另一项已经习以为常的发明，尽管它对人类来说仍是一个全新的工具：通过外部媒体，将声音和影像记录下来。只有最新一代的人类，才能只要按下按钮就可再次看到和听到已经发生的事。从直立人时代开始，地球上已经有超过 10 万代人生活并死亡。在这些世代中，大约 99.997% 人只能将声音或影相保存在自己的记忆中。直到不久前，才有极少数运气好的富人有机会使用外部影音设备。直到现在，大多数人才能以负担得起的价格录制高质量的声音和动态画面。

　　在培训新的沟通分析师时，我们会要求他们录下与来访者的一些工作。这必须得到来访者的明确许可，而且录音必须依据 TA 的伦理规范和现行法律来处理。我们会要求学员从录音中挑选一些 5 分钟的片段，展示出他们认为自己做得很好的 TA 工作。然后，我们会要求学员对录音片段中所说或所做的一切进行转录，包括每一个"嗯"、咳嗽、笑声或者轻声的"好吧""你知道"等。TA 受训者必须准确如实地写下与一位来访者或多位来访者的每一次沟通。为了确保一切都被记录下来，学员需要反复多次听录音。在这个过程中，受训者常常会惊讶地听到自己和来访者表达了许多之前没有注意或不记得的事情。这个过程虽然耗时，却是很好的训练，可以让你在沟通发生的同时产生觉察。这也是依靠实际发生并保存在外部记录机器上的事实，训练并增强治疗师的内部记录能力（觉察和记忆）的方法。

然后，TA 督导师会跟随转录稿倾听录音。督导师可能会请学员为特定的沟通画出沟通图，并识别沟通的公开信息和隐藏信息，或者辨明沟通是互补的还是交错的，另外还可能请学员讨论沟通的三条规则（互补沟通继续、交错沟通导致沟通停止或改变，以及隐藏沟通决定了沟通的结果）。受训者需要学会利用自己的自我状态对来访者做出有益的回应。录音中还有其他很多内容可以从 TA 的角度进行讨论，比如来访者的游戏、扭曲情绪、脚本和治疗方向（合约和再决定）。但我在这里想强调的是，学会利用此时此地对过程的觉察（process awareness），看到并处理来访者的问题非常重要。无论来访者在其重要关系中存在什么问题，都会呈现在他们与沟通分析师的治疗关系中。

我认为自我状态理论是伯恩对心理学最为独特和重要的贡献。它的新颖之处在于认为在我们的成长过程中以及后续的生活中，重要的情绪经验可以储存在我们的大脑中，形成思维、情绪和行为的统一系统。这些系统在后续相关时刻可以被重新使用。这样的好处在于速度和效率。储存的思维-情绪-行为系统为当前的具体情境提供了快速的、"现成"的历史解决方案，它有时会有利于顺畅的社会交往，但并非总是如此。

满载情绪的早年互动经验包含两个方面：一方面是孩子在某情境下自身的情绪、思维和行为，另一方面是该情境下他人（通常是父母）的情绪、思维和行为。孩子可能会把自己的内心体验记录为一种自我状态，而把对他人的感知记录为另一种自我状态。因此，对于同一情境，成长中的个体可能会形成两种自我状态。他自己的思维、情绪和行为成为儿童自我状态，他感知到的他人的思维、情绪和行为成为父母自我状态。

举一个例子，一位父亲责骂他的儿子。他举起手指，对儿子怒吼道："你真是太蠢了！"儿子害怕了，捂住耳朵保护自己，等待父亲停止。儿子可能会从这个情境中形成两种自我状态：一种是儿童自我状态，情绪是害怕，思维是"我要等爸爸停下来"，行为是用双手捂住耳朵；另一种是父母自我状态，情绪是愤怒，思维是"你真蠢"，行为是大喊大叫，并举起手指。后来，这个孩子长大了，他可以在不同情境下分别使用这两种自我状态。老板批评他的工作表现时，他可能不听，感到害怕，只是静静地坐着，直到老板说完。当他自己的孩子表现得不好时，他可能会像父亲一样，变得愤怒，大喊大叫，说否定的话。作为成年人，在这些时候使用这些自我状态可能对他有好处，也可能没有好处，但这些状态为他提供了一种快速且自然的反应方式。

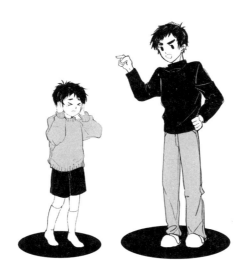

儿童自我状态和父母自我状态的起源

托马斯老师说：健康的人是能够在适当的时间使用所有类型的自我状态的人。沟通分析图的前提假设是自我状态的存在。伯恩于 1957 年发表了关于自我状态的观点，之后在他的著作中，他对"自我状态"给出了几个类似的定义，最后一个定义是这样说的，"沟通分析的基本兴趣是研究自我状态，自我状态是统一的思维和情绪系统，经由相应的行为展现"（Berne，1972）。这句话也表达了伯恩的立场，即自我状态是 TA 的核心概念。如果你能用自我状态讨论问题，就是 TA。如果你不能用自我状态讨论问题，就不是 TA。

那么什么是自我状态？

为了回答"什么是自我状态？"这个问题，请翻到《心理治疗中的沟通分析》（Berne，1961）的第 17 页！那是伯恩为 TA 的整个理论和实践打下自我状态这一基础的地方。

尽管图 6.3 中的这张照片有些模糊，没法真正阅读，但你从中可以感受

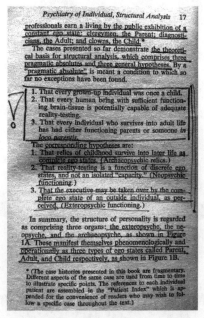

图 6.3　我在阅读《心理治疗中的沟通分析》的第 17 页时留下的标注

到我将伯恩最初对心灵器官（psychic organ）和自我状态的定义置于何种重要地位。我在《人际沟通分析——TA 治疗的理论与实务》（欧嘉瑞等，2006）中曾详细描述过伯恩这部分的写作。在这里，我想请大家注意的是儿童自我状态和父母自我状态的定义与成人自我状态的定义之间存在重要差异。

成人自我状态与父母自我状态或儿童自我状态的差异

一个人所有的儿童自我状态和父母自我状态都是在生命早期形成的。它们起源于过去的某个时间，主要是童年期，但不只是童年期。我们在成长中经历的一切并非都会转变为自我状态。只有对个人足够重要的东西，才会以统一的思想、情绪和行为系统保存下来。这些系统日后可以作为"现成的"自我状态加以使用。我并不确切地知道这究竟是如何发生的，也不精确地了解怎样的"足够重要"才足以形成自我状态。我不记得伯恩或其他任何人曾研究过或认真讨论过这个问题，但 TA 文献浩瀚如海，而且语种众多，也许已经有人了解得比我多了。"在什么条件下，自我状态如何形成？"这似乎是一个值得进行科学研究的好课题。尽管已经有研究证实自我状态从现象学角度来说具有有效性和有用性（例如，Heyer，1987），但我们对"自我状态"概念的理解远未达到科学的程度。

我认为，父母自我状态和儿童自我状态的形成包含两个条件：**情绪的重要性和相似场景的重复**。关于第一个条件，情绪的重要性，我指的是艾瑞克·伯恩去世后现代心理学的进展。西尔万·汤姆金斯（Tomkins，1991）认为，情绪是我们最主要的生物学动机，也就是说，是情绪激发我们随时思考和做事的。如果我们什么情绪都没有，就不会思考或做任何事情。因此，对我们来说，任何事情若想变得重要，它必须能够从情绪的角度激发我们。亲爱的读者，除非你被某种情绪激发（希望是兴趣），否则不会读我在这里写的东西。对孩子来说，某种情况必须具有情绪的重要性（积极或消极），他们才会以儿童自我状态和 / 或父母自我状态的形式"记住"这种情况。在我前面举的例子中，孩子很害怕，父亲很生气，双方的情绪都足够强烈，从而形成了自我状态的组成部分，以便日后使用。关于我的第二点想法，即父母自我状态和儿童自我状态只有在孩子反复经历类似的情况后才得以形成，我认为这是形成自我状态的通常方式。孩子可能需要经历父亲的多次打骂，才能找到应对父亲的方法（比如，站着不动，双手捂住耳朵），孩子也可能需要多次经历，才能把自己的反应固化下来。但在特殊情况下，可能只需要一次创伤经历，就足以形成恐惧的儿童自我状态，比如极端的身体虐待或性虐待。对大多数儿童自我状态和父母自我状态而言，找到起源的具体时间或事件不太可能，因为我们的记忆会把很多单独事件中相似的元素结合起来形成自我状态。这些自我状态与我们成长过程中在不同时段跟父母式人物的互动有关。

伯恩在《心理治疗中的沟通分析》的第 17 页为儿童自我状态和父母自我状态提出的两项"实用的绝对真理"简短、简单且不言自明，即"**每个成年人都曾经是一个孩子**"以及"**每一个活到成年的个体都曾有功能正常的父母或者代替父母（in loco parentis）的人**"。第一句话针对的是儿童自我状态，第二句话针对的是父母自我状态。这两句话唯一的难点在于第二句中的拉丁文"in loco parentis"，是"代替父母"的意思。

而关于成人自我状态的"实用性绝对真理"则完全不同："……**脑组织功能足够的每个人，都潜在地能够充分检验现实**"。这句话也相当简短，但绝不简单，也非不言自明。"功能足够"是什么意思？"潜在"又是什么意思？"充分"是什么意思？"检验现实"又是什么意思？这些概念需要进一步澄清和界定，其含义才能显现。这与大家都曾是孩子，每个人在成长过程中都有父母或其他看护人的一目了然相比形成了鲜明的对比。

最近，即使一些公众领袖竭力掩盖他们是十足的、依赖他人的婴儿的事实（与人属生物的进化相比，人类的生命非常短暂），我们也都知道他们曾是婴儿，然后是孩童。我们也知道，刚出生的人类是地球上所有生物中最不成熟的存在，需要经过最长的哺乳期且需要在父母的照料才能长大。一匹马驹在出生后几小时内就可以站起来跟着妈妈跑，而人就算出生了整整 1 年都站不起来。因此，每当我们遇到一个成人，都可以肯定他得到过父母多年的照顾，否则他活不下来。关于父母自我状态和儿童自我状态的两个陈述明显是指过去发生的事——"曾经是一个孩子"和"曾经有……父母"。

在对成人自我状态的陈述中，没有提到过去。它完全是针对现在的——"……潜在地能够……"。这句话的意思是**每个人**（没有脑损伤的人）都能做到（即使他有时没有做到），**即依据自己的最佳利益处理自己当下的现实**。我对这句话的理解是，每个人都有能力决定什么是对自己最好的。每个人都在过自己的生活。没有人能过别人的生活。我是地球上唯一知道做托马斯·奥尔松是什么感觉的人，这个人正在写下这些文字。而你，正在阅读这些文字的读者，是世界上唯一知道成为你自己究竟是什么样的人。无论是你还是我，都有"**潜在**"的能力去"**检验**"此刻围绕在我们身边的"**现实**"。我们只有"**充分**"地处理好这个现实，才能生存下去，并继续拥有美好的生活。人是高度社会化的生物，终其一生，他人都是我们获得满足感和幸福感的来源。所以，为了"**充分**"地处理好当下的"**现实**"，我们不仅要满足自己的生存需求，还要帮助别人满足生存需求。为自己的最大利益行事，同时也为他人的最大利益行事。这体现在 TA 著名的口号里——"我好—你好"。

心灵器官与自我状态

在《心理治疗中的沟通分析》（Berne，1961）的第 17 页，艾瑞克·伯恩假设，"现实检验是一种独立的自我状态的运作"。他将其称为"新心灵的运作（neopsychic functioning）"。"neo"在拉丁文中是"新"的意思，强调了这些自我状态在持续不断地应对各种新事物，即此时此地发生的事。对于使用基于个人早年经验而产生的自我状态，他称之为"古老心灵（archeopsychic）"的运作。"archeo"在拉丁文中是"古老"的意思。而对于使用源于体验父母式人物如何思考、感受和行动而形成的自我状态，他称之为"外部心灵（exteropsychic）"的运作。"extero"在拉丁文中是"外部"的意思。伯恩写道："总之，人格结构由三个器官构成：外部心灵、新心灵和古老心灵，如图 1a 所示。它们从现象上和操作上表现为三类自我状态，分别为父母自我状态、成人自我状态和儿童自我状态，如图 1b 所示。（Berne，1961，p.11）"《心理治疗中的沟通分析》中的图 1a 和图 1b 如图 6.4 所示。

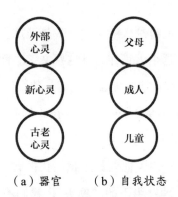

（a）器官　　（b）自我状态

图 6.4 伯恩提出的心灵器官和自我状态

从图 6.4 中可以看到，对于心灵器官和自我状态，伯恩同样用了三个叠加的圆圈表示。我觉得这很混乱，因为"器官"和"状态"是不同层面的概念。器官通常是一个医学术语，指的是特定的身体部位，比如肝脏。所以，心灵器官应该指大脑中储存自我状态的某个位置。而自我状态是一种可见的、现象学的关于思想、情绪和行为的统一系统。伯恩的想法似乎是，儿童自我状态以某种方式储存于被称为古老心灵的心灵器官的某处，父母自我状态储存在外部心灵中，成人自我状态储存在新心灵中。伯恩并没有试图对这些

"心灵器官"进行定位，它们是作为假设性结构被提出的。据我所知，今天仍旧是这样。

理解心灵器官与自我状态的新视角

伯恩谈到三个心灵器官和三类自我状态，暗示心灵器官只有三个，容纳了许多自我状态（数量不详）。自我状态分成三类：父母、成人和儿童。我曾建议，最好将这三个心灵器官画成三个容器，分别容纳许多父母自我状态、成人自我状态和儿童自我状态。图 6.5b 是我在福州的一次课程中画的，该图展示了许多父母自我状态、成人自我状态和儿童自我状态储存于各自的容器里，直到特定的、此时此地的情境将其"拉出来"使用。图 6.4a 中粗线条的沟通图显示了某一特定父母自我状态如何在某一情境下被使用，以及某一特定儿童自我状态如何在另一情境下被使用。

外部心灵（储存外部父母式人物的旧经验）和古老心灵（储存个人内心反应的旧经验）中储存着许多自我状态，沿着从出生开始逐渐长大（许多国家的法定年龄大约为 18 岁）的时间线理解起来很容易。任何一个孩子在这些岁月里都拥有与几位照顾者相关的许多重要经历。主要的父母式人物也会随着时间的推移而成长，并在这些岁月里改变态度和行为。在这些岁月里会形成许多父母自我状态和儿童自我状态。不过，成年后，在具有情绪重要性的情境中，仍有产生新的父母自我状态和儿童自我状态的空间。一般来说，大多数儿童自我状态和父母自我状态在学龄前的童年早期产生，随着成长和年龄增长，新产生的自我状态会越来越少。TA 治疗师需要学习发展心理学，才能理解处理不同儿童自我状态的差异，例如，来访者 3 岁的儿童自我状态和 7 岁的儿童自我状态。在有关心理人的第四章中，我就发展心理学及人类正常发展的知识为何对沟通分析师来说是基础的必备知识进行过更多阐述。

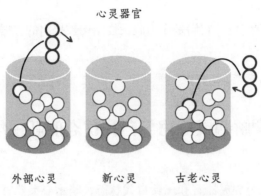

（a）心灵器官作为存放多种自我状态的容器

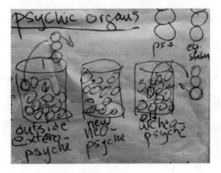

（b）托马斯老师的手绘图

图6.5

　　那么，新心灵中的成人自我状态（针对不断变化的外部和内部刺激，储存适当的此时此地的反应）呢？如果我们不能用时间线作为组织原则，该怎么理解各种各样的成人自我状态呢？我认为，我们需要承认成人自我状态与儿童自我状态及父母自我状态之间存在根本差异。儿童自我状态和父母自我状态是历史现象，我们有可能重新体验它们的源起。成人自我状态并没有特定的历史起源。它们总是以个人某些部分至今的总体发展为基础，做出此时此地的反应。换句话说，当我们利用经由内部或外部经验而产生的全部知识中的适当部分，良好地应对我们内部或外部发生的事情时，成人自我状态就出现了。

棘手的问题：如何诊断与转换自我状态？

艾瑞克·伯恩为诊断（验证存在）某一时刻特定的自我状态设置了四个标准：**个体的行为**、他人的**社交反应**、自我状态的**历史起源**，以及从**现象学**角度重新体验自我状态源起的能力（Berne，1961）。更确切地说，他将父母自我状态和儿童自我状态的诊断分别与实际的父母式人物和童年经历联系起来。当谈到成人自我状态时，他写道："成人自我状态的特点是具有一套自主的情绪、态度和行为模式，适应当前的现实。由于成人自我状态仍然是三类自我状态中最不好理解的一种，所以在临床实践中，最好将其描述为去除所有可检测到的父母自我状态和儿童自我状态后的剩余物。"换句话说，如果你不能将其诊断为父母自我状态或儿童自我状态，就一定是成人自我状态！我认为，这四个诊断标准只完全适用于父母自我状态和儿童自我状态。历史和现象学方面的诊断似乎与识别成人自我状态无关。我在 TA101 课程中讲授自我状态的诊断时总是与伯恩的做法一样：选择用父母自我状态或儿童自我状态举例子，并且希望没人会提困难的问题——如何将四种方式用于诊断成人自我状态。但是现在，由于我写的是"托马斯老师讲的 TA"，而不是"伯恩老师的 TA"，所以我要说："四个诊断标准只适用于对父母自我状态和儿童自我状态的诊断，并不适用于对成人自我状态的诊断。"

TA 中还有另一个棘手的问题，我问过自己很多次，但并没有得到满意的答案：如果存在如伯恩建议的三个堆叠的圆圈构成的模型，即三类相当的自我状态（心灵器官和自我状态的模型相同），那么在某个特定时刻，由"谁"或"什么"决定选择哪种自我状态？切换自我状态的机制是什么，它的位置在哪里？"谁"控制着它？有没有第四类自我状态存在，或者某一类自我状态是否在某种程度上优于其他两类？杰姬·希夫（Jacqui Schiff）等人提出："父母自我状态和成人自我状态都是适应性的……健康的人会体验到儿童自我状态是他们人格中最真实的部分……儿童自我状态是最聪明的自我状态。（Schiff，1975，p. 24）"

　　我经过深思熟虑的答案是，成人自我状态与父母自我状态及儿童自我状态是不同的。我的容器比喻可能对储存现成的父母自我状态和儿童自我状态是适合的，但对类型不同的、由统一的情绪－思维－行为构成的、不断出现以处理当下不断更新的现实的各种模式[1]而言，是不适合的。你怎么能把非现成的、随情境变化的、不断被创造的东西储存在一个容器里？也许，把成人自我状态想象为产生于父母自我状态和儿童自我状态（具有情绪重要性的过去经验）与体内外现状之间构成的不断变化的张力场更为准确。这样，三个心灵器官的呈现方式可能更像图 6.6 所示。它借鉴了图 6.5，其中图 6.6b 来自我与周司丽在福州一堂 TA 课上的讨论。

　　新心灵的"容器"（A——成人自我状态）呈现在由养育型（NP）和批判型父母自我状态（Critical Parent，CP；图 6.6a 的左侧）及自由型（FC）和适应型儿童自我状态（AC；图 6.6a 的右侧）之间构成的张力场中。外部和古老的"容器"在两边。成人自我状态可以出现在 CP、NP、FC 和 AC 四个角构成的张力场中的任何一个位置。当某一父母自我状态或儿童自我状态被"拉出"容器时，该自我状态被使用，而非停留在"张力场"中的成人自我状态里。这样，个体实际进入了四个角的 P 或 C 圈中，而非中间的成人自我状态场域。这样来看，成人自我状态是人格中的"老板"，改变自我状态是成人的功能。下面，我会在被我称为"成人自我状态的曼荼罗模型"（Ohlsson，1988）中进一步阐述这个主题。

　　我认为，成人自我状态是我们保持清醒和觉察时正常的基本自我状态。世界从没有停止过。地球在 24 小时内围绕它的轴心转了一圈，使我们脚下的地面以一种惊人的速度移动着。如果我们考虑地球围绕太阳的旋转，以及太

1　指成人自我状态。——译者注

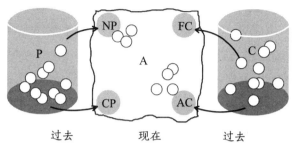

（a）呈现三种心灵器官的新方法

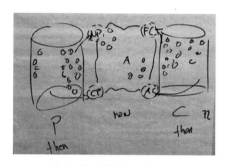

（b）托马斯老师手绘图

图 6.6

阳系在太空中的竞赛，这个速度就会无限倍增。没有什么是静止不动的，即使在温暖的夏夜，你搂着爱人坐在平静的海边，安静地看着落日时，也是如此。在人生中的每一秒里，你都在变老。恒久不变只是假象。我们需要时刻保持警觉，以应对预期之内和预期之外的变化。无论我们喜欢与否，这些变化都会不断发生。为了保持警觉，我们需要成人自我状态，因为它们是针对此时此地的主要自我状态。一旦我们的成人自我状态被关闭，比如睡眠或醉酒时，如果我们事先没有安排好安全的环境（比如自己舒适的床），我们的生命就可能遭遇危险。

所以，对于"谁"在切换自我状态这个问题，我的回答是：瞬间活跃的成人自我状态决定当下的情境最好由父母自我状态还是儿童自我状态处理。之后，成人自我状态就把伯恩所说的"行政权"让给了父母自我状态或儿童自我状态。伯恩写道："行政权由某一时刻贯注能量最高的自我状态接管，该状态的能量为解绑的贯注（unbound）[1] 与自由贯注的能量（活动的贯注）之和。"他的观点似乎是，在所有可能的自我状态中，总有一些能量［固定能量（bound energy）］，此外还有一些可以在各种自我状态间移动的能量（自由能量）。当自由能量从成人自我状态转移到儿童自我状态时，儿童自我状态就会有更多的能量（或者如果用灯泡来比喻，就是会变得更亮），并接管人格的行政指挥权。这个人就会被说成处于他的儿童自我状态之一，这个儿童自我状态将会掌控局面。但是，成人自我状态由于有固定的能量，就仍可以在后台活动，监测情况。如果有需要，成人自我状态可以恢复指挥，让活跃的儿童自我状态退役，也就是将某人再次切换回成人自我状态。如上所述，不是 C 或 P 时，就是 A。因此，成人自我状态确实与其他两种类型不同，因为它有高于一切的、决定在某一时刻使用何种自我状态的掌控权。

自我状态的良好使用与不良使用

那么，怎么理解我说的"健康的人是能够在适当的时间使用所有类型的自我状态的人"这句话呢？如果成人自我状态优于其他两种状态，这句话还说得通吗？是的，说得通。很多时候，最好使用父母自我状态和儿童自我状态。但也有很多时候，父母自我状态和儿童自我状态并不适用，或者直接使用这两种自我状态还会存在危险。这里举几个例子。

1　译者向作者提问，这里为什么是解绑的贯注能量？作者的回答是：请看《心理治疗中的沟通分析》一书中关于"树上的猴子"的比喻。当猴子在树上休息时，引力能量是被束缚的，当猴子从树上掉下来时，引力能量是不被束缚的（解绑）。猴子还有自由的肌肉能量，可以主动从树上跳下来（自由能量）。伯恩认为，"固定的能量贯注对应势能，解绑的贯注对应动能，自由贯注对应肌肉能；解绑的贯注和自由贯注之和，称为主动贯注。"——译者注

- P 和 C 的良好使用

　　——行动速度很重要时，例如，大喊"不行"，然后用手指着一个即将把手放在烫火炉上的孩子。（P）

　　——遇到新认识的人，第一次接触时，微笑并看着对方的眼睛，并确认："嗨，有人在吗？我可以和他玩吗？"（C）

　　——受到伤害时，承认需要帮助和安慰。（C）

　　——安慰受到伤害的人（孩子或大人）。（P）

- P 和 C 的不良使用

　　——对因超速拦下你的警察大喊"你个白痴"。（P）

　　——你在开车或在海滩照顾孩子时，查看社交软件中的点赞。（C）

　　——为长大成人的儿子系鞋带，而他完全可以自己做。（P）

　　——一般来说，进入游戏和脚本，而不是解决当前的问题时，例如，向他人求助后，你又拒绝接受别人给的任何建议。（C）

儿童自我状态和父母自我状态最大的好处在于，它们为许多反复出现的情况提供了快速、现成的解决方案，比如认识新朋友和第一次接触某人。我们使用儿童自我状态和父母自我状态时，是用已经学会的方式与他人相处。这些方式大多奏效，可以反复使用，并取得过良好的效果，例如，与周围的人友好地接触，并获得许多真实的微笑作为回报。然而，如果我们以游戏和脚本的方式使用父母自我状态和儿童自我状态，则可能让我们和他人陷入麻烦。不过，我们随时可以改变，学习更新、更好的方式。

成人自我状态的曼荼罗模型

根据维基百科，曼荼罗是印度教和佛教中代表宇宙的精神和仪式符号。

通常来说，"曼荼罗"已成为一个通用术语，指代任何从玄学或象征的角度代表宇宙的图形、图表或几何图案。

曼荼罗大致的形状如图 6.7 所示。正方形的曼荼罗有四个外角，圆和方形从外到内以相切、同心的方式到最内一圈结束。四角中是静态的能量，中间是动态的力量，通常是神。弗洛伊德的弟子卡尔·古斯塔夫·荣格（Carl Gustav Jung）在对无意识的探索中使用了曼荼罗的图像。他说一个人的内在核心和真我会出现在梦中曼荼罗的中心。曼荼罗本身就是自我的原型，是一种很古老的无意识符号。

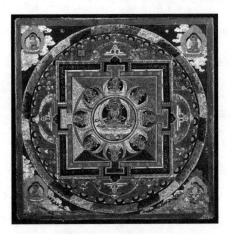

图 6.7 一幅曼荼罗

瑞典哲学家斯文·法格贝格（Sven Fagerberg，1973）对曼荼罗的思想进行了扩展，认为只要符合以下条件的都属于曼荼罗：现有条件提供了创造新生命的能量和途径，从而超越了既定的基础。在麻将中，四个风牌就是曼荼罗的四个角，真正的、不断变化的游戏发生在中心，永远不会重复。扑克中的黑桃、方片、梅花、红桃也是四个角，真正的扑克游戏也永远是全新的。基督教的《圣经》有四部福音：马可、马太、路加和约翰。它们也是四个角，中间出现的是上帝之子耶稣的生存观。或者，唐僧、孙悟空、猪八戒和沙悟净也构成了四个角，而中心是生动的旅程，包含更崇高的目标——求取真经。

我发现曼荼罗这种思想对于理解父母自我状态 / 儿童自我状态和成人自我状态之间的关系很有帮助。父母自我状态有两种功能：要么是养育，要么是控制（批判）。儿童自我状态也具有两种功能：适应和自然（自由）。将父母自我状态和儿童自我状态划分为他们常用的功能，这样一来，我就创造了一个以 NC[1]、AC、NP 和 CP 为四个角的曼荼罗（Ohlsson，1988）。而 A 作为此时此地的自我状态，会随时出现在储存能量的四极之间的场域里（见图 6.8）。这个模型使我能够区分不同的成人自我状态，它们以另一个维度（空间）组织在一起，而与 P 和 C 不同（时间）。

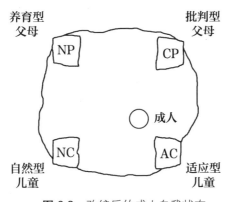

图 6.8　改编后的成人自我状态

成人自我状态可以出现在由 NP、CP、AC 和 NC 四个角所创造的"能量场"的任何地方。图 6.8 显示的成人自我状态接近适应型儿童自我状态。这个人的行为可能是礼貌地微笑，口头上同意按照别人的要求去做，说："好吧，我按你的方式去做。"同时，一边想一边觉得有点烦："我现在还是顺着你的意思做吧，不然我怕我们会吵起来。"这是成人自我状态，因为它是对此时此地的境况的一种深思熟虑的反应，它甚至还可能花了一点时间来决定这是处理目前情况的最佳方式。处于这种成人自我状态的人能够意识到，在这

1　自然型儿童（natural child）的英文缩写。——译者注

种情况下使用成人自我状态，比"拿出"一个也可以使用的、现成的适应型儿童自我状态好。如果他真的使用了适应型儿童自我状态，可能会觉得自己被对方打败了或被羞辱了，于是会采取受伤的退缩行为，想："那好吧，你赢了，反正你也不在乎我怎么想。"就像他以前多次感觉到的一样。

"越界"的可能性总是存在的。此时，你真的使用了 NP、CP、NC 或 AC，而非停留在由父母自我状态和儿童自我状态四个区域（"容器"）构成的"张力场"的某处。有时，使用你熟悉的、经过良好检验的儿童自我状态或父母自我状态是好的，因为它们快速而可靠。但有时，使用儿童自我状态和父母自我状态可能会给自己带来麻烦——玩游戏而不是顺利前进。学会在适当的时候使用适当的自我状态是一种艺术，也是成长和成熟的一部分，了解自己的脚本会有帮助。无论你实际使用的是哪种自我状态，只要你不"越界"，就会一直处于某种成人自我状态，即使你的行为可能是养育的、批评的、适应的或自然的（自由的）。就像伯恩所说的，如果不是父母自我状态或儿童自我状态，那么一定是成人自我状态。当你确实使用父母自我状态或儿童自我状态时，你的新心灵总在后台某个地方保持觉察，准备让成人自我状态接管行政权，将你切回某种成人自我状态。

我认为，自我状态的曼荼罗模型澄清了两件事。

第一，父母自我状态、儿童自我状态和成人自我状态有很多个，但只有三类：父母、儿童和成人。我们有许多父母自我状态和儿童自我状态，是因为它们主要起源于我们童年时期的真实经验，但也有可能在生命后期产生。所有父母自我状态和儿童自我状态都有时间上的起源——它们产生于我们生命早期的一些真实经验。依据产生时间，各种父母自我状态和儿童自我状态可以按照时间线来组织。各种成人自我状态则不能依据时间线组织，因为它们总是出现于此时此地。一个 6 岁孩子的成人自我状态与一个 72 岁老人的成人自我状态有很大不同，因为 72 岁的老人对世界的认识比 6 岁的孩子多得多。成人自我状态的观念中总包含一个人在他们现在这个年龄所知道的一切，所有成人自我状态也都指向该年龄的人眼前此时此地的情况。6 岁的孩子和72 岁的老人都有父母自我状态和儿童自我状态。老年人的父母自我状态和儿童自我状态更多，因为它们是通过累积具有情绪重要性的生活经历形成的，相对来说，老年人的经历更多。在父母自我状态和儿童自我状态构成的场域，老年人的成人自我状态也更多。不过，组织原理都相同：成人自我状态不能在时间轴上理解，只能在父母自我状态和儿童自我状态构成的张力场，即在空间中出现时，才能被理解。因此，父母自我状态或儿童自我状态和成人自我状态之间具有根本的差异。

第二，无论在哪个年龄，使用成人自我状态都是人类的正常操作模式。成人自我状态指向对此时此地的情境的觉察。在不断变化的人类生活中，此时此地是唯一的恒常，这是一个悖论。无论我们在哪里，无论我们做什么，我们永远在这里，我们永远在此刻。我们不可能离开此时此地哪怕一秒，即使我们经常假装可以离开。父母自我状态和儿童自我状态是一个人此时此地生存装备的组成部分，它们为新心灵提供了选项，以满足不断变化的外部条件。但成人自我状态需要保持对父母自我状态和儿童自我状态的掌控，并明智地使用它们。如果父母自我状态或儿童自我状态掌管人格，是很危险的，因为在一切生物都是彼此的食物来源的世界里，陈旧的、现成的解决方案永远不足以应对不断变化的生活。在这个世界中，人类只占总生物量的一小部分。约翰·杜谢（John Dusay）经常被引用的自我图是用五种高度相近的柱体展示个体在五种功能性自我状态（NC、AC、A、NP、CP）上花费了多少时间。一种自我状态是其他自我状态几倍以上的情况很少见。我认为，它能够有效地表示四种父母自我状态和儿童自我状态，但对成人自我状态来说，并非如此。健康的、功能良好的人在成人自我状态下花费的时间可能比在父母自我状态或儿童自我状态下花费的时间多得多。对所有年龄阶段的人来说，成人自我状态是正常的运作模式。如果不是这样，我们就会遇到生存方面的问题。如果我们没有继承健康的父母自我状态和儿童自我状态，也可能遇到生存问题。首先，如果我们没有父母自我状态，将无法抚养孩子。而谁又愿意没有儿童自我状态的欢笑和嬉闹呢？但是，我相信，在通常情况下，在一段时间内，自我图中的成人自我状态会远远高于其他任何一种自我状态，就像图 6.9 中所示的那样。

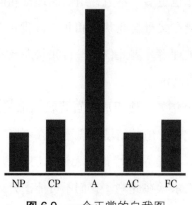

图 6.9　一个正常的自我图

插曲 6　北京的梦中之旅

　　天气清爽而寒冷。阳光虽然明媚，却没有任何暖意。我不在乎。我有空闲时间，我想走进某人的梦里。我搭乘地铁到达北京南站，那个"梦想成为飞机场"的火车站。我一直走到南护城河，然后沿着河向西走。我后悔没有买一件厚一点的冬衣，不过没关系，我可以通过走路取暖。伴着蓝色运河上的小涟漪，我轻快地走着。我是来自寒冷北方的维京人，一点寒冷影响不到我！

　　我到达了目的地，一个人的梦。因为梦得如此强烈，所以成了华丽的现实。曹雪芹在脑海中创造了大观园，墨汁从他手中流淌到纸上。后人充满崇敬地将他的梦种在城市的沃土中，长出来的是非常真实的天堂；我即将步入其中。上次来这里，我只能在关门前待 2 小时。我答应过自己，下次我会早点来，待上一整天，这样我就有时间去看望我梦中的朋友们了：林黛玉、薛宝钗、贾宝玉、贾元春（如果皇帝允许的话）、贾探春、史湘云、妙玉、贾惜春、王熙凤和平儿。是的，甚至还有贾母和贾政，我可不敢称他们为我的朋友。还有其他更多人。

　　一进大观园，我就向右转，向潇湘馆走去。我差点以为我会遇到沈从文《边城》里的翠翠和她的爷爷，路边的小竹林仿佛通往他们的家，不过我很快意识到了这不是他们的梦。我在上次离开的地方找到了黛玉，她仍坐在琴旁弹着忧伤的曲子。她看起来那么小巧、那么虚弱、那么冷。我对曹雪芹很恼火——让她这样待在这里，真是太不负责任了！他至少可以让她在房间里有个像样的炉子，暖和一些，而不是让像我这样的陌生人在警戒线后盯着她。如果不是有绳子拦着，我真想上去给她一个温暖的拥抱！想到曹雪芹为她准备的残酷命运——他到底以为自己是谁？上帝、艾瑞克·伯恩，还是谁？——我在心里记下，要给黛玉介绍一个好的 TA 治疗师，这样她就可以做出再决定，活下去，去爱，去让生命繁盛，让世界享受她的美与诗意的才华。在来不及之前。

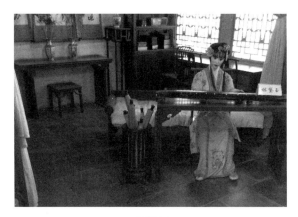

林黛玉

　　我一路向前，朝元春的接待厅走去，在湖的东边。如果美妙的花园还保持着适宜的上好水平，她便可以在那里享受与家人的团聚。在接待厅附近，也就是园子东北角的、已经结霜的蘅芜苑，住着完美可爱、健康开朗、聪明伶俐的宝钗，她的房子里有水晶图案的装饰。宝钗粉嫩清凉，我探望她们时，她正在和母亲一起喝茶。蛮无聊的，她们上次也是这样。她漂亮能干，但我没有接近她的愿望。她似乎非常享受和母亲喝茶。

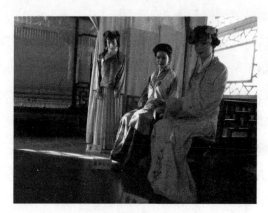

薛宝钗与她的母亲

半路，我目睹了从未见过的事情：水变成冰的那一刻。我经过池塘时，水面停止了流动，就在我的眼前变成了固体的冰。

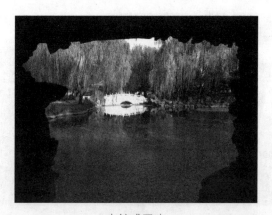

水结成了冰

同时，我的双腿开始不受控制地颤抖起来，也像在经历一场变革。我急忙向最近的洗手间走去，找到一个小电暖器。我站得尽可能靠近它，才意识到我对梦中的世界太感兴趣了，以致漠视了真实世界。气温急剧下降，此时的公园里差不多只剩我一个人了。我看不到温度计，但后来才知道，温度突然从零上降到了零下 15 摄氏度。我没有穿厚衣服，我知道我有被冻伤的危险。公园里我梦中的朋友们都很好，我却不太好。这就是梦与现实生活的区别！

但我一定要跟贾宝玉打个招呼！他住在湖西，离黛玉不远，反正我出门时会经过他的怡红院，不顺便去看看太不礼貌了。就算他的父亲有理由认为他只是一个被宠坏了的、一无是处的懒惰少年，但在某种程度上，他也是我的长辈，所以我应该表示尊敬。他接待我时有点矜持，稍稍躲在祖母身后，以防我变成他父亲的报信人。我当然不是，不过现在也不是给他提供 TA 治疗的好时机。尽管有一个座位，他也没有请我坐下。除了确定我的双腿仍在发抖外，我不确定他是否已经成熟到可以讨论自己的脚本了。我担心他不会给自己足够的时间去了解自己的真实情绪，从而在做梦者为他创造的复杂世界里获得指引。最后，我甚至看到了这样的危险，他可能会完全放弃理解这个梦中的世界，然后干脆逃进另一个无论是他的创造者曹雪芹还是 TA 和我，都无法企及的世界。我带着颤抖的双腿和些许同情离开了他。好吧，你不可能拯救所有人……

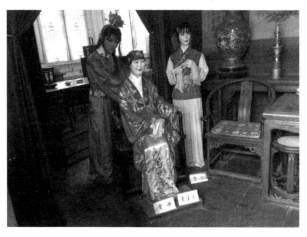

贾宝玉躲在祖母身后

第七章

理论：脚本与文化

生 死 之 间

生命短暂。如何过好这一生？

孩子很早就知道关于自己出生的事。"你多大了？""你的妈妈是谁？""你的爸爸是谁？"一个 3 岁的孩子就能回答这些问题。

孩子也知道每个人都最终会死去。不过，对孩子或年轻人来说，他们需要一些时间才能意识到死亡也适用于自己，而不仅仅是他人。一般来说，大约到成人时，我们就会理解自己在某个精确的年份、日期和时刻出生，在未知的另一天，我们也会在某个精确的年份、日期和时刻死去。

在这两个时刻之间，我们会做什么？我们的生活会怎样？

很难想象会有人从不曾在某个时刻凝视着天上的星空发问："我是谁？我的生命是什么？我该如何生活？"

回顾过去，有无数的答案。每一个曾活过的人都给出了自己的回答："看！我就是这样活着和这样死去的。它真实地发生过，所以是一个可行的范例。"不过，对还没有活过和死过的人来说，他怎么看，又怎么理解呢？亲爱的读者，你能够密切追踪多少人完整的人生，从而看到并看懂呢？这些生命的数量与曾经活过的所有生命相比，又是多么微小呢？即使是你被允许密切关注的那些生命（比如你的父母和祖父母），生命对他们本人来说的意味，你又真正了解多少呢？

许多非凡的人物用他们的一生来回答这些相对具体的问题："我们应该如何生活？""什么是正确的？""什么是好的？"他们中的一些人很幸运，出生在一个可以将他们的答案和教诲用文字记录下来并传给后人的时代。现在，我们拥有巨大的宝藏，记录着开悟的师者的文字。然而，这段历史其实很短暂，只有几千年，只占从北京人在周口店的火堆上做饭到我们还能看到他们蒙着灰的今天这 50 万年中的 1%。我们知道一些名字，从荷马、佛陀、孔子、孟子、耶稣、穆罕默德开始，到世界各地的许多人，再到近代的弗洛伊德、马克思、克尔凯郭尔、毛泽东、萨特……他们留下了太多的文字。任何过着短暂人生的人类都无法完全理解和消化，除非他打算以他人的生命形式度过短暂地存在于地球的时间[1]。

我读过许多伟大导师的智慧之言，有的读得多些，有的读得少些。我尝试将它们整理为不同的理解层面，比如宗教、哲学、文化和心理学。因为心理学是我自己的领域，所以我力图从与心理学的关系的角度来理解其他领域。

宗　教

宗教不是心理学。当我在家凝视上方银河中晴朗的星空时，寻常的空间和时间都失去了意义。我，一个渺小而微不足道的生命微尘，与一个我无法捉摸的无尽造物主直接而不设防地接触。是否有更高级的生命形式，比如神明，是他们创造了我所看到的星星满布的宇宙吗？或者，在冰冷而不断膨胀的宇宙中，我们地球人是唯一的存在吗？大爆炸是谁？或者是谁导致的大爆炸？一个超级大神？宇宙大爆炸之前是什么样子？我们的科学家说，这一切都有关进化。那么，进化是我们终极的神吗？或者还是什么？我不明白，我也不认为我会明白。每当我看着我家花园上方永恒的天堂时，总是以同样的方式结束：或迟或早，回到屋里，做一些我可以明白的事——吃饭，喝水，和妻子聊天，打开计算机，写一本书，然后睡觉。

我知道，我们人类需要理解和相信某种东西，才能在生活的轨道中保持稳定。宗教提供了答案和可遵循的生活线路。哲学和个人信念也是如此。宗

1　作者所说的以他人的生命形式度过时间，是指一个人过于尝试理解一些名人的人生和想法，而没有好好地过自己的人生。——译者注

教常常宣扬宽容，但往往对其他宗教无法容忍，他们把自己定义为唯一真正的宗教："除了我之外，你们不应该有其他神明。"宗教经常告诉我们要彼此相爱，但屠杀异教徒的"圣战"可以被接受。宗教往往会激发人们身上最好和最坏的东西：真正的善行和助人行为，以及狂热地不容异己。就我个人而言，我不会因为一个人属于某个宗教而尊重或不尊重他——我会因为他的实际行为而尊重或不尊重我遇到的人。

我是作为路德派基督徒出生并受洗的。当时，路德派基督教是瑞典的官方国教。瑞典之所以有国教，是出于政治原因。一位国王想瓦解天主教会在瑞典的势力，所以当马丁·路德（Martin Luther）激起了对教皇的反抗时，当时的瑞典国王支持他将新教（Protestantism）定为国教。而这位国王也拿到了对瑞典富有的前天主教会的控制权。每个城镇和村庄都有一座教堂，所有人在每个周日必须参加教堂礼拜。全国的新闻以及国王的命令和指示都是通过当地的神职人员传达给普通百姓的，而普通百姓大多是农民。村里的神职人员是非常有权力的人物，每个村民从被抱进教堂受洗到被抬出教堂安葬，都要服从和尊重他们。在农村地区，这种态度至今还有一定程度的保留。直到最近，瑞典路德教会和瑞典这个国家才正式分离。

所以，从来没有人问过我是否想成为基督徒。我的父母并不是很笃信宗教的人，但洗礼、订婚、结婚和安葬等仪式都是在教堂里完成的。我开始上学时，老师每天早上都会从向全班同学宣读《圣经》或其他基督教书籍中的一些片段开始。《摩西十诫》是每个人都要遵守的、不容置疑的准则。圣诞节时，教堂里都是人，在大雪纷飞的黑暗中，点着烛光早早去做礼拜，真是令人兴奋。暑假开始时，全校师生总要到用新鲜的白桦树叶装饰的教堂参加学校的放假礼拜。我喜欢和大家一起唱歌，赞美太阳，赞美绿叶和鲜花的再次绽放。我一直喜欢拜访古老的教堂，其中很多教堂的历史可以追溯到800 ~ 900年前。我至今还在感叹旧时穷苦的人们为打造出足以容纳全村人的建筑而付出的所有努力。它们今天依然屹立在那里。

国家和教会分离时，我并没有离开教会。既然我没有离开，就仍然要缴纳教会税。教会税由政府收取，为的是使人们享有使用教会服务的权利，并帮助维护全国众多的教会。尽管我除了仪式性场合外不去教堂，尽管我不太相信教条，但它仍然是我的传统的一部分。我喜欢感觉自己是这片土地上所有教堂的"主人"，我有天生的权利进入任何一座教堂，静静地坐一会儿，静静地思考，静静地在属于我的童年的那些象征间休息。我坐在那里时，会想："你没有经过我的同意就给我洗礼，现在你也没法摆脱我，现在你是我的……"

我确实相信基督教传达的关于爱的信息，"己所欲，施于人"。但我也相信孔子的学说，"己所不欲，勿施于人"。在两者中，孔子的版本视野更大。你应该避免做的事与你绝对应该做的事（比如遵守"十诫"）相比，内容更多。在某种程度上，这与汤姆金斯的情绪理论是一致的：促使我们避免危险的消极情绪多于激发我们做有益之事的积极情绪。

耶稣是一位先知，他声称代表全能的上帝行事。孔子则不然。孔子是一位教师，他试图教导人们如何规划自己，如何在运转良好的国家中和睦相处。耶稣创造的是宗教，而孔子创造的是道德哲学。瑞典这个国家支持了路德派基督教 500 年，使它成为官方的规范体系，每个人都必须遵守。中国历史上各个朝代断断续续地支持了儒家思想约 2000 年，也使其成了人人必须遵守的规范体系。

地球上的宗教远不止路德派基督教一种，道德和哲学体系也不止儒家一家。它们是世界上生活在各个地区的人们在形形色色的文化和传统中的重要组成部分。语言是文化的另一个方面。依据人们彼此说话的方式，使人们自然地形成了"我们"的社群。

无论我们信仰什么宗教或者根本不信仰任何宗教，生活在什么文化中、说什么语言、持有什么道德或哲学信仰，我们仍然拥有共同的心理装备。就像我们都有两只手和十根手指一样，我们都有一套基本的情绪系统（汤姆金斯认为包括 9 种情绪，《三字经》认为有 7 种），它们促使我们远离危险，走向生命的繁衍。我们的心理系统的发展也遵循同样的规律，包括驱动力、知觉、反射、认知、情绪和语言等。正如我在本书中反复强调的，文化不同，但心理相通。世界上所有人都需要同样的东西来获得幸福，他们不幸福的原因也都相同。

孝

在我看来，在孔子的教导中有一个方面从脚本心理学的角度看特别有意思，那就是"孝"的概念。在中国古代，孝被认为是最重要的美德。孔子的弟子曾子曾说："孝有三：大孝尊亲，其次不辱，其下能养。"[1] 这是直接的文化性应该信息，即尊重双亲，并努力供养双亲。其中还包括一条文化性禁止信息，就是不要让父母蒙羞。每一代新生父母都在广泛地传递这些脚本信息。脚本是一个心理学概念，而不是文化概念，我们很难确定孝道信息是否会在某个特定的历史时间，从某对父母身上传递到他们的孩子身上。这要看在那个特定的家庭中实际发生了什么。直到不久前，还很少有人注意和记录这些事情。即使是现在，一个家庭内发生的大部分事情也不会被家族外的人知道，或者很快就会被后人遗忘。文化脚本的影响可能确实很大，但文化的影响并不能决定个人的脚本。新生代孩子会自主做出情感上的早年决定，决定如何应对从父母那里接收的所有信息，不管这些信息是源于强大的社会和文化规范，还是源于父母非常个人化的私人经历。孩子只需应对父母对他们所说和所做的一切，而不需理会父母为什么如此表现。

艾瑞克·伯恩（Berne, 1972）将脚本定义为："基于童年的决定制订的人生计划，受父母强化，被后续事件证明其合理性，最终以选定的结局告终。"TA 脚本概念的核心思想是孩子在成长过程中会主动决定做什么最好。

但孩子的成长过程很漫长，会有很多事情发生，我认为一个决定不足以成为人生计划的基础，所以我更倾向于将伯恩的定义修改为"基于各种决定"，而不是"基于一个决定"。尽管如此，要点仍然是孩子在成长过程中会**主动决定**如何行动、如何做人以及如何应对挑战。与雕塑家可以把一块泥巴塑造成一件艺术品不同，父母不能把孩子塑造成自己的样子或其他任何人的样子。孩子不再是泥巴做的了[2]，与父母相比，他们是进化得更先进、更现代的新生命。从进化的角度说，新生代在适应自己所出生的世界方面应该优于老一代对这个世界的适应。我只能期待人类朝智力和能力提高的方向进化。如果不是这样，我们也可能像之前的许多物种一样灭绝。进化是缓慢的，个体之间的差异也是巨大的，但至少我的孩子似乎并不反对他们比我更聪明的观点……

我认为，我们生活在一个人类的认知能力突飞猛进并发展至更新、更高水平的年代。我父亲曾说，他很庆幸出生在一个可以参与前所未有的科技进步的时代：电灯泡取代了全家人晚上围坐在一起看书或做手工时使用的煤油灯，电话使人们和远方的人交谈成为可能，收音机带来了从斯德哥尔摩传来的音乐和声音，汽车取代了马车，人可以从天上飞到美国，美国人可以飞上月球、飞入太空。1984年，我买了第一台苹果计算机，我父亲不以为然。"这没什么。"他说，"我知道计算机会改变你们未来的世界，但我拥有的已经足够多了。我的生活中已经充满了奇迹。"然后，"进化"踩下了油门，我们进入了数字革命，它正以惊人的速度改变着我们的世界，让世界各地的学校都在思考如何帮助新生代做足准备，以适应未知的生活环境。当今世界变化之快是几千年来前所未有的，我们要面对更多来自世界各地的人，这在人类历史上也是前所未有的。从这个角度来看，我们迫切需要了解激发所有人的动机的心理因素。心理学是具有普遍性的，它为来自不同文化和不同国家的人提供了接触的区域。微笑就是微笑。了解我们个人的脚本，了解每个人都有属于自己的、可被理解的脚本这一事实，有助于我们在认知迅速拓展的世界里找到更具建设性的方向。

孝仍然是核心价值观，即使在新世纪，它仍然可以帮助我们做出良好的早年决定以及之后的再决定。新世纪将无法为其居民提供稳定的生活，不能像以前的村子，一代又一代人都过着相似的生活，不管艰辛还是舒适。不管怎样，父母必须首先提供无条件的爱和关怀，才能期望得到孩子的尊重。没有一个孩子需要对自己的出生负责。世界上也没有谁像人类的婴儿一样无助。除非在出生前后都得到充满爱的照顾，否则他将无法生存。四条腿的小马驹在出生了几分钟后就能站起来，做好跟随母亲的准备。人类的婴儿需要整整一年时间才能直立。一个孩子需要十几年时间才有能力繁殖，创造新生命，至少再需要七八年的时间，他才能完全长大。在所有这些岁月里，父母都承担着为孩子的成年生活做好准备的责任。

儿 童 发 展

与其他哺乳动物相比，人类婴儿需要格外长的哺乳期才能学会如何觅食和喂养自己。要想让人类婴儿像初生的小马一样能干，怀孕的时间应该是现在的 2 倍，即 18 个月而非 9 个月。为什么会这样？可能是进化的结果。进化创造了直立人，即用两只脚走路的直立生物。用两只脚而不是四只脚走路，使两只前爪得到解放，可以操纵物体，最终使创造各种工具成为可能。这是认知上的飞跃，使人类领先于其他动物。付出的代价是，婴儿还没有充分发育就必须出生。直立姿势使盆骨的构造难以打开，无法让大个的婴儿通过。自然选择支持小个的婴儿更早出生，直至发展为现在的情况。人类婴儿出生后，在母亲体外需要密切接触的时间与出生前在母亲体内一样多。

有一种关于发展心理学的说法，即在孩子的心理发展过程中，越早发生的事，影响越大，无论是好事还是坏事。从心理学的角度说，婴儿最先生活在母体内部一个未分化的世界里。首先，从躯体角度，婴儿在母体内部，直接与食物供给相连接。接着，出生后，婴儿在母体外部，最好获得频繁而直接的皮肤接触，他仍然直接从母体获得食物。在这期间，婴儿的心理发展过程是逐渐将母亲分化为独立的人，与母亲区分开，并发展出核心"自我"的基本意识。一开始，婴儿完全以自我为中心，然后逐渐形成与世界的边界。这个过程需要得到允许和充分的支持，这样婴儿长大后才能成为一个自然地、毫不怀疑地知道"我就是我"的人。这与基本的信任有关，相信自己可以活着，相信周围的世界可以支持自己，满足自己的需求。学会区分自我和他人、我和母亲的过程也是从无差别的一元关系（one-ness）到有差别的二元关系（two-ness）的发展过程。在这个时期（人生的头两年左右），第一个健康的早年决定是"哈哈哈嗨嗨嗨"，意思是"嘿，我喜欢这里——这里很好"。因为伯恩想成为一名沟通分析师，所以将其称为"我好—你好"，而孟子早在伯恩之前就研究过万有引力定律，他得出的结论是："人性之善也，犹水之就下也。"[3]

　　起初，父亲的作用是抱持母亲和孩子，为二者提供安全的环境。21 世纪在世界范围内掀起的性别平等和权利平等运动不应忽视男女之间存在的明显的生理与心理差异。男性不会怀孕，女性才会。孩子出生时，女性已经随着孩子在她体内的成长改变了自己的身体和心理。男性当然会看到女性的变化，并知道发生了什么。（我们男人也不傻，对吧？）但这毕竟不是在他们体内发生的。直到孩子出生，父亲才能抱住孩子，才能真正明白。然后，父亲们在"怀孕"9 个月左右才会有所领悟，才能真正成为孩子的父亲。我完全支持现在的父亲们更多、更早地直接参与到自己孩子的生活中。这对孩子是好事，对父母双方也是好事。但父亲和母亲是不能互换的。男性不能怀孩子，乳房也不能分泌乳汁。但他们可以在孩子生命中非常敏感的头几年为母亲和孩子建立和保障一个安全的环境。当孩子在身体上对母亲的依赖降低时，父亲在与孩子的直接互动中的作用就变得越来越重要。他是孩子从二元关系向三元关系（three-ness）转变过程中遇到的第一个人，也是为孩子提供"他者（otherness）"体验（而非母亲体验）的第一人。

从之后一年开始，直到六七岁的学龄期，是孩子发现他在家庭中角色的时期。此时，禁止信息、扭曲情绪和早年决定具有重要的心理意义。这也是孩子学习情绪和社交关系的时期，孩子需要在学习写作、阅读、数字、地理、历史和各种人工智能之前熟练地掌握它们。一个孩子如果没有良好运作的情商，未来在应对操作性和抽象的现实问题时，会遇到不必要的困难。在学前教育阶段，孩子也需要学会应对家庭关系和家族关系中的问题。

直到学龄期，孩子才"穿上校服"，与其他同龄孩子一起度过许多时间，在学校学习基本技能。这个年龄是"规矩行事"的年龄，需要遵守规则，做老师让做的事。我还记得我曾一坐好几小时，在纸上依照方格和线条练习写出工整的字母 A、a、B、b、C、c……因此，我现在仍能在纸上用笔写字。不过我也很庆幸，不必用那种方法写这本书。我意识到，与中国孩子相比，我学习写字的经历轻松很多。要学会记忆、发音、重现成千上万的汉字，比学习几十个字母（而且中国孩子也要学）需要规范得多的训练和练习，学习词语以及把它们组合起来差不多也是如此。作为在中国教学的老师，我常常在想，中国学生在学习 TA 概念时展现出来的效率常常超过我在瑞典的学生。这或许与你们把如此多汉字牢记在脑中有关？一遍遍用心学习或许与你们需要学习自己应该或必须成为什么样子有关（就像"孝"所表达的）？我内心的眼睛还能看到并听到张艺谋导演的电影《一个都不能少》中的孩子们齐声诵读课文的画面。总之，我认为从心理发展的角度来说，学龄期是建立"孝"的模式的重要时期。此时，我们会确定用什么应该信息来应对之前的禁止信息，例如，决定"要努力"，从而让"不要成功"的禁止信息带来的负面情绪远离。

孝是文化规范还是心理上的早年决定？

亲爱的读者，你是听着《二十四孝》中的典故长大的吗？它们属于你个人继承的文化遗产的一部分吗？你能对它们熟记于心吗？它们是否在某种程度上影响了你今天的生活方式？如果回答是肯定的，那么它们是如何影响你的？它们不是我的童年的一部分。伴随我童年的有唐老鸭和它的三个侄子，以及世界上最强壮的女孩——长袜子皮皮。其实，我前些天才从一个瑞典朋友关于儒家和法家的讲座中得知了《二十四孝》。他讲到孝时，用的是一个男孩赤裸身体融化冰块为母亲抓了两条鲤鱼（卧冰求鲤）的例子。事后他告诉我，他喜欢用这个例子，因为它总能让有科学精神的听众反思："啊，这可能吗？一个小男孩的体温真的能融化池塘中的冰吗？如果真能，那小男孩岂不是会掉进水里淹死？"这当然也引起了我的注意，不过主要是因为它让我看到了我对中国文化的了解其实很有限，即使我人生中有 2/3 的时间在研究它并在其中生活。我曾站在曲阜孔子的墓旁，也曾读过《易经》《四书》《孝经》直至现代的书（Chang，2012），但我从来没有听说过做得恰如其分的典型人物。但现在我知道了，也知道了他们是什么方面的典型。

为我们树立孝道典型的人，有的是孩子，有的是"大人"——成人。但无论年龄大小，他们都为照顾父母做出了特殊事迹，比如：

- 替生病的母亲尝药后再给她吃（亲尝汤药）
- 当母亲咬破手指时，自己心里也感到了疼痛（啮指痛心）
- 每天去很远的地方给父母买吃的（百里负米）
- 卖身为奴只为换取父亲的丧葬费用（卖身葬父）
- 在别人家做客时偷藏橘子带回家给母亲吃（怀橘遗亲）
- 每天用自己的乳汁喂养生病的婆婆（乳姑不怠）

- 吸引蚊子吸自己的血，让父母睡觉（恣蚊饱血）
- 欲埋掉自己的小儿子，让母亲有饭吃（埋儿奉母）
- 辞去职务寻找 50 年前离开的母亲（弃官寻母）
- 尝父亲的大便，帮助诊断他的疾病（尝粪忧心）
- 打扮得像个小丑，逗他郁闷的父母开心（戏彩娱亲）
- 夏天给枕头扇风，冬天用身体给父母暖床（扇枕温衾）
- 哭泣的泪水融化了雪，为母亲找到了新鲜的竹笋（哭竹生笋）
- 虽然位至高官，但总是亲自给母亲擦洗便桶（涤亲溺器）。

这些大大小小的孩子并不是偶尔做这些好事的，如果有可能，他们会把这些好事当成一种常态化的做法，只要父母能从中受益。

有的典型人物已经有超过千年的历史了，不过在现代也不难找到例子。2018 年，媒体报道中国有一位男子 15 年来背着瘫痪的母亲辗转于不同的城市找工作。就像很多古老的例子一样，他最终得到了回报，确实为自己和母亲找到了工作和住处。埋儿奉母故事中的父亲也很幸运。为了让母亲有更多食物，他想埋葬自己的儿子。在真的杀死儿子之前，他得到了回报。他在准备埋葬儿子的坑里，发现了一大罐金子，上面写着"这是谁也夺不走的赏赐"。之后，他家里的每个人都有了充足的食物。

亲爱的读者，现在我请你做一会儿沟通分析师，想象我们的典型人物之一来找你寻求咨询和帮助。除了可以帮助他们解决眼前的社会问题（比如贫穷）外，关于你的来访者明显且坚定地做出了何种决定，你有什么想法？比如，那个为了让父母睡个好觉，解开衣服让蚊子吸他的血而不是父母的血的小男孩，他为什么要这么做？从 TA 的角度，这是怎样的早年决定？

在 TA 里，我们说孩子是聪明的，他们用有限的知识，总能找到某种对自己有利的、应对父母的方法。孩子是新生命，有天然的成长愿望，希望自己成为可能成为的样子。如果有障碍物阻挡，孩子会想办法绕过它继续成长，就像有东西阻挡花朵成长时，它的茎会转弯。在 TA 中，我们有另一句话："站在儿童自我状态的一边！"安抚你的来访者，并说类似这样的话："你小时候真的很聪明，能做出你做过的事（解开衣服，让蚊子喝你的血）。"然后转换为对成人自我状态说："但是现在，你长大了，也遇到了我，你还需要像这样继续伤害自己吗？也许现在有满足你的需要的更好的方法，你希望我帮助你找到更好的方法吗？"

TA 分析师首先会看到这位助人者的行为对个人生存的价值。如果你帮助父母生存并帮助他们保持健康，那么在你成长的过程中，他们就有可能照顾你。对于典型人物中的成年人，TA 分析师会想，他们成年后的行为是否也基于童年时的早年决定。他们是否有"不要长大"或"不要重要"的禁止信息？是否有"要讨好"或"要坚强"的驱力？简而言之，他们是否因为早年的脚本决定而成了孝道的典范？

浓厚的孝道文化规范当然会促使他们做出成为"好"儿女的早年决定。这种规范在典型人物生活的时代就已经存在。牺牲自己的利益做善事，帮助父母和所处的社会，这种想法并不局限在中国的孝道中。基督教的十诫之一就有尊敬你的母亲和父亲。我不知道地球上有哪种文化不期待孩子尊敬父母。准备好为你所在社群的利益牺牲自己似乎也具有相当的普遍性。之后，你就会成为英雄去往天堂，或者去往你所在的社会中自我牺牲的英雄应该去的地方，而这就成了你将得到的奖赏。

心理学可以被看作研究人类动机的科学。是什么让我们想要活下去？人类与其他生命形式不同的是，我们有能力思考这样的问题："我们为什么活着？"或者"是什么让我想继续活着，即使我知道自己将会死去？"在度过生命早期的某个阶段后，人类就可以主动选择生存或死亡。为什么我们会决定这样或那样？这是心理学试图回答的问题。TA 的回答是：这取决于我们的脚本，我们的人生计划基于童年时的决定，受父母强化并被后续的事件证明。

其中一个典型人物的例子突出了童年时心理发展的重要性。我在前面已经提到，生命中越早发生的事，对我们日后的心理影响越大。关于是否要信任世界的根本性生存决定（"我是受欢迎的吗？"）在生命头几年形成，基本的禁止信息在学龄前形成，基本的抵抗禁止信息的解决方法——应该信息——在学龄期直至青春期出现并发展。让我们想想那个孝顺的父亲，他在地里挖了一个坑，准备把还活着的小儿子埋进去。他之所以这样做，是因为他们家很穷，祖母把食物给了孙子，而不是自己吃。如果孙子不在了，祖母就会有足够的食物了。他说服妻子同意杀死他们的儿子，因为他们总能再生一个孩子，却不能再有一个母亲。幸运的是，儿子在坑中意外发现了黄金财宝，得救了。结果，这位父亲拥有了如此的好名声，被尊为孝子，以至于在很多世代后的今天，我可以写出他的故事。

当然，我们可以质疑他是否真是一个孝顺的好榜样。如果金罐子恰巧不在那里，如果他的计划得以实施，他就会成为杀人犯，在现代社会将被判死罪。事实上（至少在故事中），儿子得救了，母亲也得救了，他们再也不用挨饿了。作为奖赏，他们还赢得了声誉。但是，当他和表示同意的妻子打算杀死儿子时，给儿子传递了怎样的脚本信息呢？是"不要存在"的禁止信息吗？这对他们的关系有什么影响，儿子会做出何种早年决定？他之后的生活会如何？他是否也会成为孝子？是否有人会被杀害？

这些问题我们当然不得而知，我甚至不知道这个故事是否真实发生过。但下面这个问题值得我们思考：什么是脚本？什么是规范？什么是心理？什么是文化？

《三字经》与中国的应该脚本

在我的内心，随时都能听到孩子们在中国某间教室齐声诵读的声音。在我的家乡瑞典也有这样的场景。年轻的头脑和声音共同将某些词语、某些句子和某些真理不可磨灭地印刻在记忆里，接受着上一代人给予这一代人的智慧。有多少代、多少万中国孩子，是在由《三字经》定义的世界里长大的？亲爱的读者，提到《三字经》，你最先会想到哪一句呢？为什么是这一句？对我来说很简单，因为我从小没有学过《三字经》，到现在也只记住了一句，那就是：人之初，性本善。有时，我还能记起下一句：性相近，习相远。我非常同意这句话，用我知道的任何语言都无法更好地表达这句话的含义。它精确地表达出 TA 的"我好—你好"的基本态度。我们生来就是好的，如果我们认为自己或别人是不好的，那是由于我们有过某种"不好"的糟糕经历所致。

　　艾瑞克·伯恩将应该脚本定义为"基于父母训诫而形成的适当的生活计划"（Berne，1972，p.442）。他还指出，"应该脚本决定了一个人的生活风格，脚本控制着他的最终命运"（Berne，1972，p.119）。换一种说法，应该脚本是你实际如何生活，直至依照选定的脚本结局导致人生的改变或终结。例如，有人以辛勤工作的学校教师的身份生活，与妻子成功地供养了一个家庭，随着生活继续，他经历了许多快乐的时刻，受到了朋友和同事的高度评价。然后，在人生的某一时刻，让所有人惊讶和失望的是，他被发现无缘无故地自杀身亡。没有人明白为什么。当然可能还有其他原因，但应该考虑脚本结局的可能性。他是否有一个早年脚本决定："我会努力工作，对别人好，直到完成我的职责。然后，我的人生就结束了，我必须离开"？在他成长的过程中，父亲或其他亲人是否这样做过？脚本结局可能没有自杀那么剧烈，但还是会降低生活质量，比如总是认为自己不被爱、丑陋，过着灰暗无聊的日子，虽然写着奇妙的故事却没有人阅读。因此，应该脚本是我们在生活中实际做的事，消极脚本则可以被看作被我们排除在意识之外的阴影。应该信息和驱力在帮助我们抵挡或严重或轻微的禁止信息方面起着重要作用。应该脚本有关我们"应该"如何生活，孩子们在故事书、动画片、音乐和教育中寻找如何做人、如何做事的榜样。每个孩子都要为"像我这样的男孩或女孩，会生活在什么样的世界里？"这个问题找到自己的答案。

男性与女性的脚本预设

　　在中国，我的大部分学生是女性。在一些课程中，女性多达 80%，男性只占 20%。为什么会这样？我愿意相信最近在瑞典沟通分析协会 40 周年的大会上一位女同事告诉我的话。会上播放了很多早期的老照片，她转过身来对我说："托马斯，你那时候真帅！"

　　但我猜这并不成立，至少现在不成立……回想起来，在我的印象中，瑞典的学生也是女性多于男性，只不过男女比例比较均衡。总体来说，在我看来，不管老师的长相和性别如何，女性确实比男性更有兴趣学习情绪和社会交往方面的内容。我认为，这是因为女性从一开始就更懂情绪和关系。尽管我们处于承认男女价值平等的时代，男孩和女孩的脚本预设（scripting）仍旧存在差异。中国在传统上更强调男性的价值，使得性别差异比当代瑞典更大。但我发现在这两种文化中，最了解情绪和关系的人（女性）也更有兴趣学习更多。而男性更喜欢学习如何让机器更高效或如何盖出更好的建筑。我相信，在可预见的未来世界里，所有人都会被认为具有同等的价值，不分性别，但基于生理差异，男性和女性的基本脚本预设仍旧会存在不同。女性会怀孕和哺育婴儿，男性会建造庇护场所和提供食物。性别脚本预设使我们成为母亲和父亲。

　　但是，无论是男性还是女性，早年在性别脚本预设方面的差异很快就会转变成情绪和认知的高级发展。男性（和女性）必须学会理解并熟练掌握模拟化的情感交流。女性（和男性）必须学会熟练掌握认知的数字化结构网络。男性必须学会识别和命名自己与他人的情绪，理解并明智地处理情绪激发认知和行为的事实。他们不能因为感到愤怒或被侮辱就杀人和发动战争。女性必须学会认识、维护和操作机械、计算机以及复杂网络中的数字系统。几乎所有东西都日渐需要这些系统才能维持运转，从电话聊天到在稀薄的空气中飞行。她们不能因为不知道如何拆除炸弹或消解男性的怒气就杀人和发动战争。男性和女性都需要在与形式运算阶段相对应的认知发展水平上运作情绪。男性和女性都需要发展情感和情绪能力，才能超越物理和语言障碍，对他人的情绪做出回应。从汤姆金斯的定义来看，女性和男性也都需要在他们看不到的方面发展感到羞耻的能力。羞耻是一种强大的情绪，它让我们在彼此之间表现得体，因为我们不想在能看到我们的人面前丢脸。在数字时代，当我们的行为可能伤害到不认识和看不见的人时，我们还需要培养出对遥远的人（比如在社交媒体上）感到羞耻的能力。

我们正生活在伟大的认知数字革命中。我的新车非常神奇，是我有史以来最好的车，有更少的按钮和一个巨大的触摸屏。它是数字化的，几乎可以自动驾驶，如果我没有正确转向，它会自己回到车道上；如果我在斜坡上停车，它会自动刹车；如果我累了，它会告诉我需要停下来喝杯咖啡。新飞机几乎也可以自己飞行，也是数字化的。但两架波音 737 Max8 飞机刚刚导致了300 多人死亡[1]，因为飞行员不知道如何关闭产生故障的数字系统并手动飞行。数字化是 1 或 0 的，是或否的，要么起作用，要么不起作用的。新的汽车驾驶员和飞行员学习操作的机器是数字化系统，它们几乎是自我操纵的，当他们不再有足够的经验自己驾驶或飞行，即利用手动的模拟化技术时，会发生什么？当数字技术不能工作时，会发生什么？地心引力和自然力量并不关心我们使用的技术是什么。我们必须学会相信自己的情绪对危险的警告，从而引导我们继续生存下去。

就在第二架 737 Max8 飞机在埃塞俄比亚坠毁后，我从上海飞往福州。我坐在座位上，查看了我面前座位口袋里的飞机安全提示单。上面写着"波音737 Max8"。但我刚刚在报纸上看到，中国已经停止了所有 737 Max8 的执飞

1　指 2018 年 10 月 29 日一架印度尼西亚狮子航空公司的波音 737 Max8 客机事故和 2019 年 3 月 10 日
　　一架埃塞俄比亚航空公司的波音 737 Max8 客机事故。——译者注

工作。我害怕了。其他乘客似乎都很轻松。怎么办呢？我们正准备驶离登机口。一切肯定都好吧，不然呢？我起身走到旁边的一位空姐身边，把提示单递给她看，问道："Max8？""不是，不是。"她说："别担心，Max8 和我们的飞机只是使用了同一套安全提示单，Max8 是不能飞的！"我松了一口气，坐了下来，觉得自己有点傻，没有看清全称，但还是庆幸自己因为害怕而采取了行动，去询问情况。如果那真是一架 737 Max8，我都已经决定下飞机了。我的恐惧是真实的。

我们能说发明、制造、驾驶像 737 Max8 这样神奇的、有时致命的机器的男性是数字化的吗？而那些对情绪做出回应的空姐是模拟化的吗？不，人类无论男女都有同样的情绪和智慧。但如果说进化鼓励了男性和女性在模拟化活动和数字化活动中的不同发展，也许是真实的。图 7.1 将母性和父性世界置于模拟化 / 数字化背景中。

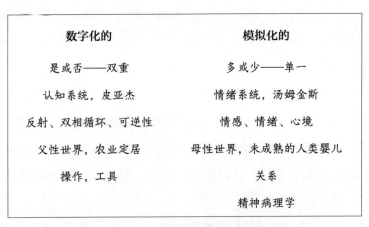

数字化的	模拟化的
是或否——双重	多或少——单一
认知系统，皮亚杰	情绪系统，汤姆金斯
反射、双相循环、可逆性	情感、情绪、心境
父性世界，农业定居	母性世界，未成熟的人类婴儿
操作，工具	关系
	精神病理学

图 7.1 数字化和模拟化背景

在周口店的典型场景中，女性坐在山洞里哺育孩子，男性则在外面建房打猎，为女性、孩子和自己提供食物和住所。女性的注意力集中在以情感为纽带的关系上。她们具备读懂孩子和自身情感信号的能力，这是她们照顾孩子生存的直接方法。孩子一直在成长，女性需要为他们提供或多或少的食物和照顾。男性也被与女性和孩子建立的情感纽带所激励，但他们提供食物和住所的方法是工具化的。他们创造的工具要么对杀死动物有用，要么没用。他们想方设法开垦土地，农作物要么生长，要么无法生长。他们的错误是可逆的，因为只要他们自己不受伤，总能找到其他机会或做事的方法。突然间，他们可能会找到一个更新、更好的方法，认知就完成一次数字化的跳跃。所以，父性世界可以被看作数字化的，母性世界可以被看作模拟化的。

以下是 1860 年前后在中国拍摄的最早一批照片。它们来自 2019 年在北京大学展出的洛文希尔（Loewenthiel）的藏品，描绘了在大约 160 年前的中国的数字化、工具化的男性世界和模拟化、情绪性的女性世界。我在参观时用手机拍下了这些照片，并在其中两张图片中加入了文字。亲爱的读者，我想知道你是否能从今日身边的世界中认出它们在现代的表现形式呢？

亲爱的读者，我将以请你思考一个问题来结束本章。你认为最后一张图片中的女人可以用她的机器做什么？

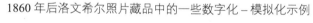

1860 年后洛文希尔照片藏品中的一些数字化 – 模拟化示例

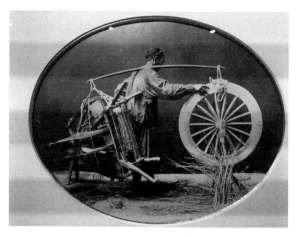

展示工具的男性

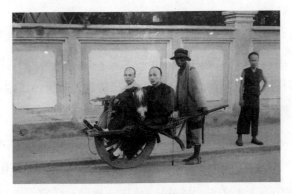

以运送他人谋生

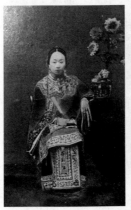

社交拜访用的名片

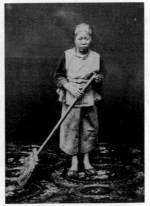

以为他人打扫而谋生

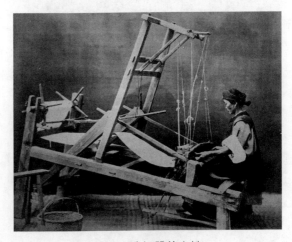

使用人造机器的女性

注释

[1] 出自《礼记·祭义》。

[2] 在中国的上古神话中，人类是由女娲用泥巴仿造自己捏出来的。

[3] 出自《孟子·告子章句上》，意为人性天生就是好的，就像水总是自然地向下流一样。

插曲 7 最难过的日子

1994 年 2 月 1 日，星期二，最难过的一天。我已经在中国台湾工作了整整 1 个月，回家之前还需要在台中教 4 天书。这个周二早上，我准备开着借来的车，从我在高雄的住处去台中的精神病院讲 TA 课。我被高雄那家的主人敲门叫醒，他说："你家里有人打电话给你，是你父亲。"我吓了一跳。我的父亲已经 84 岁了，因为身体原因，住在养老院。临走前，我去看望过他，他已经好转了，能下床走动，精神状态良好。"我感觉很好。我还能再活 10 年。你去做你的工作吧。回来后再来看我！"但是跨越世界打长途电话，是他从来没做过的事。他为什么要这么做？我冲出去，拿起电话。

不是我的父亲，是我弟弟。"爸爸昨天下午 3 点去世了。"

我震惊了。是心脏病发作。母亲和弟弟在最后几小时里陪着他，那时他还像往常一样清醒。然后他就走了。而我却不在。在高雄寄宿的家里，阿迪斯（Ardyth）和埃弗里特·萨维奇（Everett Savage）看到我崩溃地哭泣。他们说："你今天就别开车去台中了吧。"

我真希望打个响指就能回到家，但我做不到。我也不能跳上飞机，立刻回家，因为没有飞机可以让我跳上去。最早能回家的航班在几天以后。我被困在这里了。还有 30 个学生在台中等着，他们都请了假，交了学费。最后，我的翻译芭芭拉（Barbara）开车把我送到了课堂。我现在还能听到她对学生们说话的声音："他的父亲今天过世了。"我当时很麻木，不知道该怎么办。学生们很同情我，但我感觉他们无法理解我的悲伤。但他们已经在那里了，我也在那里了，不能离开，而我的父亲已经离开了。我决定尽快订机票回家，并在离开前尽量把课程教完。

这是我人生中最难的一次教学。前一分钟，我几乎还感觉自己和平时一样，兴趣盎然，甚至还能笑出声来；下一分钟，就会感到空洞，话语像迷失在太空里，毫无意义。在天花板下，面向教室街道的一侧有圆形的窗户。我盯着它们往外看，感觉自己像身处下沉的潜水艇。

我到中国台湾"中华航空公司"的台中办事处，向他们说明了我的情况，并询问是否可以改签。那是一个预订远程航班机票复杂得超出普通旅客想象的年代。我永远记得柜台后面的年轻人给我的亲切回答："先生，对于您父亲的去世，不要太悲伤。我们会尽快送您回家。"在几小时内，他设法为我重新预订了台北—曼谷—阿姆斯特丹—哥本哈根这一路的机票，包括转机，比原来预订的时间提前了几天，而且没有额外的费用。

我教了三天课，第四天就回家了。空姐知道了我的情况后，给我提供了额外的照顾，有毛毯、食物和饮料。越过土耳其白色山峦上空 10 公里后，我们进入了欧洲领空。关于这次跨越，我后来写了一首送给我的父亲和我的孩子的诗。我把它命名为《最后的会面》。

You found me	你找到了我
before breakfast	在早餐之前
thirty thousand feet above	三万英尺之巅
the white mountains of Turkey.	土耳其白色的山。
You were in a hurry	你脚步匆忙
and could not stay	无法停留
I was tied by my belt	我被安全带束缚

and could not follow you.	无法跟随。
I was going home	我要回家了
to your white hair	看你花白的头发
and stuffed best suit	最笔挺的西装
that you left behind.	那是你遗留下来的。
Between the Bosphorus and The Big Dipper	在伊斯坦堡海峡和北斗七星之间
your pupil watched me	你的眼眸注视着我
and I cried confidently	我安心地哭泣
hugged by my safety belt.	安全带拥抱着我。
Within my eye's windowpane	在我的眼窗中
you gave me Donald Duck	你递给我唐老鸭
longingly desired, after work	渴望已久，下班后
to my childhood's ear infection.	因为我童年时的耳炎。
Imagine, you still had time	假想，你还有时间
to linger until you saw	逗留至你可以看见
the air hostess give me	空姐给了我
hot chocolate with whipped cream.	伴着松软奶油的热巧克力。
Thanks for showing	谢谢你让我看到
how the last exhalation	最后一次呼吸如何
fills the Milky Way	弥漫银河
and lights the stars	并点亮星星
for our children.	为了我们的孩子们。

第八章

治疗：再决定

早年决定与再决定

联合国报告称，在 2019 年的第一天预计将有约 395 000 个新人类诞生（联合国儿童基金会，2019.1.1）。亲爱的读者，当你读到这些文字时，这些婴儿正处于他们人生发展的某个特定阶段。用伯恩的术语说，他们处于"早期发展""可塑年代""童年晚期"或"青春期"这个时间序列中的某个时期（见Berne，1972）。因为书面文字会停留更长时间，所以你自己可能就出生于那个时间或者更晚一些，读到这本书时，你已经长大成人了。回过头看，你会知道自己的人生中包含了太多决定，这些决定把你塑造为现在的样子。2019年 1 月 1 日出生的孩子也会和其他孩子一样，逐渐学会理解自己和周围的人，将自己的觉察从以个人为中心的自我感，扩展到了远方的人们和遥远的星空。每一个新理解都是与他们当时的年龄和发展水平相适应的情感和认知决定。最早的决定关乎他们是否感到安全，是否被这个世界欢迎。后来的决定关乎"我是谁？""母亲是谁？""父亲是谁？""我在家中的位置是什么？""我周围的人是谁？""如何与这些人打交道？""如何应对世界和我的人生？"

有一个原则：越早做出的决定，心理后果越严重。换句话说，在人的发展过程中，越早发生的事越重要。一个被欢迎来到这个世界的人，从一开始就得到了父母和 / 或其他大人的保护和爱。与一个不受欢迎、获得的保护和爱不多的人相比，他们有更坚实的、建立幸福生活的平台。在 TA 中，这被称作"我好—你好"的心理地位，它是一个孩子能做出的最重要的早年决定。

"早年决定"是 TA 的一个术语，这里特指脚本发展。伯恩在他关于脚本的著作（Berne，1972）中，把"决定"定义为"童年时对某种行为模式的选择，构成了后来的性格基础"。我认为，这种"选择"总是受情绪驱动。孩子会决定做任何能有效减少不良情绪，增加积极情绪的事情。鲍勃·古尔丁曾说，孩子是聪明的：他们会做当时对他们最有利的事。一个被父亲殴打的孩子，可能只是默默站在原地承受，因为他早已发现（早早地做出了决定），不还手、不尖叫是结束父亲打人的最快方法。反复使用这种策略以避免更长时间的痛苦可能在以后的生活中表现为坚强、不表露情绪的性格特征。

然而，童年的生活条件不复存在，继续按照这种早年决定行事，就不那么明智了。长大后，如果你只是隐忍，等待别人停止对你刻薄，可能只会延长痛苦的时间，并强化你早年的想法，即你必须忍受别人的坏脾气。其实你不需要再这样做了。此时，你拥有很多小时候没有的选择。你可以告诉刻薄的人停止，你可以走开，你可以从儿童自我状态转换到另一种自我状态来处理当时的情况，你可以花更多时间和对你好的人在一起。作为成年人，你可以做出不再容忍他人虐待的新决定。当**早年决定**不再能保护你和对你有好处时，你可以**再决定**。

TA 再决定治疗的目的是促进来访者的再决定。TA 再决定治疗师的任务是提供服务，帮助来访者做出再决定，从而实现自主。伯恩曾在《人间游戏》（Berne，1964，p.158）里写道："自主的实现表现为三种能力的释放或恢复：觉察、自发和亲密。"从"释放"和"恢复"这两个词中可以看出，自主是人类与生俱来的自然品质，是一种普遍的能力，是所有人完善发展的目标。我们的成长条件对自主的实现和表达可能有或多或少的有利条件。早年经历导致的早年决定可能会局限某人的自主性，甚至会使其放弃自主。一个被欺负或被忽视的孩子可能无法相信自己的感觉（觉察）；一个总被批评的孩子可能会隐藏自己的感受和想法（自发）；一个不被爱的孩子可能会退缩，无法相信别人（亲密）。在之后的人生中学会"释放（release）"或"恢复（recover）"这些能力，就是要通过再决定（redecisions）来扭转早年决定。[1]

1　"释放""恢复""再决定"的英文中都包含 re-，有"重新、再"的含义。——译者注

鲍勃·古尔丁和玛丽·古尔丁的伟大发明：再决定

1975 年秋天，我和罗兰在加利福尼亚州沃森维尔圣母山的西部团体与家庭治疗研究所接受了鲍勃·古尔丁和玛丽·古尔丁以及他们的一些同事［如乔治·麦克伦登（George McClendon）、露丝·麦克伦登（Ruth McClendon）、约翰·麦克尼尔（John McNeel）和乔治·汤普森（George Thompson）］的培训。我们还到附近大苏尔的依沙兰学院（Esalen Institute）[1] 向艾伦·施瓦茨（Alan Schwartz）学习生物能量学。学习的收获确实非常丰富。在 45 年间，这些收获经历了多次大量的繁衍与播种。本书就是例子之一。1990 年，在鲍勃·古尔丁 73 岁时，迈克尔·霍伊特（Michael Hoyt）在圣母山的研究所对他进行了采访。后来，霍伊特发表了关于采访的主要内容的逐字稿（Hoyt，1995）。当时，鲍勃虽然仍旧保持着清醒和工作状态，但他的健康状况开始恶化，需要依靠额外的氧气供应。2 年后，他去世了。

我开始跟鲍勃和玛丽学习时才 29 岁，是一个渴望学习如何做好心理治疗的年轻人。现在，当我再次与鲍勃相遇，再次读到鲍勃的话时，我已经是整个职业生涯都在从事 TA 治疗和 TA 教学的人。我现在和他接受采访时的年龄一样。近半个世纪已经逝去，但我仿佛仍然能看见他坐在俯瞰着遥远的蒙特利湾的熟悉又舒适的农家老屋里，仿佛仍能听到他谈笑的声音。他提出的"使用现在时"的准则依然有效。我真的能再次听到他的声音，我又被他的话语所激发，我又为他的想法而兴奋：如此简单，如此正确！再一次，混合着极大的钦佩，一种模糊但又持续不断的感觉提醒着我要对他仁慈的力量保持一些警觉。[1]

当我再次聆听鲍勃的话语时，有两点让我印象深刻：（1）我在自己的治

---

1 作者认为，即使我们与非常优秀的老师学习，也不应该停止思考。——译者注

疗实践和 TA 教学中一直非常忠实于他的理念，甚至将他的一些观点视作自己的观点；（2）现在我可以更清楚地认识到我需要与他保持一定距离的原因是什么。

但首先，让我们听听鲍勃在采访中说的一些话。

关于古尔丁的教学："人们来这里是因为他们想学习'好'的心理治疗。而我们的模式，即再决定模式，和以前的教学真的不同。甚至连这个词都是我们创造的——在字典里找不到。它就是很合适。人们受邀做出**新的决定**，与童年时不同的决定……我们独创的想法是使人们在儿童自我状态中做出不同的决定，从而使他们产生改变。TA 所说的儿童自我状态是指那一刻他是自由的，没有用任何方式对内部或外部的父母做出回应。（Hoyt，1995）"

关于精神疾病："儿童自我状态是我们的一部分，来自童年。有时，他仍然用童年的方法做事。我们所谓的'异常行为''精神疾病'或其他什么东西就是基于这样的早年决定。所以看起来很明显，让人们改变的方法就是让他们改变曾经的决定，这意味着帮助他们进入自由型儿童自我状态，这样他们才能做出这样的决定。（Hoyt，1995）"

关于治疗师使人们快速进入儿童自我状态的方法："好吧，当你把过去带到现在，并立刻像你也在这个情境中一样使用该情绪，你就会越来越多地利用儿童自我状态工作，情绪也会立即产生。一旦人们开始说'是（are）'而不是'曾是（were）'，他们的情绪就会开始变得强烈——他们变得更悲伤、更愤怒、更焦虑或更害怕——因为他们开始进入在儿童自我状态中还没有解决的情绪库……之后，你开始做格式塔工作，即双椅工作。你进行区分：你让人们先坐在自己的椅子上，这是开始的地方，和另一张椅子上的父母自我状态交谈，你就可以开始区分外在的父母自我状态和这边正在发生的儿童自我状态。你可以让人们反击他们不想再听的那一部分……（另一种方法是）幽默。幽默是让人们进入儿童自我状态的极棒的方法……或者做一些躯体方面的事，例如，为恐高或恐水做脱敏。现在我们在想象中做，像我们从行为治疗师那里学到的一样，但我们也在现实中做。(Hoyt，1995)"

　　当鲍勃在采访中告诉我这些时，我想到了他在 1975 年做过的类似的工作。当时，一个有恐高症的学生最终爬上梯子到达谷仓的屋顶。鲍勃跟在他身后，我们组里的一些人紧紧抓住梯子保持稳定。这个学生先爬到他感觉安全的高度，然后又回到地面上。当他做好准备后，再做一次尝试，爬得更高。最后，他爬上了屋顶，鲍勃紧随其后（见图 8.1）。到达屋顶后，他受到同样站在屋顶上的鲍勃的鼓励，他向站在下面的我们喊道："看，我成功了！我到上面了！我可以做到！"他被鼓励在感到安全的情况下尽量靠近屋顶的边缘，并大声说："我不会跳下去或掉下去伤害自己——我不会杀死自己！"他确实这样说了，很有力，很自信。我们这些在下面的人也纷纷毫无保留地安抚他。然后他爬了下来，感觉很开心，很轻松。鲍勃后来向我们解释，他认为这个学生在恐高症背后有"不要存在"的禁止信息。因此，基本的再决定是即使身处高处也感觉很好，很有能力，很安全。还有一次，鲍勃在主建筑外的游泳池里和另一个不会游泳又怕水的学生做了类似的工作。

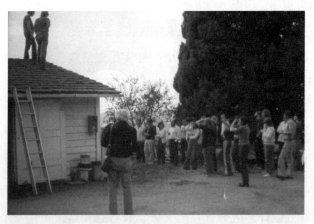

图 8.1　1975 年，鲍勃·古尔丁在圣母山做再决定治疗

　　霍伊特问鲍勃，在做督导和培训时，他脑子里是否有计划，鲍勃回答："当然。做治疗时，我脑子里有一个列表，是一个很简单的列表。它真的就是

一个列表——我已经写过几百次了。是我在倾听、寻找、观察和感受的事情，我也训练人们以同样的方式去做。一切都是从一些非常简单、非常基础的事情开始的，那就是人们最初的接触。"霍伊特在文章中详细说明了列表的细节（Hoyt，1995）：

- 接触

- 合约

- 饵

- 主要的坏情绪、思维、行为和躯体 [1]

- 习惯性的游戏、信念系统和幻想

- 童年的早年决定（禁止信息、应该信息、脚本和安抚模式）

- 症结解决（再决定、自我状态的去污染与重构以及再抚育等）

- 保持胜利（锚定 [2]、改变安抚模式和未来使用再决定的计划）

霍伊特夸奖鲍勃在工作时"精细地关注语言"。鲍勃回答说："对。绝对是这样。即使我和某人通电话，也会留意他们做的事，然后用不同的方式回应。比如我想找人上来铺地毯。如果那人说：'我尽量过去。'我会说：'不，我不要你尽量过来。我想让你过来。你什么时候来？'"……在治疗室里如何接触很重要。开始建立合约时，人们说了什么，眼神接触怎么样。留意人们正在做什么，经常通过他们正在做的事与他们进行接触。这些都是这个过

1　作者解释，主要的坏情绪是指扭曲情绪，思维是指不断重现的思维模式，行为是指典型的行为表现，躯体是指躯体姿态和躯体症状等。——译者注

2　作者对锚定做了如下阐述：当来访者做出再决定后，治疗师可以指出一个具体的想法或行为，用以在来访者再次面对症结时提醒他的再决定。例如："那么在下次需要拒绝时，你能像现在这样看着对方的眼睛吗？"或者通过邀请来访者从快乐的组员那里获得拥抱来锚定勇敢的再决定（鲍勃和玛丽经常这样做，不过当时他们还没有把它命名为锚定）。一般来说，锚定常见于治疗的修通阶段。——译者注

程中的重要组成部分。我对这个人是谁感兴趣，也希望他们对我是谁感兴趣。（Hoyt，1995）"

然后，鲍勃继续说："所以，我对治疗中的合约感兴趣。人们如何改变——不，他们要改变什么。他们想改变什么。在倾听合约的过程中，我也在倾听他们会把合约搞砸的方式，比如我称之为'饵'的词语。'尝试'就是其中之一。'我想要做的事（would like to do）''我丈夫想让我做的事'或'我妻子想让我做的事'，所有这些说法都表明他们不会做他们说他们要做的事。我会面质他们，面质他们，面质他们。这样，合约最后就会表达得清晰、可行，并且没有被儿童自我状态破坏的太大危险。患者拥有力量。（Hoyt，1995）"

在与霍伊特的采访中，鲍勃拿出了一本自己的书《力量在患者身上》（*The Power is in the Patient – A TA/Gestalt Approach to Psychotherapy*；Goulding & Goulding，1978），拍了拍。"我们拥有的所有知识就是你可以如何改变。你是那个要改变的人——我们一直把这一点放在最重要的位置。然后，我们再进行必要的工作。"之后，鲍勃补充了一些我认为非常核心、非常重要的东西，我在这里用斜体字全部呈现了出来，不过霍伊特在他的原文中并没有用斜体呈现：

"而且说真的，不管你做什么治疗，再决定治疗也好，其他治疗也好，没有什么区别——任何人只要拥有某种疗法的良好技能，都会带来一些变化。如果你是一个好的治疗师，你就会做到。你会建立良好的接触，建立良好的合约，然后做需要做的工作，并把工作锚定下来。这样，2天后，2个月后，当他们陷入同一种压力时，内心就会有一个小按钮，就像那种'嗡嗡嗡'的提醒声……所以当他们开始回到游戏或脚本中，或者不管是什么中，他们就能识别出来，如果他们做了一些很好的治疗工作，他们就能自我锚定……"

除了上面提到的方法（保持使用现在时，用格式塔的双椅技术扩大并解决父母自我状态－儿童自我状态的早年决定中的冲突，使用幽默与来访者的自由儿童建立连接，让来访者直接体验改变），鲍勃关于实际如何进行再决定和锚定的工作并没有说很多。他主要做团体治疗，但更喜欢在一定时间内与团体中的一个人工作，然后转向下一个团体成员。我在圣母山时，以来访者和观察员的身份看过鲍勃和玛丽作为团体治疗师的工作。这是我培训的一部分。他们是联合治疗师，坐在大扶手椅上，大约 15 个来访者在前面围成一圈。后面是一群通过观察来进行学习的学员。玛丽和鲍勃完全置身于此时此地，对正在发生的事保持着觉察，他们迅速而有力地对"饵"进行面质，并为来访者展示出健康的替代方案。他们轻松地从来访者当下的问题转向过去脚本的早年决定，再转回过时的早年决定在当下的表现。他们设置双椅情境，呈现儿童自我状态和父母自我状态之间具有冲突性的对话，很快就会牵出强烈的情绪。他们为儿童自我状态提供新方法来处理具有压迫性的父母自我状态的信息。他们将来访者引至可以做选择的程度：是做出再决定，还是维持在"卡住"和不快乐的状态里。他们从不逼迫任何人，作为观察员，我们亲眼看到人们如何在我们面前发生变化，有时是以非常感动和奇妙的方式，让每个人都感慨万千，就像见证了奇迹的发生。作为正在学习的治疗师，我们感到敬畏——我们怎样才能学会像鲍勃和玛丽那样，做得如此自然、流畅？玛丽给我留下了特别深刻的印象，她似乎能从细微的线索中直觉地捕捉到来访者脚本中的关键元素，而我甚至没有注意到这些线索（见图 8.2）。有一次，在一次真正的家庭治疗中，我有机会作为玛丽的联合治疗师进行练习。在一个短暂的工作片段中，我都没有太多说话的机会——我刚想好要说什么，玛丽已经说了更好的东西，对这个家庭产生了直接的影响。就像魔法一样！

但是圣母山并没有魔法。《力量在患者身上》的一章甚至以此为标题："圣母山没有魔法：马拉松治疗中的再决定"。再决定是来访者通过良好的治

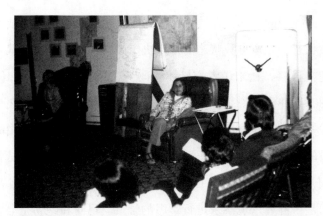

图 8.2　1975 年，鲍勃·古尔丁和玛丽·古尔丁正在圣母山教学

疗增强自我觉察后自然且符合逻辑的发展结果。好的治疗就是帮助来访者看到曾经那些自然的、可以挽救生命的早年决定已经随着时间变得过时了，因为生活在不断演进、不断变化。成长过程中的聪明之举在长大后可能就不再适合了。与所处的时代和环境协调发展比一直依据不再适用的旧决定运转好得多。73 岁的托马斯相当同意 73 岁的鲍勃的观点。任何好的治疗都会帮助来访者做出调整和必要的改变，以适应不断变化的生活环境。不需要魔法，不需要特定的 TA 再决定治疗，需要的是来访者有更多的了解自己和世界的意愿，以及做出相应改变的意愿。任何一个好的心理治疗师都会在这个过程中给予来访者协助。成为好的心理治疗师不是一桩小事。要成为优秀的心理治疗师，需要多年恰当的教育和训练，但没有任何一种理论、技术或风格可以实现心理治疗的魔法。

鲍勃从格式塔疗法的创始人弗里茨·皮尔斯那里学会了如何做情绪性的双椅工作。这是一个历史性的巧合，20 世纪 60 年代的加利福尼亚州是许多富有创造力的心理治疗的发展中心，后来影响整个世界的几位治疗师恰好都住在附近，包括弗吉尼亚·萨提亚（Virginia Satir，家庭治疗）、弗里茨·皮尔斯（格式塔治疗）和艾瑞克·伯恩（TA）。他们都成了鲍勃的老师和朋友。在霍伊特的采访中，鲍勃说，他在公司名称"西部团体与家庭治疗研究所"

中加上了"家庭"，是因为弗吉尼亚·萨提亚想加入，她还在1970年西部团体与家庭治疗研究所开业时教授了第一个工作坊。鲍勃学会了如何用她的方式进行家庭治疗。在这之前，鲍勃早在20世纪60年代初就联系了艾瑞克·伯恩，询问他是否可以向他学习 TA。鲍勃当时已经认识伯恩，因为他们一起打过牌（扑克，伯恩最喜欢的纸牌游戏）。伯恩同意了做鲍勃的 TA 老师。 鲍勃回忆说："我跟艾瑞克学习 TA，每周六上午 11 点，持续了好几年。"霍伊特在他的文章中写到鲍勃说"好"的概念和"我好—你好"这种说法就是他与伯恩在一天上午的个别辅导中提出的。

关于向弗里茨·皮尔斯学习，鲍勃说："我从他那里学到了格式塔疗法。我想我学到了弗里茨的机智。嗯，我把弗里茨作为我个人机智的很好的跳板，这么说吧，在弗里茨和吉姆[1]（他和弗里茨在依沙兰学院一起工作）的工作坊里，我的人生发生了重大变化。我一直都知道我很聪明，也很勤奋，无论做什么事，我都很擅长，但我并没有意识到自己的力量有多大，直到我在弗里茨和吉姆的工作坊中接触到了自己的力量。"霍伊特问，说你做出了再决定是否恰当。鲍勃回答："当然可以！我当时并不是有意识地做出的，但我还记得接触到自己的力量的那个时刻。那是一个非常棒的工作片段。我当时在团体里，是第二天或第三天，我开始感觉很兴奋，但又有一些眼泪，弗里茨注意到我在流泪，说：'怎么了，鲍勃？'我说：'我只是觉得很感动（moved）。'他说：'那就*动*（move）吧！'然后，我就动起来了，可以说，我喷发了，我不停说：'我感觉自己像一个火山，即将爆炸，但……'（大声模仿着弗里茨）'那就爆炸吧！爆炸！'"于是，我提高音量，更聒噪地说（再次模仿弗里茨）："'变成在大气中旋转的火山！！'这真是太奇妙了！（笑声）我似乎找回了自己的火山力量。（停顿）现在想起来，我还是很受触动。我又感动得流泪了。"

---

1 指吉姆·西姆金（Jim Simkin）。——译者注

鲍勃对自己与弗里茨·皮尔斯的治疗的一瞥，让我们了解到他和玛丽在圣母山所做和所教授的是何种再决定治疗。他们站在自由型儿童自我状态的一边，鼓励人们表达健康的力量，而不是停留在旧有的症结中。这些简短有效的工作片段包含大量情绪，既包括消极的，也包括积极的，更多时候是以各种类型的成功结束，接下来是来自其他参与者的祝贺和安抚。旁观和学习的很多人都想知道自己是否也能这样帮助我们的来访者。像我一样，许多人先花了好几年的时间，试图成为小鲍勃和小玛丽，以古尔丁夫妇的方式做治疗，之后才最终找到自己的力量并以自己的方式进行良好的治疗。

鲍勃并不认为他将治疗师和教师的角色结合起来有什么问题。他在团体中与来访者一起工作时可能会竖起两根手指对后面的观察者大喊："你们后面的人——二度症结！"这指的是他和玛丽提出的三度症结理论（从发展的角度，早期的三度症结是指"一直都是这样"，二度症结与禁止信息相关，一度症结与应该信息相关）。霍伊特问道："作为督导的一部分，你会与正在受训的治疗师工作，帮助他们解决与某位患者工作中的困难。你认为督导和个人心理治疗之间存在界限吗？"鲍勃回答："我不知道你说的'界限'是什么意思。当然，人们会因为自己的脚本和游戏等原因做出一些妨碍自己的事。例如，一个玩'踢我吧'的治疗师，会在工作过程中做出一些让患者想踢他的事；害怕亲近和亲密的治疗师不会太向外接触，等等。因此，与更能应对和享受亲密的治疗师相比，他们会在个人工作中稍显退缩。不管人们被什么困住，都会进入他们的治疗。"霍伊特问："你是否有对某位学员说'我认为这更倾向于是一个治疗问题，我们不应称之为督导'的时候？"鲍勃回答："如果有人坐在椅子上，如果他们做的事是我认为可以处理的，我会立即处理。我很少说刚才那样的话，'这是一个治疗问题……'"霍伊特继续追问鲍勃是否会以不同的方式处理受训者在督导中反复出现的问题。鲍勃说："我不确定我会这样做，我会一直回来……现在，如果我感到这妨碍了他们的工作，并且如果我知道他们实际是比当下于我面前呈现的更好的治疗师，我可能会探究他们与父母有过怎样的经历，比如'当你还是一个孩子而爸爸正看着你时，你在什么时候会害怕？'或者'小时候，家里发生什么事时，你会被责骂？'很多这类问题。"

亲爱的读者，我试图让你直接看到我的父母自我状态中很小却很重要的一部分，那是我在将近 30 岁时，从鲍勃和玛丽那里加入进来的。我想学习如何进行心理治疗，在隆德大学，我学习了大量心理学理论和方法，但不够实用。于是，我去了地球的另一端，凭借已有的良好基础，在美国学习了 4 个月 TA，主要跟随鲍勃和玛丽。我所有的自我状态都有收获，45 年后依然如此。这是我人生的关键时期。我获得了诀窍，开启了作为心理学家、心理治疗师、督导师、研究者、教师和作家的职业生涯。这份职业为我仍旧拥有并为之而活的家庭生活提供了基础。通过我的眼睛和霍伊特对鲍勃的表达的记录，我希望大家能直观地看到鲍勃·古尔丁和玛丽·古尔丁。我认为他们对TA 作为一种实用的、良好的心理疗法在全球范围内持续传播和发展做出了最大的贡献。

那么，我一开始提到的需要保持一定距离的感觉是怎么回事呢？多年后写下这段话帮助我澄清了之前无法言明的东西。我想这与鲍勃通过他的再决定获得的力量有关。我不知道玛丽的力量从何而来，他们在一起时非常强大。正如我在前面所讲的，玛丽的力量非常强大，以至我在她身边做联合治疗师的练习时，几乎一句话都说不出来。她知道该对来访者说什么、做什么，而且不会等我。与鲍勃一起工作时，如果她认为自己有更好的想法，就会打断他。她说的每句话、做的每件事都很犀利、清晰，而鲍勃虽然保持着稳定的节奏，却倾向于在胡子里喃喃自语，有些悠闲。当他在白板纸上解释他的症结理论时，要跟上他的思路是一个挑战。他给我们讲伯恩和皮尔斯的故事的时光则很温馨，我们都笑了起来。伯恩和皮尔斯同年去世（1970 年）。鲍勃说："弗里茨不喜欢护士在他的病床前给他指示。皮尔斯说：'没有人可以告诉弗里茨·皮尔斯该怎么做！'他用尽最后的力气，从床上坐起来，伸出手，捏住了她的乳头。然后就去世了。"玛丽没有给我们讲过这样的故事。

鲍勃的教育背景和艾瑞克·伯恩一样，都是医生。40 岁之前（1957 年），鲍勃一直在北达科他州的农村当全科医生，接生、为各种患者看病。后来他决定成为一名精神科医生，并对心理治疗产生了兴趣。如上所述，他于 1961 年跟随伯恩学习 TA，那一年，伯恩出版了他的第一本关于 TA 的著作——《心理治疗中的沟通分析》。1965 年，鲍勃在加利福尼亚州遇到了玛丽，他们结婚并一起工作，直到鲍勃于 1992 年去世。他们于 1970 年在圣母山创办了西部团体与家庭治疗研究所。1975 年，当罗兰和我接受他们的培训时，他们已经是国际知名的受人尊敬的 TA 培训师。我们的同学来自澳大利亚、加拿大、墨西哥和美国许多州。

我接受古尔丁夫妇的训练时，他们只相识了 10 年，而他们接触 TA 不足 15 年。鲍勃作为心理治疗师的时间也不是很久。对我这个刚起步的心理治疗师来说，他们看起来经验丰富、知识渊博，但事实上，他们在一般心理治疗方面既没有很丰富的经验，也没有接受过很好的教育（当时很少有人接受过良好的教育）。在霍伊特的采访中，鲍勃说："教学令我兴奋。我早已厌倦了治疗病人的工作。我喜欢治疗那些没有患病的人，只是有一些东西阻碍了他们的进程与成长。尤其是治疗师。我喜欢治疗治疗师，这就是我做的事：治疗治疗师，培训治疗师。治疗是培训的一部分。"现在，我进行了近 40 年的心理治疗实践，接待短期和长期的来访者（不仅仅是参加短期马拉松培训的治疗师），我可以看到鲍勃和玛丽作为心理治疗师的经验是有限的。我想，正是这种有限的训练和经验与强大的个人力量的组合，吓得我要保持一定距离。现在也是如此。随着年龄的增长，我越来越警惕那些带着强烈情绪表达自己观点的自信的人。回头来看，我对鲍勃不明白霍伊特说的督导与个人治疗之间的"界限"是什么而感到有些忧虑。好的治疗师知道给以某种方式依赖你的人（如亲戚、朋友、学生等）做治疗存在伦理方面的问题，这是要看到并尊重的真正边界。

进行回溯治疗

心理治疗总是有关帮助人们**感觉**（feel）更好。通常，人们对当下生活中的事感到足够糟糕时，就会寻求心理治疗的帮助。他们因**什么**感觉不好，以及**如何**感觉不好，方式和严重程度各不相同。在治疗情境中，以前发生过的、近期或远期的事件困扰着你，在此时此地，你和治疗师一起，想找到未来可以感觉更好的方法。西格蒙德·弗洛伊德的伟大发现是，这类问题可以通过**谈话**解决，而不需要药物和手术。他还知道，目前问题的根源可能深至童年经历。鲍勃·古尔丁还年轻时，西格蒙德·弗洛伊德已经是一位尚在人世的老者了。随着 1900 年《梦的解析》的出版，西格蒙德·弗洛伊德掀起了心理治疗的谈话革命。对生活在 2020 年的人来说，这似乎是很久以前的事了，但并非遥不可及。心理治疗的发展仍在继续。昨天，我还在当地的报纸上看到了关于津巴布韦的一位非洲心理治疗师迪克森·奇班达（Dixon Chibanda）的报道。他开发了一种名为"友谊椅治疗（Friendship Bench Therapy）"的心理疗法，目的是在缺乏或少有专业心理治疗师的地区，为有情绪和关系问题的人提供廉价的心理治疗。公园里的那种长椅被安置在当地卫生诊所所在的区域，接受过训练的非专业健康工作者（例如，祖母们）将担任有问题的来访者的治疗师。他们需要避免做出精神病诊断，治疗以解决问题为导向。据奇班达的介绍，这一切都是为了给人们赋能，从而使他们前进并解决自己的问题。这个项目自 2006 年推出以来，已经帮助了几万人，否则他们将无法获得心理帮助。在世界各地，包括在中国，心理治疗作为帮助人们过上有意义、有满足感的生活的方法，得到了迅速发展。好的治疗将继续造福更多人的生活，我坚信 TA 在"好的治疗"中会有一席之地，也会有所贡献。我的终极希望是，未来一代代人最终能在情绪上足够成熟，不再用杀戮或伤害他人的方法解决冲突。

从弗洛伊德的时代开始，如何处理来访者的早年生活经历对其现在的生活和行为的影响，一直是心理治疗中的一个问题。作为治疗师，该如何帮助来访者"回到过去"，意识到自己早期的情绪性决定与适应呢？主动"回到过去"，即回溯，是一种基本的心理治疗策略，称为"回溯工作（regressive work）"。不同的心理治疗流派对回溯工作的重要性有不同的强调。行为主义流派将回溯工作的重要性降到最低，倾向于教授新的行为技巧。"动力学"治疗流派则认为，了解头脑中持续不断相互作用的思想、情绪和行为对个人改变至关重要。TA 是由伯恩发展的一种动力学心理疗法。伯恩从来没有放弃他长期接受的精神分析训练。他将精神分析作为背景，创造出一种更聚焦、更有效的治疗形式，来访者真的可以实现他们的改变目标，而不只是朝向目标取得进展，却从来没有实现。儿童自我状态被认为呈现了生命早期，特别是童年期的思想、情绪和行动的统一系统。因此，回溯工作就是直接与儿童的自我状态工作。伯恩本人并没有发展出直接与儿童自我状态工作的治疗方法。在《心理治疗中的沟通分析》一书的结尾，他提出了"回溯分析"的概念。他写道："重新调整与整合整体人格的最佳情境需要儿童自我状态的某种情绪状态呈现于成人自我状态和父母自我状态面前……沟通分析的逻辑是在清醒状态下直接诉诸儿童自我状态。推理和经验使人们相信，当一个儿童面对另一个儿童时才能最自由地表达自己。因此，治疗自我表达问题最接近理想方法的方法是回溯分析。"伯恩用以下例子说明 TA 治疗师可以怎样邀请来访者对自己进行回溯分析："我今年 5 岁，没有上过学。你可以选择任何年龄，但要在 8 岁以下。现在开始。"从这时起，治疗将是两个儿童自我状态之间的对话，即治疗师和来访者的儿童自我状态的对话（完整的对话案例见于伯恩的《心理治疗中的沟通分析》一书）。伯恩指出，回溯分析对治疗师来说非常困难，因为它要求治疗师将自己的全神贯注分半：一半处于儿童自我状态，同时另一半处于成人自我状态。他没有进一步发展这个想法。

鲍勃·古尔丁和玛丽·古尔丁了解到皮尔斯的双椅方法时，发现了一种可以直接与儿童自我状态工作的有效方法。治疗师可以处于成人自我状态，并充当戏剧导演："坐在这张椅子上，成为 8 岁的你。在你面前的椅子上坐着的是你的父亲。告诉父亲你的感受（或者是你想从他那里得到什么，或者是你想告诉他的任何其他内容）！"然后，儿童自我状态完成表达。"好，现在换位置，坐到父亲的椅子上。回答你的儿子！"然后，根据对话的发展，治疗师会帮助来访者将平时不可见的内部 C—P 对话变为可见的、可供外部干预（由治疗师）的对话。关于这种回溯工作的详细描述，可以在我们早期关于 TA 治疗的书（欧嘉瑞等，2006）中找到。

进行回溯治疗的两种基本方法

在 TA 中，回溯治疗主要有两种方法。一种是治疗师邀请来访者尝试不同形式的**表达性技术**，如格式塔的双椅技术或伯恩的回溯分析理念。另一种是治疗师把自己作为**移情客体**（transference object；其实是移情人，因为治疗师是人而不是物）。之后，沟通分析师会对沟通本身进行分析，并密切注意自己的自我状态以及来访者的自我状态。治疗师会看到并对来访者与治疗师互动中表现出的游戏和脚本进行工作。

有很多种表达性技术可以直接用于与儿童自我状态的工作。其中一种是莫雷诺的心理剧（Yablonsky，1981）。该方法邀请团体成员在戏剧中扮演来访者家庭的不同人物，如母亲、父亲、姐妹和兄弟，来访者就是小时候的自己。然后，治疗师作为戏剧导演，重现来访者早年生活中的关键场景，为旧的麻烦情境提供新的解决方法。另一种方法是让来访者用黏土或蜡笔创造童年重要人物的雕塑或图片，然后提一些问题，诸如：这些人是谁；他们为什么看起来是这样的；他们对来访者说了什么和做了什么；当他们这样做时，来访者的感受怎么样。或者治疗师也可以使用引导性想象技术，邀请来访者放松，闭上眼睛，回到小时候生活的时间和地点。那里有谁？他们是什么样子的，在做什么？回去后你有什么情绪？既然回来了，你想做什么、说什么？

表达性技术都是治疗师邀请来访者在此时此地做一些事情，允许来访者直接将能量贯注于儿童自我状态或父母自我状态，而非停留在或多或少受到污染的成人自我状态里并谈论他们的问题。许多心理问题都是由隐藏的 C—P 对话造成的，这些对话无休止地重复，在来访者的意识之外。一旦治疗师帮助来访者意识到这些对话（症结），并使它们在外部得以表达，来访者就有能力找到新的解决方案，做出再决定，使现在和未来的生活更好。对治疗师来说，学习一些这样的技巧，将其储存于他们的治疗"工具箱"中，在适当时使用，是非常有帮助的。

进行团体治疗时，表达性技术格外有价值。治疗师可以邀请团体中的人互相交谈、彼此互动，这本身就是一种表达性技术。团体成员既可以互相面质、挑战，也可以在有人刚刚勇敢地尝试新经验后（比如向另一个团体成员请求一个拥抱，而不是努力比对方更好）给予安抚。我和安妮卡、罗兰早期的《人际沟通分析》一书写于我们做团体治疗并督导团体治疗一段时间后。因此，书中主要描述的是如何用表达性的方式进行 TA 回溯治疗，这也是我们从古尔丁和其他 TA 团体治疗师那里学到的 TA 工作方式。之后，我们发现来访者对个体治疗的需求越来越多，相应地，我们做了更多个体治疗，减少了团体治疗。我们逐渐看到，在一次只与一位来访者在封闭的房间里坐 45 分钟（正常的预约时间）的情况下，使用表达性回溯技术是有局限性的。同时，我们也越来越意识到了利用我们自身和自身的反应来理解来访者及他与我们在一起时使用的自我状态的重要性。我们甚至意识到，在个体治疗中，表达性技术没有必要，因为治疗师和来访者之间发生的事已经足够让治疗师看到来访者的脚本并与之工作了。

来访者与治疗师一起在房间里时，总会处于（be）并表现出（do）自己的问题。他们与治疗师在一起的方式和与他人在一起的方式没有区别，随着与治疗师相处，他们会表现出他们的问题。治疗师的问题是要看到并理解正在他们眼前发生的问题，而不迷失于自己在头脑中思考该使用何种理论或方法。进行回溯性 TA 治疗的第二种方法是利用来访者和治疗师在此时此地不断发生的关系，来对沟通本身进行分析，从而了解在与治疗师的沟通中，来访者何时处于儿童自我状态、父母自我状态和成人（污染或未污染）自我状态。由于房间里只有治疗师和来访者，他们之间一定会形成移情关系，可以直接用于回溯工作。来访者在治疗中会使用他们的早年决定，就像他们在"外面"的日常生活中一样。因此，他们会和治疗师玩游戏。与治疗师在一起时，他们会处于并用行动展现出自己的问题（在成人意识之外）。第十章会有一些例子说明这种情况如何在治疗中发生，以及治疗师可以如何进行有效的治疗干预。第十章也有使用表达性技巧进行干预的例子。

"移情"是精神分析中长期使用的一个术语，指源自童年经历的通常针对父母的情绪会转移到治疗师身上。在 20 世纪初，弗洛伊德在他的《精神分析入门讲座》（*Introductory lectures on Psychoanalysis*）中就已经讨论过这种现象。他写道："我们指的是将情绪转移到医生身上，因为我们不认为治疗中的情况可以合理地导致这些情绪的产生。（Freud，1973，p.494）"最经典的例子就是患者爱上医生。但是，根据汤姆金斯的情绪谱系，移情也可能以无数的其他方式表现出来，可能是不同情绪的组合，也可能是不同强度的变化，还可能是积极或消极情绪的转换。从 TA 的角度使用移情，意思是早年决定会转移到后来人的身上，而这些人与其早年决定的起源毫无相关。比如，对童年遭到的虐待非常愤怒，以致多年后在大规模枪击事件中杀害了无辜的人。TA 中另一种使用移情的方式是说当你处于儿童自我状态或父母自我状态时，就是正在把过去的经验转移到现在的环境和人身上。弗洛伊德已经意识到移情是日常生活中经常发生的普遍现象。它不仅发生于心理治疗的情境中，还因伴随个体治疗提供的重复的、情感强烈的、一对一的亲密体验而变得更加繁茂。可以肯定地说，移情在持续的心理治疗中总会发生，治疗时间越长，越是如此。已婚伴侣倾向于将异性父母的"面孔贴在"配偶身上，这一古老的观察说明，在任何长期持久的情感关系中，移情都会变得激烈（所有关系中都包含某种情绪）。

任何心理治疗师如果认为自己对移情和反移情具有免疫力，我都会认为他是错误的（移情是双向的——这就是为什么治疗师个人必须在某些时候接受治疗和督导）。在各种治疗中都存在移情。尽管在与许多人相处时（如在团体治疗中）或治疗时间很短时（与治疗师的接触相对短暂，如周末马拉松），它会被削弱，但移情仍然存在，不应被漠视。一位治疗师与团体治疗中的一位成员工作时，设置并引导了一段 15 分钟的双椅工作。他应该意识到，对来访者可能做出的再决定来说，治疗师与来访者之间的关系与戏剧性的角色扮演一样重要。两种回溯力量同时在运作，对结果来说，真正的关系，即来访者与治疗师之间的关系，可能比来访者内部 P—C 对话的外化更重要。我不记得我在西部团体与家庭治疗研究所参加鲍勃和玛丽的培训时曾讨论过这个问题，我也不记得有哪项工作涉及来访者和治疗师之间因移情而产生的冲突。我确实记得的是，有一次玛丽在课外和一个来访者或学生玩起了相当严重的游戏，但没有解决。这给我留下了不舒服的印象，也导致了我觉得需要疏远。尽管我在西部团体与家庭治疗研究所学到了很多东西，但我并没有在那里学会如何处理移情问题，直到回到瑞典与个体来访者工作后，我才学会。

注释

[1] 加利福尼亚州大苏尔市的依沙兰学院坐落在太平洋陡峭的岩石海岸边，离西部团体与家庭治疗研究所不远，环境优美。依沙兰当时以安排前沿的治疗课程而闻名，比如皮尔斯的格式塔疗法。我和罗兰在那里接受了生物能量学的培训。

插曲 8　在曲阜与孔子学习

　　我相信，在我所继承的传统的某处，潜藏着维京探险家的身影，它可以追溯到从孔子至今一半久远的时代。在这些祖先中，一部分人架着神奇的敞篷船向西航行，在哥伦布之前 500 年便发现了美洲大陆。另一些人则沿着巨大的湖泊和河流向东航行，并为今天被称之为俄罗斯的地方命名。我不知道在唐末宋初，是否有人曾远赴东方，遇到中华文明？我从来没有听说过这样的故事，但又有谁知道呢……

　　很久之后，我去过西方，也去过东方。通过婚姻，我被纳入中华文化，在中国（台湾和大陆地区）的工作也给了我丰富的机会去更多地了解中国文化。我对我们生活的世界充满了好奇。现在，正处于北京的课程的间隙，我有了几天空闲时间。我决定再往东走一点，去曲阜拜访孔子。我的中国朋友觉得这是一个好主意，马上开始计划带我去曲阜。我尽量委婉地对他们表示感谢，并解释说，我想用我不完美的语言和文化技能独自去探索，去探寻大圣人的遗赠。我担心我拒绝一起欢乐旅行的提议让他们感到有些奇怪，不过，他们还是好心地让我脱身了。我知道，一起旅行和独自旅行有不同的好处。一起旅行时，你可以和同伴分享计划好的经历。独自旅行时，你会遇到陌生人，也需要处理更多意外状况。探寻孔子时，我希望保持开放的心态。我想，如果我一个人来，会更容易认出他。

　　我已经在网上订好了高铁车票和坐落在曲阜中心一家酒店的房间。在北京南站排队取票时，我觉得自己还挺聪明。我的儿童自我状态非常高兴："哈，你看，我一个人就能搞定！"

　　但我立即受挫了。当我出示订票号码时，工作人员说："不会吧，抱歉，那趟车刚开走了，你错过了。"我简直不敢相信。我总是对守时很谨慎！在嘈杂的大厅里，我身后的队伍越排越长，我试图用不完整的中文解决这个问题。"我可以买下一趟车的票吗？""不行，都卖完了！""再后面一班呢？""不行，也卖完了。""我的钱能退吗？""不能，是你错过了火车！""那我该怎么办？""商务舱有一个更贵的座位——你要吗？""好吧，什么都可以！"我逐渐感到绝望了。我掏出红色的百元钞票准备支付昂贵的车票。"不，不，对不起，我们不收现金，请刷卡！"我试了身上的两张卡——都不接受。真是太失败了！我损失了原来买票的钱，现在又买不到新票。我后面排队的人对这个耽误大家时间的外国人越来越不满。然后，一场意外的相遇发生了。一个年轻人站出来说："我用我的卡帮你买票。你可以把现金付给我。"问题解决了，我买到了票，坐上了下一趟列车，而且坐得很舒服，有食物提供。我付了钱，感谢了那个年轻人，去曲阜的一路都感觉很温暖、很感激。

到曲阜的第二天，我去了孔林。在孔子墓的甬道上，我加入了几百年来祭拜孔子的皇家和平民队伍。

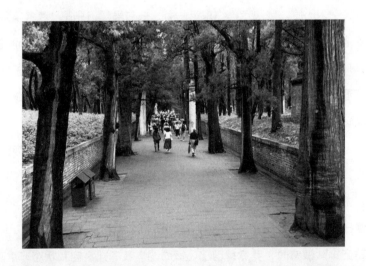

我找到了孔子以及他的儿孙。或者，至少是他们的三座青冢。我来了，站在思想的发射台上，它穿越了近2500年的时空启迪了我，以及我之前近80代人。我感觉自己的膝盖在颤抖，我不得不扶住最近的树干来稳住自己。如果墓碑下突然喷射出红色的火焰，把整个墓碑射向天空，把孔子的智慧发向整个宇宙，我也不会感到奇怪。

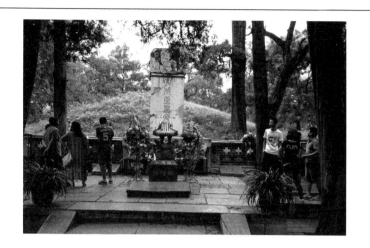

　　有一位老师——孔子！他是怎么做到的？通过心理人的最高进化成就——文字——他有办法将自己的思想转化为永恒的文字，并经得起时间的考验。当然，他随文字发送的是一些非常了不起的思想。但是，在穿梭时空的文字发明前，有多少伟大的老师提出过多少了不起的思想呢？又有多少了不起的思想消逝了，也许连他们孙辈都没有传到？我不知道。

　　在瑞典离我家不远的山顶上，有几块大石头，俯瞰着蓝色的波罗的海。在巨大的石屋顶下，是某个曾经非常重要的人物的墓室，依然完好无损。除了墓室本身，早已没有任何痕迹或记忆留下。

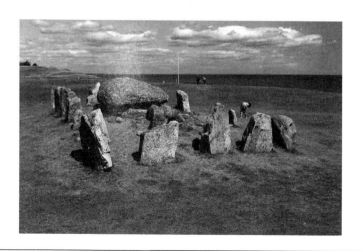

　　如果孔子本人能够走这么远，墓室主人看到这无声的问候，可能也会体验到膝盖的轻颤。这块石碑已经等候了他 3000 年。墓中的居者，面对晨曦闭目躺在那里，他是不是孔子可以与之探讨哲学和人生智慧的知音？我们永远无从知晓。先前的贵宾一句话也没保存下来，所以我们无法在他们之间搭建起一座沟通的桥梁。我们只知道，这位贵宾真是一位了不起的建筑建造者。如今修建的哪座建筑能直到公元 7500 年仍屹立不倒？

　　我告别了孔子及其儿孙，在这天剩下的时间里，与他更年轻的第 78 代亲属们一起度过。我沿着一条通往森林的人行道行走。公园渐渐变成了荒野。我走得越远，遇到的行人就越少。偶尔有一辆载着游客的电动小巴士从我身边经过，但过了一会儿，就又只剩下我一个人了。上方的阳光被树木与绿叶遮住，我突然意识到，这是我在中国的一种新体验：独自一人身处大自然。在中国，无论我走到哪里，估计都会有眼睛看着我。当然，大多数是我不认识的眼睛，他们也不会特别关注我。但是，他们总是在那里，是日常生活的一部分。瑞典不同，人很少，有大片的森林，每个人都可以到森林里散步、露营。我不用离家走很远就可以到森林里去，只是偶尔会遇到一些流浪汉。在孔子庙的森林里，我意外地找到了家的感觉。我离开铺设好的人行道，沿着马车道，进入了更深的荒野。

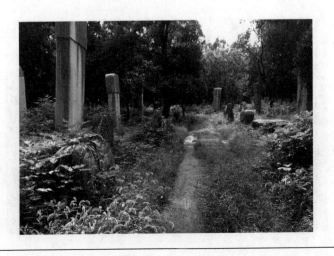

　　我的错觉很快被揭露。我当然被看到了！被大约 10 万个孔子的亲属。我一个人，越往林子里走，就越能清楚地听到他们彼此的窃窃私语："你们看到那个外国人了吗？他在这里干什么，独自一人？最好小心点！"他们忠诚的马匹列队保护着他们。我恭敬地走在步道上，心想："嗯，最好在天黑前离开这里……"

　　不过，孔子的整个家族似乎并没有太在意我。第二天，我被欢迎到酒店对面的家族宅邸和寺庙待一整天。这个家族甚至还用大成殿的精彩表演欢迎了我。所以，我最后鼓起勇气，坐在后排，在弟子们后面，聆听了大师孔子在杏坛的演讲。圣人似乎并不在意。我听啊，听啊，一直听到夕阳西下。

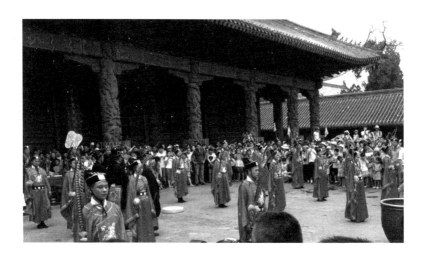

　　说实话，如果不是我自己来的，我认为我不会有这些奇妙的经历。

第九章

理论：愤怒的男性和女性、吸毒者与追求快乐者

情绪的性别差异

男性和女性有相同的情绪吗？从《三字经》到汤姆金斯，他们都试图确认和界定正常情绪是什么，但没有理由认为心理人的情绪装备存在性别差异。很可能的情况是所有男性和女性天生都具有感受兴趣—兴奋、享受—快乐、惊奇—惊讶、害怕—恐惧、生气—愤怒、难受—痛苦、厌闻、厌恶以及羞耻—耻辱的能力。但是与其他生物学特征类似，例如，我们的十只手指、十只脚趾、双臂、双腿、双眼、双耳和鼻子都存在形状特征的性别差异，男性和女性的情绪也可能存在特征与教养的差别。除此之外，人的基本特征有无穷无尽的表现形式，使每个人出生后都是独一无二的个体。

从发展的角度看，男性和女性在情绪方面存在简单而明显的种系差异。人类之所以能够生存并发展到今天，是因为女性能够在体内产生并保护新的人类——婴儿，男性能够生产并将必要的生命种子注入女性体内，开启新生命。这两个相辅相成的过程是人类持续进化的必要条件。关心的、吸引的和包容的情绪是女性心灵的重要组成部分，关心的、侵入的和强有力的情绪是男性心灵的重要组成部分。

直立人，也就是进化成今天的心理人的生物，大约在 200 万年前第一次站起来，开始直立行走。而最早的生命形式（如细菌）被认为在 30 亿年前就出现于我们的星球，比直立人早了大约 29.98 亿年。因此，直立人花了很长时间才站起来。事实上，假如从直立人开始，我们从每一代人中只邀请一位祖先进入北京的"鸟巢"[1]，他们每个人都能找到一个座位（即使事先的安检可能相当麻烦……）。这样，他们加起来差不多有 10 万人。如果你已经有幸参观过"鸟巢"，就会知道在同一个场合享受这么多朋友的陪伴是有可能实现的。

---

1 指国家体育场，位于北京奥林匹克公园。——译者注

假如你和母亲及祖父一起去"鸟巢"，可能会觉得他们有点老土，不了解当今这个先进的世界。你的祖父也许连最简单的东西都不懂，比如怎么用无绳电话付点心钱，他甚至纳闷电话线怎么没了……当然，你还是会爱他，尊重他，但暗地里你也许会为自己生活在现代感到高兴，已经进化到对当下所有事物都了解和理解的程度。如果是这样，恭喜你！你可能与"鸟巢"中的其他所有人一样，以相同的方式看待自己。[1]也许有些先辈看着后辈时，会对达尔文进化论中的生存价值[2]提出质疑（如果他们知道的话）："哦，天啊，看看那些退化的家伙们，我敢打赌，他们甚至无法杀死一只鹿当晚餐……"

你觉得"鸟巢"里那些前代的人和你及你亲近的人拥有相同的情绪吗？我想不会。希望保安把你的位置安排在体育场内靠近最新 100 代或 1000 代人所在的区域。大约这样。然后，你也许就可以相信邻座能够用与你相似的方式感受和表达情绪了。时间越久远，那时的人对你而言就越陌生，他们在各个方面，包括情感装备和情绪信号方面，都会与你更不同。你会看到进化，即人类是如何逐渐演化成今天的样子的。

我们完全没有理由相信人类的进化已经在我们（心理人）身上达到了顶点。你的想象力是否足够丰富，可以设想出 200 万年后，在另一个体育场，坐满了从我们的孩子开始的后续世代的人？那时的人看起来是什么样的？他们的认知和情感能力会有怎样的发展？我承认，单是想到尝试回答，我的大脑就一片空白，所以我会立即回到我唯一知道并在此时此地可以立即回答的问题上：到目前为止，进化是否导致了心理人在情绪方面的性别差异？

如果接受汤姆金斯的观点，即情绪是我们躲避危险和努力求生的基本动力，并接受汤姆金斯对情绪的总体定义，那么我得出的结论是：每个健康的人类都有相同的情绪装备，该装备与普遍的情绪表达相关联。无论性别如何，

1　无论哪一代人，都觉得自己懂得最多。——译者注

2　英文为 survival value，是指在生存中的有用性。——译者注

个体的生存需求都一样，因此，每个人能感受到的基本情绪种类也相同。进化并没有为男性和女性产生**不同种类**的情绪。我们拥有相同的情绪类型，并依靠它们提醒我们远离危险，接近可以提高生活质量的活动。不过，进化导致某些情绪对男性和女性而言具有不同的生存价值。我确实看到了不同情绪在激发男性和女性的个体生存及种系生存方面存在某些差异。

我的观察是，女性一般都能觉察自己的情绪，并善于利用情绪达到关系的目标，特别是吸引或允许他人接近的情绪（快乐、悲伤、恐惧、羞耻和厌恶）。男性一般不太了解自己的这些情绪，但他们能熟练地利用激发向外探索的情绪（兴趣、愤怒和厌闻）达到保护的目标。女孩从早期开始就受到积极的教导要识别、命名和使用自己的情绪，男孩则被积极地教导控制情绪，将情绪保持在后台，这样他们就可以专注于实际的任务，从而操纵和控制外部环境。

从俄狄浦斯期开始（大约 3 岁），女孩知道自己是女孩，男孩知道自己是男孩，文化脚本对女性和男性的预设固定下来了。从生物学角度来说，女性的世界是关系的、包容的、养育的和关怀的；男性的世界是建设的、扩张的、供给的和关怀的。在周口店的展览中，我记得是女性带着孩子围坐在洞穴的火堆旁，男性则在外面猎鹿，为洞穴建立保护。女性是孩子的直接食物提供者（母乳喂养），必须理解和回应孩子与一切需求有关的情感表达。男性必须为女性（尤其是母亲）提供食物和住所。为了做到这些，男性必须学会杀死动物或其他生命形式（植物、农作物）。我认为，这种进化上的区分在当今男女平等的世界仍有一定的合理性。男性和女性在生活的各个方面都具有同等的价值和权利，但从定义上明显可以看到，男性和女性是不同的。男性不能怀孕。男性也不能在体内产生乳汁。女性不能在身体里产生精子。女性生完孩子后，无法供养和保护自己。男性和女性不能在没有对方的情况下生育并维持生命。

在男性和女性的情绪脚本预设中，我看到了普遍存在的生物学差异。男性主要受愤怒和兴趣驱动，这些情绪推动男性积极探索并利用外部世界来维持家庭的生存。女性主要由悲伤、恐惧和羞耻驱动，以维持家庭和群体的团结，同时也为了达到生存的目的。然而，我们生活在一个日新月异的世界里。数字技术以少有人真正理解的方式扩展了我们的物理和精神宇宙。我们的认知能力有了前所未有的飞跃，我看到的潜在危险是，我们的情绪能力并没有以同样的速度前进。我们面临的生存危机的严重程度是我们的情绪无法充分预警和提供保护的。以下是我看到的心理人当下在情绪发展方面表现出的一些缺点。我将聚焦于一种情绪，即愤怒，并把更广阔的探讨空间留给你，亲爱的读者。

愤怒是最具破坏性的情绪。愤怒可以刺激我们推开侵入我们个人空间的任何东西或任何人。愤怒的生存价值是消除任何威胁我们的东西。愤怒促使我们为自己的生命而战，向对我们有害的东西说"不"。愤怒是生存的绝对必要条件，因为人只是无数生命形式中的一种，这些生命形式彼此为食。如果我们不能为自己在地球上的百年生命（如果我们幸运的话）而奋斗，就不会拥有它。但是，愤怒的使用应该永远处于最低有效水平。如果礼貌地说"不用，谢谢"就够了，我们就应该如此做。如果尖锐地说话是必要的，我们才应该那样做。如果不得不进行躯体搏斗，我们才必须这样做，但这应该避免。愤怒是一种危险的情绪，因为它直接成了接收者（可能是另一个人、另一只动物或环境中的任一方面）的麻烦。消除入侵你的东西的最终方法是杀死它，无论它是一只惹恼你的苍蝇，还是一个威胁你的人。

愤怒应该促使我们解决困扰我们的具体情况。当问题得到解决，我们就应该停止愤怒，继续生活。不幸的是，许多人并不具备这个简单的知识。当眼前的障碍消失后，他们并不满意，继续保持愤怒。在 TA 中，我们把这种愤怒视作扭曲情绪，我们知道接下来可能发生不同程度的游戏。我们也知道，扭曲情绪是个体人生脚本的组成部分。我们有可能帮助他们发现自己的脚本，并做出再决定。

愤怒的男性

愤怒的人对其他人来说很危险。愤怒的人（几乎都是男性）成为当代许多社会中特别的、日益严重的威胁——大开杀戒的凶手。他们使用任何能找到的武器，如枪、刀、车或炸药，在学校、商场、街道、音乐会现场、夏令营或其他任何人群聚集处，随意杀害尽可能多的无辜受害者。这些杀手有时以恐怖组织的名义行动，但往往动机不明显。事后，周围的人常常表示惊讶："他是一个非常安静、举止良好的人，怎么会做出这么可怕的事？"作为一名心理学家和沟通分析师，我并不感到惊讶。我看到的是一个不快乐的男人，有一些个人脚本问题，原本不一定是什么大问题，但他不知怎么表达，对此也不甚理解。他带着这些问题，不寻求帮助，甚至不与任何人讨论。相反，他精心幻想着有朝一日能向全世界展示他的强大和不可阻挡，强迫每个人知道他的名字。这些幻想可以建造很多年，与朋友和家人正常交往时可以暂时关闭。但它们就在那里，不被分享，任何人都无法挑战它们。互联网可以为这个群体提供匿名的途径，让他们在那里分享部分幻想并得到安抚。真正的危险在于精心构筑的幻想，经过几个月的计划，呈现真实的面貌，就像一场实际可能进行的军事行动。一点一点，幻想变为真正的计划。真正的必要准备工作开始了，比如寻找武器，只等有一天时机成熟。届时，我们都会再次感到无比震惊，政客们会说："让这种悲剧永远不再发生！"但真的永远不再能对此置喙的是那些无辜的孩子、成人和老人。

趁我还能说话，我要说，所有儿童都必须在幼儿园和学校学习关于情绪的知识。所有学生都必须学习心理学知识。互相交流。不要让身边的人生活在幻想的世界里。

愤怒的男性还有更危险的一面——发动战争。愤怒激发暴力和战争，据我所知，愤怒一直是解决人类矛盾的终极方式。最多的肌肉、最多的胆量、最多的技能和最多的耐力，最终会带来胜利以及战前大家已经享有的和平。今天同样战争不断，双方都有被杀死的"敌人"。此时的"肌肉"足以毁灭全人类。会不会有一天，人类的情感可以进化到不用道德性愤怒就能解决冲突的地步？要知道，人类的认知能力已经可以在无边的宇宙把飞船降落在一颗小行星上了，情感却原始到无法克制自己最强烈的愤怒，还在互相残杀，这真的很可怕。有一个问题我没有答案。人类需要怎样的情感进化才能停止互相残杀呢？这需要多长时间？（在未来的"鸟巢"，这样的人会站得离我们多远？）

同时，我要再强调一次：要让年轻人了解我们已经知晓的事。教他们关于情绪的知识。托马斯老师提示：TA 有一堆高明、简便且有用的心理学知识。

愤怒的女性

环顾四周，我看到在我的世界里有一半人是女性。我看待女性的视角必然是男性的视角。我是一个男人，不是上帝，因此只能从我的蛙人[1]视角看世界。但是，我确实看到并思考了我认为女性在愤怒方面存在的不足：太少愤怒，同时又有太多泛化的愤怒。现在，亲爱的女性读者，在你生我的气前，请让我解释一下吧！

即使在今天，男性的体力也往往（但不总是如此）强过女性。每当花园需要挖坑时，我的妻子就会把铁锹递给我。在进化过程中，男性的愤怒和体力不仅用来保护女性和孩子，也用来打服他们。在我们这个时代，在许多文

---

1 作者解释，蛙人是指戴着独眼面具在海面下游泳的潜水员，因此视野受到限制。他在这里用"蛙人"自称是因为他意识到自己可能是从一个相对狭隘的男性视角来看待事物的。——译者注

化传统中，男性一直是一家之主。女性需要发展出避免和削弱男性对家庭成员愤怒的情绪，并鼓励男性将攻击性指向外，从而供养和保护女性和孩子。恐惧、痛苦、喜悦和羞耻能很好地避免虐待，并将男性的攻击性引导到有用的家庭保护中。女性对更强壮的男性公开表达愤怒可能会招致灾难。今天也是如此。在我知道的所有文化中，男性殴打女性导致的家庭暴力都是严重的问题。这就是我所说的"女性的愤怒太少"的意思。至少从易卜生的戏剧《玩偶之家》（A Doll's House）开始，人们就越来越接受女性不必容忍男性的支配地位。女性可以，也应该对男性的压迫和虐待说"不"。女性应该运用适当水平的愤怒说"不"。从进化的角度来说，这可以看作女性愤怒情绪的继续发展。

从当下世界范围内的女权主义运动可以看出，这种发展确实正在发生。女性要求与男性享有同等的地位、工作和报酬、同等的影响力和尊重。瑞典是世界上两性最平等的国家之一，我以作为这个国家的男性为荣。我认为这种发展是自然的，毫无争议，TA 的表达中也蕴含了这种发展——"我好 — 你好"。但令我担心的是，当男性普遍成为女性愤怒的对象时，两性之间就像发动了战争。这就是我说的"女性的愤怒太泛化"的意思。作为男性，我反对被归为人性是坏的、会压迫另一半、必须被摧毁和打击的那一类。集体的、泛化的愤怒是极其危险的。它最终会导致集体杀戮和大规模谋杀，这种或那种"圣战"。在人类进化的这个时间点，我认为男性和女性需要发展对外的集体愤怒，这样它才有可能真的移山填海，让我们在冷酷无情的宇宙中一起生存。在个人层面上，我们所有人，无论男女，都需要学会如何使用情绪，让我们在不彼此摧毁的情况下合作。这是我们这个时代的心理挑战，也是希望。

吸　毒　者

在汤姆金斯的情绪理论中，只有两种情绪被认为是积极的、"感觉良好"的情绪：快乐和兴趣。快乐／享受是放松的"向下"的情绪，而兴趣／兴奋是刺激的"向上"的情绪。我认为，吸毒和成瘾是一种不依赖人类互动而感觉良好（无论是"向上"的兴奋，还是"向下"的放松）的策略。只需要将某样东西通过口鼻吸入身体，或者直接输入血液，就能让人感觉很好，而不用管周围其他人在做什么。

我们摄入东西对生存来说是正常的，也是必要的。最典型的情况是婴儿把母亲的乳汁从她的体内吸到自己体内。这是一个人的生命开始的方式。对营养需求与直接的身体接触相结合。吃和触不可分割，是脐带喂养的外部延续。通常，和别人一起吃东西是终生可靠的让人"感觉良好"的方式，我们在学会从母亲的乳房以外的其他来源喂养自己时是如此，不再需要直接的身体接触来喂养自己后也是如此。吃好的食物本身就让人感觉很好，如果和家人及好友一起享用，感觉会更好。我们可以把很多东西放入体内，让自己感觉良好：宫保鸡丁、酸辣汤、汉堡包、茶、咖啡、牛奶、巧克力、苯丙胺、可卡因、烟草，应有尽有！几乎所有东西都可以被使用或滥用。在适量的好东西与过量使用时的中毒或致命之间，存在一条线。滥用真的并非由所使用的物质而导致，而是由滥用者控制和增加其好感觉的欲望而导致。想要感觉良好虽然是非常正常与可取的，但在应该感觉不好时还希望感觉良好则是不可取的。就像你在车流中打算横穿一条繁忙的马路时一辆车朝你冲来，如果你感到高兴则是不可取的。你应该感到害怕，而不是高兴。

如果你执着于好感觉，不管是不是借助毒品，那么危险来临时，你都可能无法生存。我们情绪装备中的消极情绪多于积极情绪，是因为我们生活在一个无法完全控制的危险世界。有很多生物（微小的和巨大的）想吃掉我们，而不是我们吃掉它们。在很多自然力量面前，人类和一粒微尘没有区别。万有引力定律是绝对的，无处申诉。消极情绪是我们面对各种威胁时给自己的提醒，从迎面而来的汽车到喷发的火山，从河里的鳄鱼到身体里的微生物，从他人击落我们的飞机到用甜言蜜语哄骗我们。这个世界总是既精彩又危险。在任何时刻，我们都需要运用所有感官来判断周围的世界是在支持我们，还是在反对我们。我们需要拥有所有情绪，才能活着并拥有美好而满足的生活。

我的大部分职业生涯都在与吸毒者打交道，我认为严重的吸毒成瘾是不顾一切试图让自己感觉良好，不惜付出任何代价，纵使破坏家庭、犯罪、卖淫、毁掉健康或因吸毒过量而死亡。我将吸毒定义为摄入短期内令人感觉良好但长期来说会让人感觉非常糟糕的物质，这些物质会导致痛苦、伤害和失去生命。毒品本身并非为了让人们对它们上瘾而存在的。人们会使用对自己有积极影响的药物。但随着药物使用得越来越频繁，影响越来越大，可能就会越过一条不那么清晰的从使用到滥用的边界。成为瘾君子是一个长期的心理过程。吸毒是一种情绪问题。吸毒者在这个过程中试图寻找幸福，却误入歧途，最后只剩下无尽的痛苦。吸毒者是不幸福的人。

汤姆金斯概括了心理成瘾。你可以对任何事物成瘾，例如对一个人、一种意识形态、一项活动或一个地点，而不仅仅是对毒品。他将心理成瘾定义为一种特殊的情绪组织类型："我们所说的成瘾是指一类复杂的情绪组织，当一个特定的心理对象或一组对象**在场**时，或者该对象不在场，但只要意识到该对象未来可能存在或过去与该对象有过互动时，就会激活强烈的**积极情绪**；该对象**缺失**时，或意识到其未来有可能缺失，或意识到过去发生过此类情况时，都会激活强烈的**消极情绪**。另外，对象缺失可以成为对该对象产生觉察的契机。（Tomkins，1962，p.493；北魏楷体的字是本书作者示以强调的部分）"

因此，如果你因为正在享受或在幻想中享受你的瘾而感觉极好，因为现在或以后没法沉迷于自己的瘾而感觉极差，你就是一个瘾君子。这两个条件都是适用的。如果你对一种特殊的毒品成瘾，如酒精或海洛因，你的心理依赖会因为毒品本身的生理特性（可以让你的身体放松以及刺激你的身体）而增加。当你喝下酒或注射一剂药时，会感觉特别好；当你努力获取毒品或者想着上次或下次的好感觉时，也会感觉特别好。当你没有毒品，又看不到得到它的方法时，不管怎样都会感觉很痛苦。

汤姆金斯区分了不同类型的物质滥用。在描述这些类型前，我需要谈谈汤姆金斯和伯恩在各自的理论中对术语的使用。

伯恩和汤姆金斯在各自的理论中都使用了"脚本（script）"这个概念，但他们使用的方式并不相同。汤姆金斯对他使用脚本的方式做了如下解释："在我的脚本理论中，场景——一个有可感知的开始和结束的事件——是分析的基本单位。一整套连续的场景被称为生活情节。脚本并不涉及所有场景或生活情节，而是指个体对一系列被放大的场景进行预测、解释、反应和控制时所依据的个人规则。（Tomkins，1991，p.83）"汤姆金斯的脚本模型试图描述与某些场景相关的、个体创造并维护的**一系列规则**，而伯恩的脚本模型更关心个体按照这种规则生活的后果。

将他们的术语进行比较，在我看来，汤姆金斯的**场景**（scene）概念与伯恩的**游戏**（game）概念相似，但更笼统。场景和游戏都有明确的开始和结束，但场景不一定有伯恩在他的 G 公式中提出的负面结局。另一方面，伯恩的**脚本（人生脚本）**概念似乎比汤姆金斯的脚本概念更笼统。当汤姆金斯强调脚本是个体创造的**一套规则**时，我认为汤姆金斯的脚本更接近伯恩的**早年决定**这一概念，不同的也许是汤姆金斯认为的决定不一定只是早年的。

伯恩和汤姆金斯都是美国人，而且同龄。汤姆金斯是一位研究心理学的大学教授，伯恩是一位与患者打交道的临床精神病学家。汤姆金斯基于研究创立了广义的、宏大的"人类"理论，伯恩基于临床经验创立了关于人们相互作用的治疗理论和方法。在我看来，汤姆金斯的广义理论对心理治疗也有明确且重要的意义——治疗师需要了解正常情绪，才能处理有问题的情绪（扭曲情绪）。另一方面，伯恩的临床理论最后也变成了对一般人类生活具有重要意义的广义理论——每个人都需要了解自我状态以及个体间不同的自我状态的互动会如何影响合作，从而明智地经营这个世界。我没有意指汤姆金斯和伯恩互相认识，我在两人的著作中找到的唯一提及对方的说法是汤姆金斯关于伯恩的论述："我的意思是，个体不一定会陷入伯恩提出的不真实的'游戏'中，但也不是完全没有可能。有些人的脚本可能的确可以很好地被描述为游戏，任何个体及所有人都可能偶尔玩这些游戏，但它们属于非常特殊的场景和脚本。（Tomkins，1991，p.84）"

　　汤姆金斯区分了三类与毒品相关的脚本（他的类型）：镇静的（sedative）、预成瘾的（pre-addictive）和成瘾的（addictive）。所有类型的脚本都是为了应对无法容忍的负面情绪。**镇静脚本**出自与积极情绪密度相比，消极情绪密度很高的情境，但并不极端。镇静脚本的目的是减少消极情绪，但不一定能解决潜在的问题。他写道："我将一个脚本称为镇静脚本，是因为它的目的是减弱或减少消极情绪本身，与它进一步工具性地解决问题的作用无关。显然，吸一支香烟只是镇静行为中的一种类型。人们可以通过酒精、药物、饮食、攻击、性、旅行、开车、散步、跑步、看电视、谈话、欣赏自然、阅读、内省、音乐或去喜欢的地方等方式尝试自我镇静。（Tomkins，1991，p.255）"

　　镇静脚本可能发展成**预成瘾脚本**，即通过预防性地使用某种镇静剂来避免消极情绪。汤姆金斯写道："在预成瘾脚本中，负性情绪现在与特定场景紧密联系，该场景会唤醒更多的负性情绪，除非使用镇静剂加以避免，否则这些负面情绪将令人无法忍受……它已经从镇静转变为*有效逃避和回避的镇静脚本*。（Demos，1995，p.369）"因此，在预成瘾脚本中，之前提到的镇静策略被提前使用，作为不体验负面情绪的预防措施。

　　当被滥用的对象转化为目标本身时，我们就可以认为它是**成瘾脚本**了。汤姆金斯接着说："成瘾脚本既能自我确认又能自我应验。它一次次表明，必须时刻警惕没有 X 的可能性，如果不能重新获得 X，惩罚就不可避免，没有 X 的时间越长，惩罚到来的速度越快。它具有不可替换性、不可转移性或不可代替性，最后，无论这种享受持续的时间多么短暂，再次拥有它都非常美妙。（Demos，1995，p.371）"要形成成瘾脚本，与积极情绪相比，消极情绪需要具有极高的密度，并且前面的镇静脚本需要在某一过程中被证实是减少消极情绪的可靠手段。成瘾脚本的前提是人不快乐。成瘾者是不快乐的人。

要发展出成瘾脚本（汤姆金斯的类型），需要一个不快乐的人，他体验到的消极情绪比积极情绪强许多。这并不一定意味着吸毒者需要有悲剧性和破坏性的 TA 人生脚本（伯恩的类型）。换句话说，某个成为重度吸毒者的成年人并不一定有过艰难痛苦的童年。他有可能是在童年后的生活中持续遭遇了很多困苦的时光（如战争、自然灾害、疾病或者仅仅是因为老了而失去了力量），从而导致消极情绪强过积极情绪。不幸的是，这种情况很常见。不过，正如我在第十一章中写到的，在我自己对重度吸毒者的研究中确实发现，大多数成瘾者的 TA 脚本中包含非常消极的情绪。

要形成成瘾脚本，不快乐的人需要发现某个行动（也许与某种药物有关）能够减少消极情绪。不快乐的人还需要发现，这个动作或药物可以有效地避免问题场景及其相关的消极情绪。最后，原来的消极情绪将转化为新的、激发滥用的情绪：镇静行动或镇静物质消失会诱发消极情绪，消极情绪本身又会促进滥用。当吸毒者无法获得想要的行动或药物时，会感觉很糟糕，为了获得该行动或药物，他们会不惜一切代价，包括做出反社会行为和犯罪行为。用汤姆金斯的话说，"当有用的预成瘾场景被越来越多地添加到镇静场景中时，转变最彻底和最关键的舞台已经搭好。情绪源头已不再是原先的消极情绪，**因镇静被剥夺而产生的情绪成了新的情绪源头**。一个人只有发现没有镇静剂比任何消极情绪都糟糕，并且消极情绪可以被镇静剂减缓，才会变得成瘾。（Demos，1995，p.372）"

形成毒瘾需要时间。你不会因为尝试某种物质就成为瘾君子。比如，你不会因为喝酒就变成酒鬼。要成为瘾君子，你需要在之前的生活中体验大量消极情绪。你还必须找到一种方法来缓解这些消极情绪。你还必须发现，在真正感到不舒服**之前**，你可以通过使用你的镇静策略来避免那些消极情绪。最后，你还必须把原来的消极情绪转移到缺乏镇静策略本身上：现在，你感觉不好是因为没有你的药物，或者无法沉浸于能够对你起到镇静作用的行动——努力工作、拥有足够的点赞、玩网络游戏、大量的性爱行为、炫耀你的重要性，等等。这样，你的整个人生都会以获得或拥有你的行动或药物为中心。其他一切都成了背景。现在你就成为瘾君子了。

　　成为瘾君子是一个具有不同发展阶段的过程。汤姆金斯概述了从镇静脚本，到预成瘾脚本，再到成瘾脚本的发展过程。成为瘾君子需要时间。你决定改变自己的生活后，停止做瘾君子也需要时间。这不是一个简单的开始／停止使用某种药物的问题，也不是简单的开始／停止某种行为的问题。这是学习如何真正感受更多积极情绪，而非感受自我引发的消极情绪（扭曲情绪）的问题。我会在第十一章再谈这个问题。

追求快乐者

　　1967 年，当我还年轻时，琼·贝兹（Joan Baez）唱道："不要太辛苦，因为生命短暂，人无法获得什么……"从此，无须电流或耳机，我随时都能在脑海里听到这首歌。确实如此，在漆黑夜空闪烁的星光下，生命短暂且缺乏保护。那么，在短暂的生存时间内，我们有机会时就去寻找一束阳光，得到可以得到的快乐，有什么问题呢？

　　没什么问题，因为人无法获得什么……无法获得，就会渴望很多。

　　谁会否认 1000 多年前李白春夜里醉酒后在月下与影子共舞时的快乐呢？尤其是他把这种快乐写出来了，与我们大家一起分享了。即便在今天，也是如此。谁又会反对苏东坡的"但愿人长久，千里共婵娟"呢？我希望没有人。在任何人的生命中都有许多不可避免的危险和忧伤。负面情绪存在是为了帮助我们生存，我们应该让它们维持良好的工作状态。但是，积极情绪也在帮助我们生存，无论对个体来说，还是对整个物种来说。我们需要使兴趣和快乐也维持良好的工作状态，这应该是常态。当没有理由激发负面情绪时，我们应该感觉良好。

人类需要怎样才能感觉良好呢？我会回答需要干净的空气、优质的水源和食物、其他人类，以及我们可以去探索的、为了共同生存可以去培育的有趣世界。从我们的基本生存需求能够获得满足中学会感觉良好是美好生活的基础。基本需求得到满足后，我们可以从社会交往、对或近或远的物质环境和社会环境进行合作式探索中找到生命的意义。大约 1000 年前，冰岛的古诗集《埃达》（*Edda*）中就写下了睿智之言："Maður er manns gaman"，字面意思是"人是人的快乐"。说到吸毒，要想摆脱毒瘾，就必须运用这一智慧。善于与他人接触，与他人建立良好的关系，这种感觉会比毒品好得多。如果你想摆脱毒品，就需要学会如何从社会交往中获得幸福感，而不是从毒品中获得满足。人所能带来的感觉好过化学物质。

积极寻求快乐是自然和健康的，比如到美丽的环境中散步，看一部喜欢的电影，或者与朋友一起开心地吃东西。经常靠使用毒品来感受处于世界之巅的感觉则不然。当你已经发展到成瘾脚本阶段时，就成了瘾君子。在预成瘾阶段，你可能还不是瘾君子，但你正在以削弱自己正常感受消极情绪的能力的方式来寻求快乐。一个明显的例子是在酒精或药物的影响下驾驶汽车。每天，在世界各地都有许多追求快乐的人和车轮下无辜的受害者。他们被醉酒的司机杀害或伤害。这些司机正常的惊讶和恐惧情绪被抑制和模糊化，导致他们既高估了自己的驾驶能力，又降低了他们的反应能力。

成瘾者追求快乐。追求快乐者不一定是成瘾者。然而，在我生活的国家，不久前，宗教还把一切寻求快乐的行为都定为罪恶。你应该默默忍受苦难，努力工作，祈祷，并侍奉上帝，然后死去。仅此而已。在希腊神话中，狄俄尼索斯（Dionysos）是古希腊神话中的酒神和醉神，他倡导一种截然不同的生活方式。

狄俄尼索斯不应该是瑞典人侍奉的神。我们也应该尽可能少地了解维京时代的神话中瓦尔哈拉（Valhalla）持续进行的狂野派对。在那里，堕落的英雄们是永生的，他们白天和巨人战斗，傍晚宰杀永生的猪沙赫利姆尼尔（Särimner），晚上喝永远喝不完的蜂蜜酒，日复一日。这也是基督教徒打败"异教徒"后定下的罪恶。

在学习中文的过程中，我惊喜地发现，瑞典语和汉语中都有一个词，而英语中却似乎没有。这就是瑞典语的"lagom"和汉语的"中庸"，意指主张中间的道路，不能太少，也不能太多，要恰到好处。在瑞典语中，"lagom"是一个常用词，在很多场合都会用到：咖啡的浓郁度"lagom"，温度"lagom"，风对航行来说"lagom"，现在我已经喝了"lagom"的酒。凡事都有"lagom"，恰到好处，足够却不过分。在追求快乐方面，也有"lagom"。很多东西以合适的剂量、在适当的情境下放入体内都是有益的。阿片帮助很多人忍受了剧烈的痛苦，但鸦片也摧毁了千百万人的生命。使用和滥用之间的边界就是"lagom"的概念。找到自己追求快乐的中庸之道，无论对个体还是对人类整体来说，都是一项重要的生存任务。对寻求快乐的个体来说，要想达到"lagom"，必须从"我好—你好"的心理地位出发。否则，后果可能很严重。正当我写下这些文字时，我意识到在我瑞典的家乡，有一个持续发生的严重的社会问题，与过分追求快感有关。我将分享我的观察作为例子。

在城市及周边地区，富有且成功的商业人士和工作人士对摇头丸和曲马多等派对药物的需求量很大。他们过着繁忙且充满压力的生活，时不时就想放松一下，开个派对。他们大都是有一定经济实力的普通人。我在这里称他们为追求快乐者。在同一地区，还活动着另一个截然不同的群体。这是由一群犯罪率很高的年轻人组成的网络，他们常常有第二代战争难民的移民背景。几个帮派为了争夺非法毒品的地下市场不惜使用各种手段互相残杀。他们在城市街道上用非法枪支互相杀害，在街道和房屋中使用炸弹。他们互相争斗，心狠手辣，暴力不断升级。已经有很多人被枪杀。最近，一位怀抱婴儿的年轻母亲在公寓外的大街上与其他人一起被杀，时间是中午。她之所以被杀，是因为婴儿的父亲是另一个帮派的头目，他设法逃跑了。

这次状况非常严重，政府已授权特派警察部队处理。枪击和爆炸也在瑞典的其他地方时有发生。这是与叙利亚战争及逃离中东的难民潮相关的国家紧急情况。

那么，这与追求快乐者有什么关系呢？我认为，在我列举的两个群体中都有他们的身影。富有的派对毒品买家助长了帮派成员的欲望，他们渴望穿昂贵的夹克，戴金表，开白色的宝马豪车在城市里兜风。这两群人对自己有限的朋友圈之外的人都没有足够的关注，不过也存在差异：金融家不会杀死其他金融家，但他们不会考虑自己追求快乐所带来的灾难性社会影响。这两群人对身边的人可能都很忠诚，他们对自己的核心圈子可能会有"我好—你好"的感觉（或自称有这样的感觉），但这还不足以构成"lagom"地追求快乐。要实现这一点，还需要把"他们"也包括在内，包括所有在街上和房子里被炸的人，以及他们永远看不见却和他们一起生活在这个世界上的所有人。要做到以"lagom"的方式追求快乐，就要把"我好—你好"扩展为包括所有人："我好—你好—他们好"。值得注意的是，在我举的例子中，杀人者和破坏者（据我所知）都是年轻人。愤怒和年轻人，是一个致命的组合。另外，据我所知，追求快乐的金融家既包括男性，也包括女性。

遗憾的是，羞耻这种强大的社会化情绪（汤姆金斯定义的）似乎还没有进化到超越实际目光接触的程度。当我们看不到在我们短暂的一生中永远也不会真正见到的绝大多数人时，他们的眼神就缺乏让我们感到羞耻的效力。网络上匿名的仇恨和愤怒的诽谤的可悲发展就是一个例证。希望羞耻这种在种系发育上进化得最晚、最能让我们与其他动物区分开的情绪能迅速扩展其进化范围。当我们能够因为远方看不到的眼睛而感到羞耻时，我们也许最终就可以共存而非互相残杀了。

插曲 9　日光岩上的景象

　　一个温暖的晴日，通往鼓浪屿最高岩石的阶梯似乎没有尽头。我不断向上攀登，疲惫的父母自我状态开始抱怨："你这么固执地坚持要站到这位岩石巨人的头顶上，是不是疯了？你知道你多大了吗？"汗滴正从我的脸上和背上流下来，我的儿童自我状态反击："别抱怨了，笨蛋！你走了一辈子路，不就是为了来这里。现在动动你的懒腿吧！到上边去！"为了表示抗议，我的父母自我状态停下脚步，示威性地从瓶子里喝了一大口水。

　　正当我停下，一位从后面上来的老人超过了我。当他高出我两个台阶时，转过身来，直视我的眼睛，用命令式的声音问道："你多大了？"我强忍住立正和敬礼的冲动，设法用最礼貌的中文回答："我今年69岁。"他畅然大笑起来："好。我70岁了，爬得比你还快！"从那时起，我就跟上了他的步伐。他告诉我，他是部队退役的高级军官（我的直觉是对的！），现在来这里是想带女儿看看这个著名的景区。我告诉他，我来这里是做什么的（与我将要告诉你的故事不同，亲爱的读者），由于他女儿的英语很好，当我的中文不行时，她就会帮助我们。到达山顶时，我们三人俨然已经是一个小团体了，我们一起愉快地欣赏着九龙江与台湾海峡交汇的美丽全景。

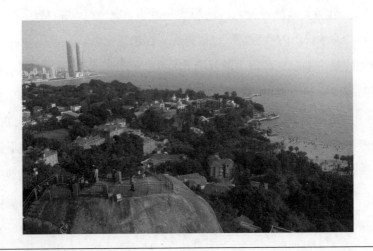

我的新朋友们待了一会儿就下山了，我则留下来做我打算做的事。半个世纪前，我在世界另一端时，就将这块石头作为旅行的目的地了，我还没有看到我想看到的东西。我找到一个角落，可以看到朝向漳州的江畔，做好耐心等待的准备。我希望看到一艘驶向深海的特殊的船只。

我知道，我需要等待一段时间，条件适宜时，船才会从下面遥远的水面上出现。我意识到一个问题，我不知道那艘船长什么样子，即使我看到了它。我也不知道该如何认出我在等待的七个人。我从来没见过他们，只知道他们是两个大人和五个孩子。距离这么远，我可能根本看不到他们，他们也有可能不想被人看到，想把自己隐藏起来。或者，还有可能，他们的船在晚上悄悄地开走了。

另一方面，我可以完全肯定，这艘船已经从漳州地区的九龙江泊口出发了。我知道，我在等待的海澄县人都已经在船上。我不知道这艘船出发的确切时间，但应该不会超过 250 年。所以，海浪上应该还有一些残留的影子给我看吧，不是吗？我千里迢迢来到这里，就是为了见证我的孩子和孙辈的 DNA 离开中国的那一刻。在这样重要的时刻，好客的中国人一定会以某种方式让我看到吧？

所以，我耐心地等着莫琳的钟家祖先钟仕经（Cheong Soo Keng）、他的妻子陈氏（Chan）以及他们的孩子田荷（Tian Hor）、金泉（Kim Chuan）、调阳（Teow Yong）、许文（Koh Boon）和渍娘（Cheng Neo）。我准备在他们驶过时向他们挥手问好，并说再见。他们是那个时代勇敢的船上难民，他们将驶过南洋，直至定居在马六甲。仕经最后于 1799 年去世。七代之后，莫琳将以钟建娘（Cheong Kian Neo）的身份出生。在困难重重的情况下，她的丈夫如今在日光岩顶，耐心地等待着向这些勇敢的先驱挥手致意，是他们让他在今天坐在这里等待成为可能。

还是孩子时，我的床头挂着一幅画着船的图画。上面有一艘现代货轮，可以在 28 天内从瑞典航行到澳大利亚，还有一艘有四根桅杆的大帆船，每个帆和索具都标有详细的技术名称，还有几种小船。图的最上方，有一句拉丁文标题 "Navigare necesse est, vivire non est necesse"，意思是："航行是必需的，但生活不是"。这句话来自罗马帝国需要控制地中海周围领域的时代。在我稚嫩的头脑中，这句话曾经是，现在也是，一种具有挑唆性的、不合逻辑的说法。如果没人活着，谁来开船？不过，我从未怀疑前半句：航行是必需的。我每天看着海图，大船和小船带我环游世界。海上冒险的故事是我最喜欢的，我清楚地知道自己长大后想做什么——一名船长。

但我们家并非水手之家。我们有车，但从未有过船，尽管我们住得离海和湖泊很近。我偶尔和邻居或渔民一起出海的经历至今仍是我所珍视的神奇时刻。最后，我终于有机会在海军的大帆船上航行。站在最高的桅杆上瞭望，感受风灌满所有风帆的巨大力量，带着这艘沉重的船在海浪中破浪而行，它教会我的东西比我读过的所有书都多。去美国做交换生时，我乘坐一艘旧军舰改装成的民用巡洋舰横渡大西洋。从英国到纽约花了 10 天时间，我从未晕过船。不过，我很庆幸自己没有成为一个责任重大而家庭生活匮乏的职业船长。

不过，我儿时的梦想确实实现了。梦想有时就是这样。40 岁时，我买了一艘 30 英尺 [1] 长的帆船，并参加了所有必要的课程，成了自己的船长。拿到"海岸帆船船长"证书时，我比拿到心理学家执照更加自豪，该证书授权我拥有除了横渡大洋外，可以到任何地方航行的资格。从那以后，我的"Majong" [2] 号帆船在瑞典、丹麦和德国等地航行超过了 10 000 海里。我是一名水手，我从未厌倦大海赋予的自由。只要帆船的龙骨下有足够的水深，它

1　1 英尺 =30.48 厘米，30 英尺约等于 9.14 米。——译者注

2　船名中的 Ma 来自作者妻子的名字 Maureen 和女儿的名字 Malin，jo 来自儿子的名字 Jonas，ng 是指老者，即作者自己。作者妻子的祖父名为 Ngkong，ng 来源于此。另外，Majong 是麻将的瑞典语翻译。麻将是作者妻子莫琳家常玩的牌类游戏，且包含四种"风"，因此作者认为这个名字非常适合帆船。——译者注

就可以去天气和海况所允许的任何地方。海上的事一般发生得很慢，但成人自我状态必须时刻保持警惕。你可能与特定方位的某艘船发生碰撞。你总有足够的时间做出反应，但必须保持警觉，并为不断变化的状况做好准备。海上的生活和平时一样，不过在海上时，一切会更加清晰和简单。我喜欢做一名水手。

现在我看到他们了！！！不可思议！我真的可以看到他们，站在甲板上的两个较大的身影和五个较小的身影。如此清晰，我甚至不需要望远镜。一叶帆保持着小船稳定的出航路线。船舵处有人在掌舵。站着的最高的人直视着前方，另一个人似乎在看船尾，手里拉着身边的孩子。一定是仕经在看前面，陈氏在看后面。我曾经确实看过这幅画面，是卡尔斯汉姆（Karlshamn）的两座雕像。卡尔斯汉姆是瑞典的一个小港口。150 年前，瑞典移民也曾为了躲避饥饿和苦难，在这里登船前往美国。男人期待着新的生活，女人则最后一次回望自己即将永远离开的生活。

我把手举过头顶，向他们挥手。就在他们即将从我的视野里消失时，我看到孩子们拉着父母的胳膊，指着我的方向，是的，然后有两只手高举过他们的头顶，挥动着。之后他们就消失了。

第十章

治疗：给 TA 新手治疗师的建议

在本章，我直接转向已经是专业心理治疗师或正在学习成为专业心理治疗师的你。你既然已经读了这么多，我便假设你想把 TA 作为自己的技能之一，甚至你可能已经想参加考试，成为认证沟通分析师了。45 年来，我的工作就是坐在治疗师的椅子上。在倾听和回应来访者的过程中，我的头发已经从棕色变成灰白色，我想把我学到的东西传递给你。如果你不是治疗师，还是欢迎你继续阅读。在 TA 心理治疗中，没有什么魔法或商业秘密。如果你与商业、学校、交通行业、政府或任何其他领域的人合作，知道治疗是什么对你仍有好处。如果你自己是治疗中的来访者，对治疗师能做什么、应该做什么有现实的认识，也很好。

我将对我的建议进行总结，放到我想到的相关标题之下。由于我之前已经介绍了 TA 团体治疗，现在我会将重点放在个体和伴侣治疗上。我将描述我是如何做 TA 治疗的，不过我相信有些建议也适用于其他形式的心理治疗。

为心理治疗创造条件

心理治疗是在一个封闭的房间内进行的。在治疗过程中，只有治疗师和一位或几位来访者可以进入其中。治疗时间是事先严格规定的，个体治疗（一位治疗师和一位来访者）通常为每次 45 ~ 60 分钟，一般为每周一次，总体治疗时间也有事先的计划。治疗在约定时间（比如 15：00）开始，在约定时间（比如 15：45）结束。控制时间是治疗师的责任。

房间是专门作为治疗室而准备和布置的。其中包含两张或更多张舒适的椅子，之前隔着方便谈话的距离，对面而设，但呈一定角度。这样，治疗师和来访者很容易保持眼神接触，看到对方的脸，同时不必一直盯着对方。房间安静无干扰，装饰令人愉悦，表达出欢迎。它光线充足，最好有一扇窗，让阳光可以照进来。治疗师和来访者都可以轻松地看到对方的面部和肢体表情，而不必费力。双方都不要逆光而坐，且都坐在类似的椅子上，处于同一高度水平。这个房间属于治疗师或治疗师的雇主，并只用于心理治疗。它不是治疗师的办公室，也没有写字台、计算机、电话或其他可能干扰治疗的小配件。在治疗过程中，手机要保持关闭。在约定好的治疗时间内，治疗师有责任提供安全的、不受干扰的场所，除治疗本身外，没有其他事情发生。治疗师需要确保没有人来敲门，在整个时间内 100% 专注于来访者。

这就是心理治疗的基本设置：一位治疗师、一位来访者和一个受保护的、可以让他们不受干扰地对话的环境。在这期间，来访者只要不会给治疗师、自己或环境造成威胁或破坏，就可以说、感受和做任何事情。

为治疗提供安全的环境是心理治疗师工作的一部分，明白这一点非常重要。治疗师需要控制与来访者进行治疗性会谈的物理环境。为什么？因为治疗师需要逐渐了解来访者，明白来访者，看他们如何与治疗师玩出自己的游戏，**体验**他们如何在治疗中对治疗师演出自己的脚本。然后，治疗师需要通过逐步**挑战和面质**来访者的行为和言语，为来访者在治疗中及外界生活中尝试不同的做法"打开门"。因此，治疗师需要在彼此持续互动且不受干扰和打断的环境里为来访者提供治疗。这个环境应该是让来访者感到安全、可以表达任何情绪性内容、可以尝试新方法来处理这些情绪性内容的最佳场所。所以，治疗室是心理治疗中非常重要的组成部分，来访者（以某种方式）为之付出了费用。

治疗师的基本技能和责任如下：在每次治疗中以及整个治疗合约内，完全专注于来访者，利用这段时间内出现的任何情况，为来访者的最佳利益服务，以达到治疗合约中的目标。

来访者的责任和权利如下：按照约定支付治疗师费用，利用治疗时间为自己的利益服务，谈论自己，做自己，谈论自己的问题，在治疗室通过自己的行为向治疗师展示自己的问题，并利用治疗师的反应找到新的选择。

心理治疗是两个（或多个）人之间的活动，他们可以运用自己的所有感官回应另一个人，从躯体的角度，他们具备看到、听到、闻到、触摸和品尝对方的可能性。在心理治疗中，触摸应当受限，品尝也不应出现，因为在心理治疗中保持个人边界和一定距离是必要的。但是心理治疗发生在真实的生活、真实的人之间是非常必要的。我们现在所处的数字革命并不能改变我们都是真实的人、过着真实的生活、最终也会真实地死去的事实。既然心理治疗是为了改善我们过着的真实生活，那么心理治疗也必须是活生生的、真实的。因此，心理治疗不能在即时通信软件上或其他网络平台上完成。在那里，治疗师和来访者看到和听到的彼此只是在缩小的屏幕上的彼此，他们无法知道屏幕图像之外的东西，无法具备嗅闻、触摸和品尝对方的可能性。最重要的是，治疗师对来访者实际坐着的房间处于零控制。我相信，教学、一些咨询和督导以及一些组织发展已经从数字革命中获益匪浅，我也相信这种情况会持续下去。但对于我在本书中描述的心理治疗，并非如此。心理治疗关乎此时此地的你和我。无论我们能把多少张自己的影像投射到无数的数字屏幕上，也只有一个你和一个我。现在，当我写下这些文字时（当然是在我的计算机上……），我只在这里；而当你读到它时，你也只在你的身体所占据的一个地方。

　　尽管我认为上述情况对心理治疗来说普遍正确，但 2019 年以来的新冠肺炎疫情给这个星球上的居民都上了非常严肃的一课。在这期间，为了维系生存，人与人之间需要保持物理距离。在这种极端时期，不太可能建立上述心理治疗关系，并应暂时避免密切接触。但是，就像人类在艰难时期一直做的那样——如果事情不能按照常规的经过检验的方法实现，我们就发明新方法。尽管我反对在线心理治疗，但在线治疗肯定比没有治疗好。当下，数字化面谈的一些局限可能会得到解决或改进（例如，对治疗师和来访者的房间进行更好的控制，以便双方都能看到对方周围完整的环境）；治疗师也可能会提升认识，知道在线治疗可以达成的目标的界限。我们还可能找到其他替代方法。然而，在正常情况下，要学习解决与他人良好相处的问题，最好还是在真实的人际交往中进行学习。好的心理治疗需要真实的、身体在场的心理治疗师。

激发信心和保守秘密

心理治疗中的一个基本原则是：把在治疗室内说的话留在治疗室内。治疗师不会将来访者在治疗中谈论的内容告知他人或与他人讨论。为了能够探索心中的任何东西，来访者需要知道他们的隐私和个人生活受到保护，不会被治疗师利用。在个体治疗中，这种保密是单向的。来访者可以自行决定是否谈论自己及治疗师。在伴侣、家庭或团体治疗中，治疗师应与所有个体签订合约，不得在治疗室外泄露他们了解的其他来访者的情况。除非出于某些特定原因达成共同同意的合约，否则在治疗室中不得使用录音设备。

当第三方（如雇主或社会机构）为来访者的心理治疗付费时，基本原则仍然有效。除一般情况（如出勤率和整体进展）外，治疗师不会与第三方分享治疗中发生的事，治疗师也会告知来访者自己与第三方分享了什么内容。对成年来访者进行治疗时，治疗师不会与任何人分享任何内容，包括来访者的家庭成员。

保密的基本原则也有例外。心理治疗师必须始终为自己留一扇门，以便从同事或督导师那里获得帮助。治疗师决不能将自己置于不得不携带和隐瞒秘密的境地，这可能会伤害或摧毁自己或自己的家庭。所以，治疗师从一开始就会声明，他保有与同事或督导师讨论来访者在治疗过程中的任何方面的权利。除了保护治疗师这一显而易见的价值外，这一规定还具有治疗价值。治疗师将心理治疗的逻辑运用到自己身上，展示出对来访者有效的情形也适用于治疗师。当来访者遇到问题时，向他人（治疗师）求助是好事，当治疗师在帮助来访者的过程中遇到问题时，向他人（督导师）求助也是好事。其中包含的信息是：求助是"好"的。

保密原则也有法律限制。如果来访者谈到了严重的犯罪，如谋杀或计划实施严重的犯罪，治疗师应该通知警方。对于什么是"严重的犯罪"，在不同的国家，情况可能有所不同。有时，治疗师很难决定该怎么做。在这类情况下，与同事讨论并获得督导是非常必要的。最重要的考量是治疗师本人的人身安全。要想对来访者进行良好的治疗，治疗师必须安全。

为自己和来访者提供安全保障

治疗师决不能与有暴力倾向的来访者单独相处。对所有类型的来访者，治疗室必须是让来访者和治疗师都感到安全的地方。因此，无论是来访者还是治疗师，都不应坐在另一个人可以阻挡出口的地方。双方必须拥有在紧急情况下快速且自由离开的通路。这既适用于外部紧急情况，如火灾，也适用于由来访者的心理问题导致的紧急情况，如将愤怒付诸行动。原则上，治疗师绝不应与来访者单独处于建筑物或治疗中心内，即使单独与来访者坐在治疗室内足够安全。可获得的帮助应该就在附近。

治疗师在任何时候都应保护自己免受身体暴力或性虐待。在我担任社会服务机构的督导师期间，曾多次看到女性咨询师或治疗师没有获得足够的人身保护，却不得不与有过家庭暴力行为的男性犯罪者和 / 或吸毒者打交道。从事助人工作的专业人士需要意识到从拯救者的位置设置三度游戏的危险性——其后果可能是个人灾难。为了真正提供帮助，你必须首先保护自己。乘坐飞机时，我们总被提醒，在紧急情况下应先给自己戴上安全面罩，再帮助他人。对专业的心理治疗师和咨询师来说，也是如此。

遵守约定的时间

准时开始。准时结束。可以多花一分钟或几分钟，但不要再多了。如果来访者迟到了，无论如何，都要在约定的时间停止。确保在你们的合约上说明，治疗只在约定时间内、在治疗室中进行。如果来访者想要更多时间，可以预约更多时数（如果适合于你）。心理治疗的一个特殊标志就是它只在治疗室内进行。在工作前，你应该已经获得了充分的休息，从而能够在每次治疗会面中全身心地关注来访者——这是来访者为你付钱的原因。不要取消预约，除非真有必要。如果在治疗间隙于社交场合遇到来访者，应该保持礼貌，如果适当，可以参与闲谈，但不要做治疗。

获 取 报 酬

我开始做治疗师时，我的督导师格雷汉姆·巴恩斯（Graham Barnes）问我："你为什么想做心理治疗师？"我想了一会儿回答："因为那就是我想做的挣钱养家的事。"格雷汉姆说："很好，如果你告诉我别的答案，比如你喜欢帮助别人，我可能不会相信。"成为一名专业人士，意味着你在出售自己的特殊技能和知识，这样你才能养活自己和家人。所以，应确保你的治疗获得了恰当的报酬。报酬可以由来访者直接支付，也可以由雇用你做心理治疗的雇主间接支付。如果没有获得恰当的报酬，你就不是专业的心理治疗师。

不要给家人或朋友做治疗

治疗师与来访者之间的治疗关系是一种独特的关系。其中一人——治疗师，以非常个人化的方式了解另一人——来访者。经过长期治疗，治疗师可能会了解来访者的许多事情，这些事情连他们的家人都不知晓。身而为人，治疗师可能会被来访者的挣扎触动和感动。治疗师喜欢自己的来访者，来访者通过数月甚或数年与治疗师见面，展现出对治疗师的信任，这都很常见。另一方面，来访者对治疗师的个人生活和个人挣扎几乎一无所知。当治疗师认为分享个人信息对来访者有帮助时，可能会分享一些自己的事。但与任何友谊关系或家庭关系不同的是，治疗关系是不均衡的。焦点一直在来访者身上，而不是在治疗师身上。这正是来访者付费的原因：治疗师会一直专注于帮助来访者解决她的个人问题。当然，治疗师也有自己的问题。专业的治疗师必须知道如何向自己的督导师、个人治疗师、同事、家人或朋友寻求帮助。但绝不会从他的来访者那里寻求帮助。来访者对治疗师唯一的义务是履行合约中他自己的部分，通常是支付具体数额的费用。普通的人际关系，如家人和朋友关系，总是相互的：在你需要帮助时，我帮助你；在我需要帮助时，你帮助我。治疗关系不是这样的。在治疗关系中，双方都专注于解决来访者的问题，而不是治疗师的问题。

　　治疗关系是一种暂时的工作联盟关系，旨在帮助来访者改变和感觉更好。家人和朋友关系对双方而言都是良好生活不可或缺的、具有生存意义的关系。来访者不是也不可能成为治疗师的朋友。当来访者达成了治疗目标，有时甚至在还没有达成治疗目标时，就会离开治疗师，此时他不再承担任何义务。心理治疗师必须对此有深刻的认识，并学会应对：那些你认为非常了解的人，那些曾经依赖你、一次次地回到你身边的人，那些你因为他们的勇敢拼搏而钦佩的人，那些你逐渐喜欢上的人，总有一天会和你说再见，并永远不会再见。你只与他们一起度过了些许时光，你的工作对他们意味什么，可能永远没有任何反馈。这是治疗师的诸多工作压力之一。

　　心理治疗师拥有与来访者一样的需求。和来访者一样，治疗师也需要良好的家庭和朋友关系。作为治疗师，当你从来访者那里获得积极的安抚时，可以高兴并优雅地接受它们；获得消极安抚时，需要容忍它，并思考这是因为你真的做了不好的事，还是仅仅因为来访者的移情反应。但是，千万不要依赖从来访者那里获得安抚。你应该从亲密的家人和朋友那里获得最重要的安抚。千万不要给家人或朋友做治疗。你可能因此而失去他们。你可以通过将他们介绍给另一位治疗师来为他们提供帮助。

如果你足够幸运，拥有了好朋友，就努力经营你们的友谊吧。好的友谊很稀少，并且非常宝贵。不要因为给朋友做（不专业的）治疗而破坏了友谊。外面有很多真正的来访者可以从你的专业心理治疗服务中受益。

自己接受治疗

如果你没有做过个人治疗，就没法成为沟通分析心理治疗师。为什么呢？因为你必须体验过这种疗法对作为来访者的自己是有效的。如果它对你没用，你怎么能指望它对其他人有用？毕竟，我们都有同样的感受和需求。我说的方法不是指 TA 本身，而是指利用治疗过程促进来访者心理康复和成长的方法。所有心理治疗都依靠治疗师和来访者的联盟促进改变，但我不知道还有什么理论能比伯恩的自我状态模型和沟通图更好地将实际治疗过程中的逐次沟通描绘出来。这正是我们训练沟通分析师去熟练掌握的内容：在两个（或更多）人发生互动的同时，理解他们之间正在发生什么。准备参加 CTA 考试时，一项重要的训练就是对你和来访者的心理治疗进行录音，然后将 5 分钟的片段精确地转录，包括治疗师和来访者所说的一切，然后用沟通图分析每一次沟通。治疗师处于什么自我状态？来访者呢？来来回回听很多遍之后，你可能会惊讶地发现第一次听录音时自己漠视了多少内容，特别是那些很快、很小的词，如"是不是？""对不对？""真的？"等。

好的治疗师知道来访者在治疗室内和治疗室外是同一个人。来访者经常谈论他们在外面的生活，即"真实世界"以及与之存在问题的"真实"人物。好的治疗师知道，世界永远是真实的，在某种程度上，在"外面"发生的一切也总是发生在"这里"，发生在治疗师和来访者之间。来访者的问题、游戏、扭曲情绪、漠视和早年决定总会在和治疗师的治疗过程中呈现出来。这是治疗师的主要技巧和方法：利用治疗师和来访者之间发生的事来面质来访者令其苦恼的行为，并提供更好的替代选择。治疗师从没有和来访者一起"去过外面"，所以治疗师永远不知道事情是否真像来访者报告的那样。治疗师唯一知道的是自己和来访者之间"在这里"不断发生的事。不过，正如沟通分析训练展示的那样，治疗师对在这里发生的事的了解取决于治疗师有多强的觉察以及有多少漠视。

要想发展出一切重要的事都会在治疗室内发生的信念，相信治疗师可以利用治疗过程促进来访者改变，那么治疗师需要在自己做来访者时体验过治疗过程的力量。治疗师自身必须接受过心理治疗。另外，治疗师需要接受治疗的原因还包括他们中的大多数人（根据我的经验）都做过有问题的早年决定，涉及要讨好、要坚强等驱力，以及不要做小孩、不要亲近、不要感觉等禁止信息。换句话说，我见过许多治疗师都因为共同的动机成为心理治疗师，在他们职业选择的背后，恰恰有脚本的原因。更简短地说，人们普遍认为心理学家和心理治疗师有点疯狂，这有一定道理。治疗师必须知道如何区分自己的问题和来访者的问题。因此，他们应该相信自己的药并使用它。

训练你对此时此地的觉察，处于"过程中"

作为心理治疗师，你就是自己的治疗工具。你通过自己的五种感官——视、听、触、嗅、尝——直接体验来访者。人与人之间的品尝（接吻）可被视作将十分亲密的关系与治疗关系相区分的行为，因此你不会亲吻来访者。但是治疗师应该注意自己的味觉反应，它可能是你对来访者某种行为或语言的内在反应。比如，你口中突然出现的苦味会不会是对来访者的行为的反应？不过，你通常会依靠视觉、听觉、触觉和嗅觉与来访者建立联系。你的感官体验必然受到过往生活经验的影响，例如，你对生活的理解、你的学业及理论学习。作为心理治疗师，你应该知道目前已有的、最好的心理治疗理论和方法。我当然认为其中应该包括 TA，这也是我写这本书的原因。

这就是你与来访者一起坐下时所需的一切：你的感官（也有可能在眼镜或助听器的辅助下增强），以及成为心理治疗师所需的良好训练。

你不需要录音工具、记事本、笔、以前的记录或日志、计算机、电话、枕头或泡沫球棒[1]等小配件、测试或问卷，也绝对不需要咖啡因或尼古丁等药物。你只需要自己休息充分、状态良好，可以全身心投入与来访者的工作。也许，你和来访者各需一杯水，还有一盒纸巾，以备在来访者哭泣时使用。好，写字板可能也很有用，供你或来访者偶尔画些东西。但除此之外，你只要做自己，穿着普通且休闲的服装，举止正常，以友好的方式社交就可以了。用你所在地区惯用的仪式和闲谈进行接触。总之，从你和来访者建立关系开始，做一个正常且功能良好的人就可以。如果你的治疗是成功的，你的来访者会将你内射为新的父母自我状态，所以如果你在治疗结束后还会见到来访者，用你不会吓到自己的方式表现就可以。

在我的整个职业生涯中，除了做心理治疗师外，我还以教师、督导师、作家和研究者的身份进行工作。心理治疗师这个角色的好处之一是在治疗前通常不需要特别的准备。我可以只是等着来访者按门铃，打开门让她进来，在治疗室里坐下闲谈几句，然后就会问类似这样的问题："你今天想做什么？"不管回答是什么，我们都会开始 45 分钟不受干扰的谈话。我的任务是处理发生的任何事情，逐渐了解我的来访者及她的问题，牢记我们的合约，并在恰当的时机、在治疗室内对其进行面质，让问题在此时此地显现。同样，

1　泡沫球棒很柔软，可以用来打另一个人而不伤害对方。作者解释，做双椅工作时，如果想鼓励来访者说"不"，可以请他用泡沫球棒击打椅子来表达愤怒。在适当的指导和准备下，它们可以用来帮助有"不要愤怒"的禁止信息的人练习"为公平而战"。作者在马拉松团体治疗及对吸毒者进行的工作时会使用它们，偶尔也将其用于个体治疗。——译者注

在治疗室内，我会为来访者设置机会，使她能够发现并测试解决自己问题的新方法。她可以将这些方法带到她的"真实"世界，对外面那些重要且"真实"的人使用。在我们彼此互动的这段时间里，我一直对她的行为、想法和情绪以及我自己的行为、想法和情绪保持觉察。我把这个过程，即我们之间发生的事，作为反映她外面的关系问题的一个具体且持续的例子。外面发生的事在这里以温和、安全的方式展现。在这里，我被委托（通过我们的合约）为她提供新的选择，让她可以得到需要的东西。通过处于这个过程中，来访者所说或所做的一切都可以被治疗性地应用，因为她就是她，在这个房间以及其他任何地方都是如此。我的工作就是利用这个过程中发生的任何事情，帮助她找到新方向，让她做出在未来可以使用的再决定。这就是"身处这个过程"的含义。

学会记住而不是尝试记住

根据法律或专业准则，你可能被要求对心理治疗进行记录。你当然应该尊重并遵守必要的实践要求，但不要过度。只记录必要的内容就可以。在治疗过程中，特别注意不要把你的注意力在做记录和与来访者接触之间做分割。你需要用所有感官关注来访者、你和来访者之间不断发生的互动以及你对来访者持续产生的反应。不要忙着做记录，要对发生的所有事情保持觉察！不要担心并试图记住正在发生的事。不要试图表现得聪明，能够快速理解来访者的问题。不要试图为你认为的来访者的问题找到快速的解决方案。只有多次看到来访者的问题在你们之间呈现后，你才会理解他的问题。伯恩曾说："落后于来访者三步。"而我要说："慢慢来！"如果你错过了澄清和面质来访者的好机会，不要担心。重要的模式会在你与来访者的持续工作中多次出现和重复，所以你会有很多机会。但如果你专心致志地记忆，坐在那里拿着笔和本一直写，你可能永远无从了解正在发生什么，然后就真没有什么可记的了。

　　作为一名持有政府颁发的执照的心理治疗师，我需要对所有来访者的心理治疗进行记录。我确实会记录所有相关细节（姓名、地址、付款详细信息、呈现的问题、确定的合约、所有治疗的日期和时间）以及治疗结束时的治疗结果（合约履行情况）。每次治疗通常是 45 分钟，我只是以"交谈"的方式进入治疗，因为这就是我和来访者之间发生的事：我们互相交谈。只有当这些交谈中出现了特殊情况时（比如来访者威胁要使用暴力），我才会做一下记录，否则我不会详细描述或总结交谈过程中发生的事。有时，会发生这样的情况，来访者在谈话开始时问我："我想继续上次的谈话。是什么来着？"有那么 1 秒，我会有点内疚，因为我不记得了。我没有写下任何东西，也没有提前回忆我们上次做了什么，所以被问到时，我也不知道上次说到哪里了。然后，我就会回答类似这样的话："我也不记得了。你呢？"而且，我会注意到这个模式。来访者让我替她思考，因为她已经把自我发展的责任转移给了我。这就是移情。如果这种情况已经发生了几次，我可能会面质她（"我不记得时，你有什么情绪？"），或者我只是顺着接下来发生的事去做。她可能会开始说话，稍后又接上我们上次的话题。然后我会发现，我确实记得很清楚，可能也像来访者一样，我认为这对她很重要。

　　在我作为心理治疗师发展的过程中，让我惊讶的是，当我再次置身相关情境时，有时可以清晰地回忆起遗忘已久的事。一位来访者在我们结束治疗的大约 25 年后打电话给我要求重新预约。这些年，我们没有任何联系，我也不知道她变成了什么样子。对她的治疗，我已经没有任何记录和记忆了。在电话中，她先是说："我不知道你是不是还记得我，但我和你做过治疗……"她说这句话的一瞬间，我就认出了她的声音，她的名字也浮现在我的脑海中。后来，她真的回来重新接受治疗了，在谈她当前的问题时，我想起了 1/4 个世纪前她的症结和再决定。她的个人模式和她的游戏就在那里，清晰而具体，我可以看到当时和现在的差异和发展。即使我想（其实我不想）写下关于她两次治疗的案例报告，我也做不到，因为我回忆不起来，也不记得。我无法用系统的方式写出这两次治疗的报告。因此，只是坐在椅子上，使用我的成人自我状态，不足以记住这些。但是，像过去一样，与同一个人在真实的互动中使用所有自我状态，是完全不同的事。休眠的记忆会被唤醒，它可以影响此时此地正在发生的事。如果你把自己训练成对此时此地有兴趣、有觉察的治疗师，就会增加在需要记住时记住的潜能——在治疗中——你也将从不必要的负担中解脱出来，无须再创造和携带价值可疑的、挑选出来和制造出来的信息 [1]。

既处理过程又处理内容

来访者在开始治疗前，总是带着在外面的常规生活中已经发生的问题而来："我的妻子想离婚""我失业了""我每周工作 100 小时，但我不快乐""我喝了太多酒""我帮助每一个人，但没人爱我""我正在努力与癌症做斗争""我想摆脱犯罪的生活方式"……每位来访者都需要讲出自己的故事，这样你才能理解他们，并有希望帮助他们。集中注意并倾听。你的首要任务是了解足够多的信息，以决定你是否可以帮助这位来访者。他们的问题是你能处理的

---

1 对于什么是价值可疑的、挑选出来和制造出来的信息？作者的回答是：例如，对你和来访者在一次会面中所说的内容的书面总结。如果你在治疗结束后坐下来，写下你认为治疗中重要的部分，你会选择你脑海中的某些东西。如果来访者也这样做，她可能不会选择同样的内容。当你写下你选择的记忆时，就制造了属于你的、当时的真相。这个真相可能扭曲真正发生的事情，因为你不可能写下或记住所有事情。因此，这是一个工作量很大的工作，在整个治疗过程中，其价值也是值得怀疑的。如果你太相信自己认为的真相，你甚至可能错过治疗过程中真正发生的事情。因此，治疗师或咨询师通常只记录被法律要求记录的内容，而不是试图达到不可能的标准，记录在治疗过程中发生的一切。——译者注

治疗问题吗？有时，人们带来的问题不是心理治疗问题（例如，希望你去找他妻子，劝她不要离婚），或者问题太大，你无法处理（例如，精神错乱或暴力，你对他们没有安全感）。如果你无法帮助一位来访者，需要礼貌地拒绝，并尽可能把他们转介到其他地方。你接受的来访者都是带着各自的生活经历和故事来的，这就是他们谈话的内容。治疗师会通过提问澄清、陈述自己的理解、与来访者分享等各种方式，努力理解并加以回应。图 10.1 是我画的一幅漫画，来访者和治疗师在交谈，每个人都有自己的"对话气泡"，里面充满了文字。这些对话气泡中包含的就是治疗性谈话的内容。

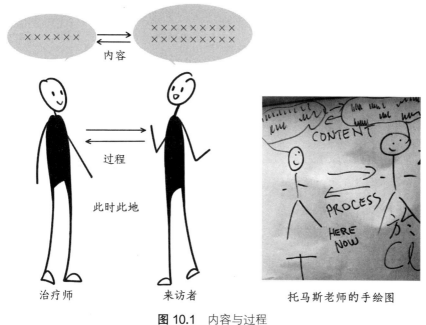

图 10.1 内容与过程

同时，在治疗师和来访者之间还有许多其他事情正在发生：他们的面部表情和肢体动作不断变化，以回应所讲的内容，暗示谈话时双方感受到的情绪；他们说话时的音量和音调也在不断改变，传递内容时，他们会发出许多声音和说出许多小词；他们的眼睛在不断核查自己的话如何被对方接收。所有这些都在谈话过程中快速发生，它们与喜欢、不喜欢、冷漠、幽默等更多细微的迹象共同构成了治疗师与来访者之间正在进行的过程。

沟通分析师拥有理解并控制这个过程的理论：来访者现在处于什么自我状态？我现在处于什么自我状态？现在呢？现在呢？我们的沟通是互补的、交错的还是隐藏的？来访者是在跟我玩游戏吗？当对方抛出诱饵时，我上钩了吗？我们现在创造了什么时间结构：退缩、仪式、消遣、活动、游戏还是亲密？P、A、C 三个圆圈叠加在一起的简单图示是我知道的最强大的治疗工具，因为它让治疗师有机会跟随并有意识地干预持续快速流动的治疗过程。最棒的是，它是可以与来访者分享的工具，来访者也可以使用它。

内容和过程共同构成了进行心理治疗的全部必要条件。与成年来访者工作时，脚本的形成属于内容。早年决定在童年做出，作为再决定治疗的一部分，谈论童年议题通常非常必要。当然，治疗师也有必要了解来访者如何看待现在的生活和其中涉及的所有人。但对治疗师来说，找出"实际"发生的真相并不重要，也不可取。如果治疗师有机会和来访者的母亲谈论 40 年前发生的事，她的版本与来访者的版本很可能存在差异。来访者现在的老板对他们的关系的看法也可能与来访者截然不同。在治疗中，来访者的体验才是最重要的，因为那是来访者坚持早年决定的基础，即使这些决定对他不再有好处。

作为 TA 治疗师，你受训看到来访者的脚本如何在你们之间持续发生的过程中表现出来。当你允许自己对此时此地正在发生的事产生觉察，当你对来访者感知到的、来自外部和过去的东西给予了足够多的关注和了解，就可以把过程和内容结合在一起，随着治疗的进行，为来访者提供你看到的摆脱旧症结的新方法。

不要迷失在内容的丛林中！它浩瀚无边，难以逾越。来访者自身已经迷失在其中了。这就是他来找你的原因。长期以来，他一直在相同的陈旧道路上一遍遍徘徊，却无法找到新的光亮。他很乐意邀请你陪他一起走上那些路，如果你不小心，他就会牵着你的鼻子走，告诉你越来越多可怕又险恶的地方。每当你问起关于那里和那时的问题——"后来发生了什么？""你父亲真的说过吗？"或者"但是莫叔叔说了什么？"——你就会被带入更深的丛林。直到有一天，你又回到了你走进去的那个地方，然后你的来访者就会说再见并走掉。他甚至会更加确信，这个费力的、不舒服的丛林就是他真实的生活。而他，或者任何所谓的治疗师，都会对此无能为力。

但是，也不要害怕内容的丛林。跟随来访者走进去，但不要忘记你的TA 导航仪。当你看到一个充满希望的通路，一个来访者在惯常的道路上很快就会走过的空地，但是你的 TA 导航仪告诉你这里是安全的，那么停下来，问他："你看到那道光了吗？你愿意和我一起走进去，看看我们会发现什么吗？"如果他否认有这样的光，只想继续往下走，那么跟着他。然后，在下一个空地上说："你看到那道光了吗？我觉得它看起来不错——要不要去看看？"当他又说没有看到时，可以问他为什么，"如果你不想听我说话，为什么要邀请我一起来？"不要让自己被漠视。现在，你和来访者之间的问题与丛林无关。如果他不愿意相信你的建议，为什么还要找你帮忙？这可能是脚本禁止信息"不要信任"，外加"要坚强"的驱力使然。站在旧有脚本内容的丛林中，他的脚本中的禁止信息和驱力就在此时此地出现，在你和他之间出现。如果他还没有准备好尝试你已经看到的通路，不要逼他。接着走，会有更多机会。当他终于敢于探索你看到的通路时，他会非常勇敢地做他以前不敢做的事：相信有人能带他探索未知的领域。踏入那条安全通路时，无论他发现了什么，他已经在此时此地做出了一个再决定，相信你，他的治疗师。这就是治疗中的再决定：来访者与一个令其感到安全的人尝试新行为，这个人就是治疗师。

逐步了解来访者的脚本 "丛林"

从你与来访者工作的第一刻起，甚至是从第一次预约起，你就要开始了解他们来自怎样的脚本丛林。思考脚本，但不要试图得出任何结论，在很久以后再这样做。慢慢来！来访者会以两种同时进行的方式告知你他们的问题：他们用语言告诉你（内容），在与你的互动中展示出来（过程）。大多数时候，来访者来找你时，都有很好的成人自我状态的理由和希望。不要漠视他们说的话，但要留意话语本身只是发生在你们之间的过程中的一部分。来访者会和你玩他们的游戏，会在和你互动的过程中使用他们的驱力和早年决定。在某种程度上，他们的成人自我状态觉察不到，他们会把问题直接放到你的腿上，希望你告诉他们怎样建设性地解决。如果你能处理好来访者的游戏，他们就能从你身上学会找到通路的方法，而不是卡在他们惯常的、令人苦恼的道路上。实际上，作为治疗师，你所做的就是将你和来访者之间的过程反向应用：不管你说的话是什么，通过不卷入游戏，向他们展示出存在比玩游戏更好的方法能够满足人们对彼此的需求。而且，作为 TA 治疗师，你知道那个方法是什么：亲密，而非游戏结局。

怎么向他们展示呢？通过觉察自己的反应和情绪，留意漠视（比如来访者忽略你的提问和回应），通过不拯救、不迫害、不让自己受害，置身于游戏之外，通过在与来访者的互动中只做一半工作（不少，也不多）。最重要的是，遵循 TA 的黄金法则，同时也是 TA 的底线和基本准则：任何时候都保持"我好—你好"的心理地位。永远不要认为自己比来访者更了解他们的生活，不要认为自己比来访者更聪明，尊重来访者是唯一一个过着他自己生活的人，记得你也是唯一一个过着自己生活的人，你和来访者面对完全相同的生存问题，即如何过上满足的生活。永远尊重来访者为自己做决定和再决定的能力。不管你怎么想或怎么做，他最终都会如此做。不要相信你真能治愈来访者的心理问题。正如鲍勃·古尔丁常说的，力量在患者身上，治疗师的工作只是确认来访者的力量，并向其展示出新的选择。

不要漠视自己帮助来访者的能力。如果你是一名专业的心理治疗师，你拥有的高度专业化的知识正是来访者缺少的。这就是他们来找你的原因。这些知识来自你在专业培训期间所学的一切，你个人的心理治疗，你接受的所有督导，你读过的所有书籍（包括这本），以及笼统来说，你自己关于过上满意生活的所有知识。你有没有认真地思考过，你可以用什么方式帮助你的来访者？你有没有从潜在的来访者那里听到过这样的提问："你能为我做什么？"或者"如果我决定和你开始治疗，我花费的金钱和时间能换来什么？"你是否问过新来的、可能与你做治疗的来访者："你知道我能为你做什么吗？"如果你的回答是"不知道"，我建议你为此类问题准备好答案，并建议你鼓励来访者提问，比如"你希望我告诉你，我能为你做什么吗？"。市场中任何一个卖菜的商贩都知道如何回答关于他们的产品的提问。应该说，心理治疗师没有什么不同。

对来访者的脚本的认识主要源于你们双方不断互动的过程，源于来访者的习惯性行为在此时此地的展现。制定治疗合约时，你需要已知来访者脚本的一些重要方面，即那些促使来访者向你寻求帮助的问题。这时，是否能把你了解的信息转化为正式的脚本分析（脚本矩阵，包括应该信息、禁止信息、早年决定、扭曲情绪、心理地位和游戏）并不重要。但是，作为治疗师，你应该已经注意到一些脚本模式与来访者抱怨的问题一致。你应该从自己对来访者的亲身体验中验证它是否与来访者的语言描述及愿望表达相匹配。只有在你体验到过程和内容相一致时，才可以接受某个合约。

如果你愿意，可以做一个正式的脚本访谈来增加你对来访者脚本的了解。如果你使用的是附录三中呈现的生活治疗研究所的脚本问卷，完成该访谈可能需要 1 ~ 2 小时。之后，你需要独自做一些思考和分析，再与来访者分享想法。如果你参加过我们的 TA 培训项目（如附录一中列出的），你自身就已经与一位同事体验过这个访谈了，也已经练习过如何做访谈以及如何在脚本矩阵中提炼和呈现信息了。正式的脚本访谈是非常有价值的工具，可以补充你从整个治疗的"过程觉察"中不断获得的脚本信息。在受训成为熟练的治疗师的过程中，正式的脚本分析也是非常宝贵的学习工具。随着做心理治疗师的时间和经验的累积，我个人越来越依靠我和来访者之间实际发生的事——过程——来识别和了解他们的脚本模式。然后反过来，再用这个过程面质、挑战他们的早年决定，为他们提供替代方案，做出再决定。

学习用两种方法做回溯工作

回溯工作就是用"此时此地"处理"彼时彼地"。没有人真能跳出不断发生的当下，离开他们实际所在的地方。因此，回溯工作存在某种悖论。任何人所拥有的永远都是此时，永远都是此地。在任何时刻，我们总是处于我们所在的地方。我们总在变老，绝不会更年轻。我们不能回到过去，也不能进入未来。我们每个人都被锁在自己的时间牢笼里，而时间却在飞速地走向最终的终点——死亡。幸运的是，在我们前进的过程中可以与无数奇妙而有趣的生物共享时间。我们知道，生活可以无比丰富且富有意义，但也可以绝望、痛苦或黯淡。

心理治疗就是将痛苦转化为快乐，将无意义转化为满足。生命早期所做的合理且必要的早年脚本决定在后续生活里可能成为体验新生活中丰富可能性的阻碍。这时，治疗师可以帮助来访者"回到"过去，回忆并重新体验做出早年决定时的情形。这样做可能会帮助来访者在情感上认可早年决定在当时是明智的、有益的，但现在的情况已经大不相同，早年决定在当下的生活里已不再适用。在第八章中，我介绍了 TA 治疗中回溯工作的两种不同方式：一种是使用表达性技术，例如，由弗里茨·皮尔斯在格式塔治疗中创造并由鲍勃·古尔丁改编的双椅工作，或者是莫雷诺的心理剧；另一种是直接使用来访者和治疗师之间的移情情境。

表达性技术

回到过去，再次"成为"小时候的自己，也许是 6 岁，"看到"父亲高高地、怒气冲冲地站在你面前，他以为你打碎了窗户玻璃（其实你没有），并愤怒地大喊："你这个废物蠢货！"这可能会帮助来访者理解他现在为什么经常觉得自己很蠢，并在别人告诉他该怎么做时，常常会用力地闭紧嘴巴。再决定关乎替自己说话，不接受别人的羞辱。为了帮助来访者拥有这种有益的体验，你可以积极鼓励来访者"回到过去"："再次成为 6 岁的你，看到父亲站在你面前。你想告诉他什么？"就像戏剧或电影导演，你可以指导来访者对"父亲"说话，就像他现在真的站在来访者面前一样。来访者可能会用恳求的声音抬头看着他说："爸爸，我没有打碎玻璃，请不要对我大喊大叫！"接着，治疗师或导演会指着"父亲"的位置说："好，现在过来，站在这里，做你的父亲，回答你的女儿！"作为"父亲"，来访者可能会非常大声地喊叫，并像打女儿耳光一样在空中挥舞着手："现在你还是一个骗子了！我要好好教训你这个笨蛋！"

治疗师会继续引导孩子与父亲的对话，直到来访者的症结清晰地显现出来：一位强势的父亲正在做某些伤害孩子的事，而孩子会展现出很久前做出的早年决定。在我们举的例子中，早年决定可能是觉得自己很傻，什么也不做，什么也不说，等着父亲走开。这里就是症结，治疗师的工作是提供替代方案，即来访者没有看到的新出路。方法之一是询问来访者："你现在感觉怎么样？"鼓励来访者确认而不是漠视自己的情绪，并把它说出来。来访者的回答也许是"感觉很绝望，不管我做什么都不够好……"。当治疗师看到她眼中的泪水时，用养育型父母自我状态说："你听起来非常悲伤。是吗？"如果来访者开始哭泣，这本身就是一种再决定，即你可以表达情绪，而不是将它锁在心里。作为治疗师，你可以通过邀请来访者对"父亲"说类似下面这段话来锚定再决定："爸爸，我不会等着你对我友好。我可以把我的感受表达出来，我可以在我伤心时从别人那里得到我需要的东西。"

　　关于如何进行这种体验式回溯工作，已经有很多详细的描述（比如在鲍勃·古尔丁和玛丽·古尔丁的著作中，及约翰·麦克尼尔的著作中）。在《人际沟通分析》一书中，我已经分步骤描述了这个过程。有时，当来访者真正做出再决定时，情绪会非常剧烈、感人。但是，在另一些时候，来访者会一直被"卡住"，还没有做好再决定的准备，结果就是澄清了症结，但没有解决。作为治疗师，不要勉强。关于团体治疗师何时应该停止此类回溯工作，鲍勃·古尔丁曾教给我们一些准则：

　1. 做出再决定时，"以胜利告终"
　2. 僵持不下时，"停下来，做出一些解释，并邀请来访者再回来"
　3. 20 分钟后，"在组内其他人不耐烦之前停下来"
　4. 时间到了时，"按预定时间停止"

移情关系

　　如第八章所述，作为治疗师，我的经验是，通过表达性技术进行回溯工作，在团体治疗中比在个体治疗中更适合。我认识到，当房间里只有我和来访者时，设置双椅工作，邀请来访者以对话的形式表达父母自我状态和儿童自我状态，效果并不怎么好。如果没有其他来访者在场给当事人反馈和安抚，结果往往是角色扮演太多，能量太少，并具有不必要的复杂性。

　　可以这么说，当来访者把对父母的投射转移到治疗师身上时，就把母亲和父亲的脸放到了治疗师身上。在适当的时候，通过询问来访者"你觉得我现在的感受是什么？"，很容易就可以得到验证。来访者可能会回答："我觉得你和其他人一样，对我说的话感到厌烦。"治疗师回应："哦，之前谁对你感到厌烦？"来访者回答："我父亲从来不听我说什么。"通过把焦点放在与治疗师的关系上，该情况可以直接用于回溯工作。治疗师进一步问："你想知道我刚才的感受吗？"来访者回答："呃……我不认为你会有什么特别的感受。"治疗师又问："你想知道我的感受吗？"来访者说："嗯……好。"治疗师说："我感觉到了一些痛苦——你努力挣扎，不想让我靠近。"来访者看起来很惊讶，然后深深地叹了口气，吞了下口水，没有说话，看向下方。治疗师已经为来访者的早年决定（不停地说话，让人远离并感到无聊）提供了一个替代方案，来访者的反应是真正从治疗师那里接受了一些东西，但还不知道下一步该怎么做。但这是在此时此地处理儿童自我状态中的问题，仍可以视作回溯工作。

在我的自我状态曼荼罗模型中，我讨论了成人自我状态与父母自我状态和儿童自我状态之间的基本差异。成人自我状态主要评估和处理此时此地发生的事，而父母自我状态和儿童自我状态是来自过去的现成模式，可以用于对此时此地发生的事情做出快速反应。当来访者在治疗中使用他们的父母自我状态或儿童自我状态时，就为治疗师提供了进行回溯工作的直接方法。当父母自我状态或儿童自我状态激活时，治疗师可能会注意到并思考："这个自我状态的起源是什么？它是在何时、如何形成的？"当治疗师多次看到某一自我状态时，就可以在适当的时机问来访者类似的问题："你看着我时，我看到你微笑，并听到你经常说'对不对？'，就像在向我寻求证实一样。但你似乎从没有想让我回应，因为在我可以回答之前，你就接着往下说了。为什么会这样？"这是我往下进行回溯工作时可能做出的第一个面质。在回溯工作中，来访者最终想起她总是希望向父亲展示她有多聪明，即使她还不明白很多事情。作为治疗师，你可以在任何适当的时候利用你对来访者的自我状态的觉察，作为回溯工作的切入点。

不要忘记识别自我状态的第二个诊断标准：社交反应！在个体治疗中，是你，治疗师，对来访者的一切言行做出社交反应。换句话说，你要觉察自己的自我状态。如果你注意到自己进入了父母自我状态，也许会想："这个来访者太固执了，我不想和他一起工作。"或许以前也有人对他产生过这样的反应。现在，你"应该"把他踢出治疗，因为他在跟你玩"踢我吧"的游戏。这就是移情。他正将来自过去的对父母的投射（也许是父亲？）转移到你身上，你的工作不是把他踢出去，而是帮助他找到与人交往的其他方式，这样他就可以得到良好的安抚，而不是消极的踢踹。

来访者不只会告诉你他们的问题，与治疗师在一起时，他们也会用行动展示自己的问题，希望你帮助他们解决。来访者总会和治疗师玩他们的游戏。这很好。这就是来访者理应做的事：展示他们真正的问题，这样他们才能得到帮助，进而解决问题。请留意"友好"的来访者，你喜欢他们，因为他们总是令人愉快，谈话有趣，与你合作得不错。他们正在玩"友好"的游戏，如果你发现不了这个游戏，他们就会比刚来时更深陷在自己的脚本里。移情总是存在，它永远可以作为回溯工作的入口。从这个意义上说，心理治疗师就是自己的工具。

移情式回溯工作通常没有使用表达性技术那么戏剧化。这在一定程度上是由两种方法的固有特点决定的。表达性技术通常是在 10 ~ 15 人的团体中使用，团体一同工作几小时甚至几天（马拉松式治疗），它所设置的舞台与两个人在一起不受打扰地谈话 45 分钟非常不同。在团体中，治疗师是表达性技术的使用者，基于治疗师的指导技巧，戏剧在许多见证者面前展开。这两种工作方式我都大量使用过，我的体验是团体治疗师的压力比个体治疗师的压力大很多。即便是封闭团体，团体治疗也像充满激烈情绪的舞台表演，人们期待在结束时有很多积极的再决定发生。对来访者来说，能够与一群见证了他们的再决定的人分享这个积极时刻，并得到大量安抚，也是非常强烈的体验。哭泣、叫喊、用枕头或泡沫球棒打空椅子、大笑和拥抱，都是正常的团体治疗现象。

情绪激烈的工作在个别回溯中也会发生，多为哭泣、绝望或激动。出于安全的考虑，表达强烈的愤怒是有较大的问题的。任何治疗师都不应鼓励对治疗师或来访者存在潜在危害的情绪表达。愤怒是会导致杀人等恶劣结果的情绪，所有治疗应以安全的和建设性的表达为目标，愤怒应受到特别考虑。在个体工作中，情绪表达更多是在来访者准备好时自然发生的，较少与治疗师的导演有关。在鲍勃·古尔丁提出的四条停止原则中，只有最后一条适用于个体治疗，时间到了就停止。只要时间没到，全部治疗时间就都是可以使用的，来访者可以自由谈论任何事情。治疗师跟在后面，距离几步之遥，并会根据整体治疗合约面质、挑战和支持来访者。治疗师在适当的时机也会使用改编过的表达性技术，例如设置双椅工作，但更通常会将自己作为移情对象——"你听到我刚才说什么了吗？""我说什么了？""我这么说，你有什么感受？""你现在想从我这里得到什么？"——从而与来访者建立"你—我"之间的对话。这是与做导演式团体治疗师相比最大的不同。个体治疗师要时刻觉察来访者的脚本和游戏如何在与治疗师的关系中上演。团体治疗师的难点之一是在与团体中不同的来访者做简短工作时，很难利用移情来有效地工作。有些团体治疗师常常忘记移情总会在来访者和治疗师之间发生，对于寻求戏剧化的来访者，治疗师可能无法识别他们玩的"温室"游戏。

处 理 情 绪

还记得西尔万·汤姆金斯说过的话吗？"没有比我们的情绪更深的动机""我们的情绪造就了我们的心灵""每个婴儿出生时都拥有同一套的九种情绪"。你还记得这九种情绪吗？（如果忘了，可以悄悄地翻回第四章。）你还记得这九种情绪与诗人们命名的所有美好感受和情感的关系吗？你还记得我们为什么会有情绪吗？

作为与人打交道的工作者，你知道多少种情绪？

真是一连串问题！（好吧，你对心理治疗师有什么期待？）我建议你最好知道这些问题的答案。人们之所以寻求心理治疗，是因为不知何故，他们感觉不好。而他们希望感觉好起来。心理治疗师应该知道如何让感觉好起来。如果心理治疗师不知道怎么让感觉好起来，那么他们能给那些想要感觉好起来的来访者提供什么呢？我建议，所有心理治疗师都应学会识别自己和他人的九种情绪。治疗师应该是通过人们的眼睛、面部表情、声音和身体姿势上的蛛丝马迹来识别情绪的专家。治疗师还应是正常健康地使用情绪和情感的专家。正常而健康地使用情绪装备，能够警示我们远离危险，并将我们吸引至生存的方向。为了生活，以及好好生活，我们需要所有情绪，既包括消极情绪，也包括积极情绪以及惊讶的能力。如果我们接受汤姆金斯的观点，认为无论后续的个人脚本和文化脚本如何发展，人类都拥有一套普遍存在的情绪，并在所有人身上以相同的方式表达，我们就能看出来访者身上似乎缺少了哪些情绪能力。为了帮助他们更好地生活，我们可以寻找缺少的东西，帮助他们恢复和发展完整的情绪功能。家庭脚本和文化脚本可以解释某些情绪被压抑或发展不完全的原因。如果人们看起来从不愤怒，那并不是因为他们天生没有愤怒的情绪，而是不知为何，他们做出了拥有愤怒却不使用它的早年决定。作为心理治疗师，你应该寻找来访者在情绪方面的缺失，就这些情绪的发展进行协商，并将其包含在合约中。在更有说服力的整套情绪被科学界确认和理解之前，我们对汤姆金斯描述的所有正常情绪或情感都应如此操作。

插曲 10　归乡台北

在游历中国台湾 20 年后，我的教学从 2007 年起全部转移到中国大陆地区。这对当时的我来说，是一个建设性的转变。它为我在博大的中华文化中分享 TA 知识提供了无限可能。那时，中国台湾地区已有 6 位认证沟通分析师，并建立了扎实的 TA 根基，我对有机会在台湾海峡对岸学习和教学感到兴奋不已，且心怀感恩。

而每当我在某个机场候机，碰巧看到中国台湾"中华航空"飞机尾翼上粉色的梅花时，内心就会感到有东西在搅动，似乎在召唤我登上飞机。我毕竟是中国台湾"中华航空"的金卡会员，20 年来它载着我穿越了世界。有时，乘务员甚至会记得我："您好，先生，欢迎回来。在出境航班上，您就坐在过道另一边。您的书读得怎么样了？"我带着些许腼腆，举起我一贯的旅伴《儒林外史》回答："噢，我太慢了，你知道的，还没读多少……"有一次，在北京的首都机场，我在等待回哥本哈根的飞机时，还和自己玩了一个小游戏（小孩玩的那种，不是 TA 中的游戏）。不远处恰巧有一趟去台北的航班，于是我真的走进他们的登机队伍排了一会儿。"你看，我跟你们一样，要去台北了！"临近管制点时，我悄悄溜走了，觉得自己有点傻，然后回到自己的登机队伍里。在此之前，可没有人知道我当时的幻想。

然后，在 2017 年年初，我真的有机会去中国台湾了。在即将到来的夏天，徐丽丽要去柏林参加 CTA 考试，在这之前需要通过一场"模拟考试"体验口试过程。我联系了中国台湾的三位认证沟通分析师，她们同意和我一起担任考官，为丽丽进行模拟考试。她们提出把模拟考试安排在台北。随后，我从哥本哈根直飞到上海，再从上海飞到了台北。

于是有一天，在上海浦东机场，我再次排队登上了飞往中国台湾的、带有梅花图案的飞机，这距离我上一次去这座美丽的岛屿已经过去了 10 年。我处于自己的幻想中。但一坐上飞机，我就感到了一阵无名的失望：机组里没有人特别关注我，没有人露出笑容说着"欢迎回来！您到哪儿去了？您现在读完《儒林外史》了吗？"。每个人都保持着一贯的专业性，他们像接待其他乘客一样接待我。对于我有没有继续看书，他们似乎一点儿也不关心。空姐们穿上了崭新的现代制服，看起来也不太对劲。我静静地坐在被分配的座位上，直到降落在桃园机场，感觉自己完全被遗忘了。将近 30 年前，我就是在这里开始了我在中国的 TA 奇旅的。我想起了 1987 年，当我把护照交给不苟言笑的入境官时，不由自主地做出了立正的姿势。当时中国台湾还在实施戒严令。

这次比较轻松。不需要签证，出示我的瑞典护照就可以了。过了海关和行李领取处，我开始下楼，准备乘坐熟悉的机场大巴前往台北市。这时，我突然发现自己被巨大的人流裹挟，朝另一个出口走去。我被人群推着穿过检票口，只来得及看一下台北捷运[1]的牌子，并心想：从这里到市区应该没有捷运呀。我向旁边一个穿制服的保安喊道："我没有票！"但他只是微笑，并挥手让我向前。人们紧紧地围着我，反正我也没有办法了，我就像波涛汹涌的海面上的一根木头，从长长的自动扶梯被冲下去，直接上了一列等待出发的列车。车厢里挤满了乘客，根本没有摔倒的危险。

我们在缓慢而有力的摇晃中出发了。很快，列车就像悬浮在空中的飞机，下面是深深的山谷。这并不是我预想的愉快而熟悉的旅程——在山间平坦的道路上乘坐大巴。实际上，这相当可怕——我到底陷入了哪里？一位同行的乘客告诉我："这是桃源捷运的首发车。今天第一天运营，所以大家都免费。很多人从台北来机场，就是为了乘坐首发车——这是我们的大日子！"真是太巧了！我没想到自己意外获得了这么好的待遇，远超过了我在中国台湾"中华航空"上的任何想象。对我来说，这当然也是一个大日子，因为有 1000 名来自台北的朋友来迎接我，他们花了很多年建造了了不起的轨道，并为我的到来准备好了第一辆列车！我陶醉在这个新幻想里，就像泡在令人放松的按摩浴缸里，一路到达了台北车站。

我走出这个巨大的方形车站，站了一会儿才搞清楚方向。以前是汽车站的地方，现在是一个开阔的大广场，这里往左一段距离就是我的目的地——

---

1 捷运一般指地铁。台北捷运是服务于台北市和新北市的城市轨道交通系统。——译者注

西门町的一家小旅馆。虽然不远，但带着行李走就太远了。我叫了一辆出租车。在中国台湾工作期间，我一直将出租车司机视为"老人"。现在，我大概是两个人中年龄更大的一个了。我用我学到的最佳的中文水平告诉他地址。他很友善，马上就听懂了，并更友好地夸奖我的中文。他说的"国语"和我还是一个"中文小学生"时（那时我 40 岁左右）听到的一样。我感到温暖，受到了欢迎，就像再次回到了家。

"你知道吗？"我说，"我已经 10 年没来这里了。从他们开始修建捷运的前几年开始，我有很多次站在这个入口，那时整条街都被铁板覆盖，交通很混乱。""我知道。"他说。在短暂的车程中，我给他讲了我的故事，并告诉他再次回来我有多高兴。他是一个很好的心理学家，耐心地听着，不时提问，并给我介绍了台北和整个中国台湾地区的最新动态。我们都同意，并不是所有变化都是好的。有些旧时光里的东西才更好。

我的中文从没有像在这次谈话中这么好过。我感觉自己想说什么就说什么，他能理解我，我也能理解他。他不辞辛苦地把我带到尽可能靠近旅馆的地方，周围狭窄的单向人行道像一座迷宫。我想，为我安排了捷运的神秘力量也悄悄为我雇用了他。

那天晚上，在旅店办完入住手续后，我在以前熟悉的街区走了一圈。那是一个温暖宜人的傍晚，许多人在摆放着食品和商品的路边摊附近悠闲地散着步。车子很少，空气中弥漫着美食的气味和诱惑。我深深吸了口气，虽然还没有见到我以前的学生和朋友，但我真的很高兴"回家"。我不得不承认，至少在西门町发生了一些真正进步的变化。

忽然，我发现自己身处捷运西门站旁边的露天广场上。明天，我将从这里乘坐捷运去新店参加模拟面试，那里离我们以前的 TA 办公室不远。这是我之前多次往返市中心和教室的路线。我想起，在这个车站曾发生过很多的来来往往，很多次碰面和告别。

然后，我听到了音乐声。一位年轻的女士弹着竖琴，一位年长的男士，也许是她的父亲，在广场吹着口琴。他们周围围了一圈听众。音乐轻柔甜美，却又清晰而充满活力。我像被网住了一样，也走进了这个圈子。我在那里站了很久，享受着他们精湛的表演。我发现自己不可思议地被音乐的美、广场的美和听众安详的表情打动了。我与音乐所传达的情感之间的界限慢慢融化了。我发现自己流下了眼泪。我任由它们顺着我的脸颊流淌。我意识到音乐家演奏的是《绿袖子》（*Greensleves*），这首音乐真正把我带回了家，带回了我在瑞典遥远的童年。有段时间，每逢周日在我和母亲、父亲以及弟弟一起吃晚餐时，我父母就习惯播放包含《绿袖子》这首歌的唱片。那些周日的傍晚非常宁静，我想我们所有人都受到了这首神奇乐曲的影响。我爱《绿袖子》。

在台北，我回家了。

模拟考试很顺利。

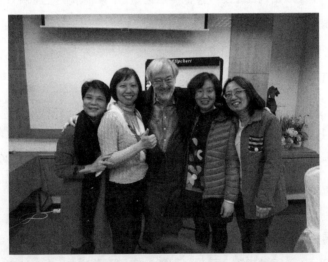

2017 年，徐丽丽在台北新店成功进行模拟考试。

（从左到右依次是邱慧辉、黄珮瑛、托马斯、徐丽丽和陈雅英）

第十一章

理论：TA 研究与 TA 的能量"黑洞"（TA 的本质）

研究是什么？

研究为你还不知道答案的问题寻找答案。如果想弄清楚某些事情，你需要提出问题，选择一种可获得答案的方法，使用这种方法并获得答案，评估答案的适当性和可靠性，然后把答案添加到你对世界的理解中。这就是研究。例如，你想知道什么时候离开家才能及时赶到剧院看演出。"我什么时候需要出发？"是一个问题。你想到的第一个方法可能是在手机上查看信息。你这样做了，发现有几种选择：公交车、出租车、地铁、自行车，甚至步行，每一选择都附带估算的时间。你需要判断这些答案的可靠性和适当性（"我真能在 46 分钟内走到那儿吗？——我想走过去吗？"），之后你完成了研究，获得了答案，需要决定下一步该怎么做。

如果你想知道如何去火星或如何去织女星看望织女，那么你的研究范围和规模完全不同，但研究的基本原则是相同的：问一些你事先不知道答案的问题，并准备好对你得到的答案进行思考，即使正确的答案可能与你希望的结果背道而驰。研究若想被视为科学的，所使用的方法就需要得到科学界的认可，科学界由世界各地知名大学的专业研究人员构成。科学研究是利他的。科研人员就像或大或小的蚂蚁，把自己收集的科学稻草拖到不断累积的知识草垛上。知识免费开放给所有人使用，以求人类的共同生存和共同繁荣。即使很多科学研究在短期内是出于个体或群体利益才受到资助和推动的，但最终，科学研究是超越商业或国家利益的。

科学研究必须以其他研究者能够复制的方式发表。如果其他研究者得到了相同的答案，研究结果就会被加强。如果没有得到相同的结果，先前的结果就会受到挑战。一个专业的研究者应该对他选择的研究领域了如指掌，并在早期研究结果的基础上进行当前的研究。新的知识稻草应该放在早先的稻草之上。研究问题应该以能够证伪的方式提出。消极的研究结果和积极的研究结果一样具有价值，因为它提示，未来的努力可以集中到其他方面。

研究的价值

如果你读到了这里，无论是在印刷的书籍上，还是在某种移动设备上，都可以显而易见地看出研究的价值。书写的字母和字符是研究产品，印刷和数字技术也是研究产品。人类的好奇心和创造力或称为广义的研究的价值在于其本身就是进化的一部分，无可争议。发展至现代，我认为科学研究的价值在于创造了人们关于世界和宇宙的可观察、可检验的共同观点，而不用管相互竞争的宗教、意识形态或世界观如何。孟子关于水往下流的观察是科学的、可检验的，无论某群体坚持什么信仰，它都是成立的。万有引力定律比任何统治人类生活的宗教或政府法律都更有说服力。我们提出的科学研究问题指向最广义的大自然，涵盖我们可以观察的一切，从量子物理学到天文黑洞，也涵盖心理人的各个方面。为了从大自然中获得答案，我们发展出了很多方法，包括系统而反复地观察、使用各种工具、实验、记录、登记、统计、批判、证伪，以及对研究者和投资者自身利益的控制。

科学研究最大的价值关乎人类个体和人类物种的生存。医学、社会学、心理学以及沟通方面的研究对当代及后代人类的健康长寿和幸福生活至关重要。生物学、环境学、营养学、天文学、物理学和化学等领域的研究对人类和其他物种的生存至关重要。灭绝是进化中的现实，地球上的生命无法保证一定能豁免于此。

TA 研 究

艾瑞克·伯恩不是研究者。艾瑞克·伯恩是执业的精神科医生，他对找到一种"谈话疗法"抱有极大的兴趣。他希望该疗法可以治愈精神病和心理障碍患者，帮助他们尽快、尽可能地继续过自己的生活。精神分析是他早期的心理治疗取向，但他觉得精神分析太慢了，成本太高了。而 TA 正是他的发明和答案。

不幸的是，艾瑞克·伯恩只有十几年的时间发展并记录他所创造的 TA。1970 年，由于心脏病发作，他年仅 60 岁便离开了人世。即使在住院时，他仍旧为其最后的著作《人生脚本》而继续工作着。在整个 20 世纪 60 年代，他一直忙于几本 TA 书籍的写作。尽管他在著作中确实提到了研究，比如潘菲尔德（Penfield）关于大脑记忆的发现（见 Berne，1961，第九章），但他的兴趣点并不在研究，而是把 TA 发展成了一种简明实用的心理疗法，真正"治愈患者"，而不仅仅是帮助他们"取得进步"。那些年，随着他的书籍大获成功，TA 的培训和考试结构也得到迅速发展。直到伯恩去世，人们还没有太多时间认真研究 TA 这种新型心理疗法的效果。

我们可以推测研究在 TA 自身"脚本"中的角色。TA 形成时，科学界并没有直接参与。伯恩早期的许多追随者，比如克劳德·斯坦纳和杰克·杜谢都是刚从大学毕业的年轻的专业人士。他们迫切希望将 TA 的新发现付诸实践，而且他们正处于美国加利福尼亚州这个富有创造力的"花之力量"[1]中心，人本主义团体心理学在这一时期也在迅速发展。虽然斯坦纳确实完成了哲学博士的学习（我相信是在伯恩的鼓励下），但研究并不是其优先事项。ITTA

---

[1]　花之力量的英文是 flower power，是美国 20 世纪 60 年代末到 70 年代初象征消极抵抗和非暴力思想的口号。它植根于反对越南战争的运动。1965 年，美国诗人欧文·艾伦·金斯伯格（Irwin Allen Ginsberg）提出了这一表达方式。——译者注

成立于 1962 年，并发展为一个大型国际组织，管理着 TA 的培训和考试。虽然没有任何大学参与，但 ITAA 建立了仍然尚存的、在世界会议上进行 CTA 和 TSTA 考试的制度。TA 在大学之外独立成长，这可能导致了组织方面的"禁止信息"，即反对科学检视。同时可能包含组织方面的"驱力"，即有效地工作以达成自主的治疗目标（觉察、自发和亲密）。TA 中甚至还包括一些组织方面的"叛逆儿童"——"我们用自己的方式做事！"。

1963—2010 年的 TA 研究

然而，TA 形成后不久，很快就吸引了许多高校研究者对 TA 理论和实践的各个方面进行研究，起先主要在美国，后来扩展到欧洲和世界其他地区。2010 年，我查看了在 1963—2010 年间发表的我能找到的所有 TA 研究，并将研究结果发表在《国际沟通分析研究杂志》（*International Journal of Transactional Analysis Research*）2010 年 7 月第 1 卷第 1 期上，文章题目是"2010 年沟通分析的科学实证基础（Scientific Evidence Base for Transactional Analysis in the Year 2010）"。该文包括两个附件：第一个附件公布了我找到的所有文献（大清单），并附有我的评论；第二个附件是关于 TA 心理治疗效果的所有研究的清单。

大清单中包含 326 项关于 TA 的科学研究。我得出的总体结论是："总体来说，在几个领域，已有大量科学证据支持 TA 理论和方法的有效性，其中包括心理治疗领域。"

大多数研究在教育和心理治疗领域，每个领域约有 100 项研究，咨询和组织领域各有 15 项研究。还有大约 100 项研究并不针对特定领域。除少数例外，所有研究看来都是由受过专业训练的博士级研究人员完成的。没有证据显示 TA 具有破坏性或有害的影响。在心理治疗领域，有 88 项研究可以评价治疗效果。其中，50 项显示了积极的治疗效果。没有研究发现 TA 治疗具有破坏性或有害的影响。

值得注意的是，在 326 项研究中，有一项是中国的研究——"人际沟通分析学在影响大学生心理控制源上的实证研究（The relationship between teaching transactional analysis theory and college students' locus of control: an empirical research）"。它也发表于《国际沟通分析研究杂志》，与我的文章同期，作者为北京首都经济贸易大学心理咨询中心的杨眉（Yang，2010）。该研究发现，81 名大学生参加了一学期的 TA 课程后，外控性[1] 显著下降。

所以，我的结论是，截至 2010 年，在心理治疗、教育、咨询和组织发展领域，已有大量研究支持 TA 的普遍有用性和有效性。我的建议是，TA 组织应欢迎并支持未来的研究与大学建立更多联系，在 TA 理论和实践的诸多方面，进一步鼓励博士级别的研究。

2010 年后的 TA 研究

欧洲，人们对 TA 研究的兴趣增强了。举三个例子：在英国，马克·维多森（Mark Widdowson，2012）使用单案例研究设计，考察了 TA 治疗对抑郁症患者的影响；EATA 安排了几次 TA 研究会议；我的同事罗兰·约翰松在自己的博士论文（Johnsson，2011c）发表后，积极推动欧洲 TA 研究的进一步发展。现在，我们所处的情况似乎是：全世界有数百万人知道并在使用 TA，因为它可以帮助我们理解并改善生活。但我们并不真正了解 TA 为什么有效，以及 TA 的局限是什么。为了使 TA 在社会中获得普遍认可、在学校中进行教学以及在医疗保健项目中被广泛使用，现在需要更多的科学研究来证

---

1 外控性是指常把成败的原因归于外界因素。——译者注

实它的理论、方法和效果。

我鼓励 TA 研究。作为一名 TA 教师和 TA 治疗师，我对自己的工作进行过科学探究，并把我学到的研究方法教给了学生。我在自己的立足之地进行过深挖，我鼓励学生也这样做。要想成为科学研究者，所需的学术训练就是撰写博士论文并进行答辩。如果你想让自己的研究得到社会的重视，就需要成为合格的研究者，并在公认的、人们可以接触的媒体上发表你的研究成果。但你不一定要成为博士才能做研究。你可以用科学的方法提出你感兴趣的、明确的问题。在长程的 TA 培训课程结束时，我们会要求学生完成一个 TA 项目：发现一些与 TA 有关的事情，在项目开始时，你并不知道答案。想出一种方法来获得答案，使用这个方法，并告诉我们你发现了什么。亲爱的读者，附录二有对中国这类 TA 项目的总结，你可以进行了解。只要在你所在的地方深挖，就能发掘出崭新而奇妙的知识！

生活治疗研究所的博士论文：TA 在戒毒工作中的应用

生活治疗研究所位于瑞典的马尔默，是一家只有三个人的小公司。这三个人分别是安妮卡·比约克、罗兰·约翰松和我。我们于 1975 年成立了生活治疗研究所，从此它就成了我们的工作基地。我们三人既是老板又是员工，从来没有雇用过其他人。我们在 2013 年关闭了在马尔默的办公室，但公司仍在运营。通过在隆德大学和生活治疗研究所的工作，我们已经写出两篇关于 TA 的博士论文。第一篇由我撰写（Ohlsson，2001），并于 2001 年成功通过答辩，第二篇由罗兰撰写（Johnsson，2011c），于 2011 年成功通过答辩。现在，我将对这两篇论文进行简要总结，从最早一篇开始。我的论文已经出版成书（瑞典语，共 254 页），英文文摘全文发表于 2002 年（Ohlsson，2002）。

背景

我职业生涯的前半段（大约到 21 世纪初）主要是在戒毒康复领域工作。治疗性社区是一种特殊的无毒机构，有严重吸毒问题的人可以长期待在这里（1 年或更久），以戒除对毒品的滥用并建立正常的生活。我为那里的员工提供培训和督导。这里的服务对象通常拥有长期且具有破坏性的人生，他们滥用酒精、苯丙胺、海洛因和其他毒品，同时通过从事犯罪活动为毒品依赖提供经费。他们往往健康状况不佳，有时还感染了丙型肝炎或艾滋病。他们中的有些人已经认识到，如果继续吸毒的生活方式，可能会命不久矣，因此有强烈的治疗动机。我每两周固定到几个这样的治疗中心工作一天，为员工对来访者的工作提供团体督导。具体来说，我为他们持续进行的 TA 心理治疗提供督导。他们每周为人数较少的来访者进行几次团体治疗。安妮卡和罗兰也在类似的机构担任督导师，我们一起为所有员工组织 TA 培训［与当前在中国的 TA101 至 TA202（8）项目类似］。督导包括直接督导，即治疗师与来访者进行团体治疗时，我也在房间内。几年下来，我对治疗师和来访者（吸毒者）都有了很好的了解。如果你有兴趣对这项工作有更多了解，可以阅读《人际沟通分析——TA 治疗的理论与实务》（欧嘉瑞等，2006）一书，其中有更充分的描述。在博士论文中，我探究了在这些机构中以这种方式进行 TA 治疗的效果。

目标

在我的研究中，我提出了四个问题。

- TA 治疗在吸毒者的治疗性社区中的一般结果是什么？
- 在吸毒者的康复过程中，持续大约 1 年的 TA 治疗的结果是什么？

- 在整体环境治疗中，TA 治疗的重要性是什么？
- 在这类治疗[1]中有效的成分有哪些？

方法与数据收集

在 1990—1998 年，我从 10 个不同的机构（治疗性社区）收集了实证材料。共有 105 名来访者和 86 名员工对治疗变量进行了评估。大部分数据来自 7 个相互关联的治疗性社区，即瑞典中部的沃莫拓普（Vallmotorp）基金会。在 1990 年 10 月 1 日至 1991 年 4 月 1 日进入治疗性社区的所有来访者都被纳入研究范围。这组来访者共有 67 人（15 名女性和 52 名男性；年龄在 21—48 岁），他们的 43 名治疗师及他们自己都对所有心理治疗进行了长达 20 个月的记录，直到 1992 年 5 月 31 日。

共有 2111 次治疗被记录下来。使用的测量工具共有 10 种。在每次治疗后、特定时间间隔及治疗全部结束时，来访者和治疗师均独立填写了专门设计的表格。研究者收集了每位参与研究的来访者的脚本资料并进行了脚本分析。来访者都有专属的代码，该代码只有总管理员知晓。作为研究者，我不知道哪些来访者参加了研究，每个治疗团体中既有研究参与者，也有非参与者。我无法从最终收集的数据中识别出每位来访者。[2]研究者对参与研究的来访者在 1990 年 10 月 1 日前于沃莫拓普或类似的治疗性社区中接受的 TA 治疗的次数进行了估算。另外，对他们在追踪研究前无记录的治疗次数也进行了估算。67 名来访者接受的 TA 治疗总量大约为 4300 次，平均每位来访者接受了 64 次治疗（范围为 1 ～ 168 次）。典型的 TA 团体治疗每次为 2.5 小时，由 6 ～ 10 名来访者和 2 名治疗师组成团体。治疗结束 2 年后，研究者通过问

1　指治疗性社区这种整体环境治疗。——译者注

2　研究者不知晓参与者的身份，这种实验设计可以避免研究者的期望影响研究结果。——译者注

卷实施了追踪调查（返回率为 60%）。每位来访者的所有可用信息按步骤以统一的方式概括在一页文字中。最后，来访者（人数为 67 人）获得的评估结果分为：大有改善（16 人）、有所改善（25 人）、没有变化（20 人）、有所恶化（3 人）和大为恶化（3 人）。

沃莫拓普研究的目的是确定治疗结果，特别是与 TA 治疗相关的具体治疗结果。为了确定 TA 治疗在整体环境疗法中的作用，该研究也在其他三个治疗性社区进行，这三个治疗性社区与沃莫拓普无关，但都使用了 TA 治疗方法。这三家机构的员工接受了访谈（对访谈进行了录音），内容是确认并评估其整体治疗中的有效治疗成分是什么。其中一家机构专门治疗伴有额外精神病诊断（精神分裂症、偏执等）的吸毒者，其中的所有员工（28 人）和所有来访者（38 人）都由我或罗兰进行了单独访谈，以便尽可能多地确定治疗成分。这些访谈也都被录音。之后，三个机构的访谈录音被转录到纸上（部分是个别访谈），研究者用剪刀把不同"成分"剪下来，把相似的表达堆成一堆。然后给这些纸堆命名，从而确定不同的治疗成分。

结果与结论

沃莫拓普的研究有三个重要发现。

1. 接受了 80 次以上治疗的来访者（相当于总体或累计接受了一年以上的治疗）与治疗次数较少的来访者相比，更多地表现为"有所改善"或"大为改善"（$p < 0.001$）。[1]

2. 经历了"完整"或"几乎完整"的心理治疗过程（包括接触、契约、澄清、回溯、修通和分离阶段）的来访者与没有经历完整过程的来访者相

---

[1] p 为一个统计学指标——显著性水平，通常认为 $p<0.05$ 时具有统计学意义。——译者注

比，更多地表现为"有所改善"或"大有改善"（$p < 0.001$）。

3. "能力较强"的治疗师的来访者与"能力较差"的治疗师的来访者相比，更多地表现为"有所改善"或"大有改善"（$p < 0.02$）。

只有 2 名来访者的童年和成长环境被评为良好，其他人都被评为有问题（41 人）或困难（24 人），后者经常受到性虐待和身体虐待。在这项研究中，成长环境的恶劣程度、性别、年龄、出生国家和物质滥用的类型均与治疗结果无关。

在其他三个治疗性社区的访谈确定了 14 个环境治疗因素（例如，其中一个因素是"人的问题可以被理解和解决，我们可以有明确的期望，治疗会带来进步"），以及 25 种具体的治疗工具，例如，"体育锻炼""家庭项目"和"TA 心理治疗"。在有额外精神病诊断的吸毒者的机构中，来访者最常提到的因素是 TA 心理治疗，它被视作该机构全部治疗的核心。所有工作人员也强调了 TA 治疗在整体治疗中的重要性，但他们更倾向于认为多种因素相结合是必不可少的。工作人员和来访者一致认为，TA 的重要性在于为来访者和工作人员提供了一种共同的"心理语言"，从而使每个人的问题和变化过程都能够得到理解。

生活治疗研究所的博士论文：沟通分析心理治疗

背景

1975 年，我和罗兰在加利福尼亚州接受了古尔丁夫妇、乔治·麦克伦登、露丝·麦克伦登以及其他 TA 治疗师的培训，之后就开始在瑞典做 TA 治疗师。一开始，我们在生活治疗研究所做三种 TA 工作：对有各种心理问题

的来访者进行心理治疗，对想要学习更多知识的人进行 TA 教学（TA 在 20
世纪 70 年代的瑞典是很流行的新事物），督导其他精神保健领域（医院、戒
毒机构、社会服务机构等）的专业工作者。我们早期主要做团体心理治疗。
《人际沟通分析——TA 治疗的理论与实务》（欧嘉瑞等，2006）一书最早出版
于 1992 年，那时我们大多把 TA 描述为团体治疗。在后来的岁月里，我们主
要做个体和伴侣治疗，本书更多地反映了这方面内容。在 1984—1985 年间，
罗兰有机会让专业的纪录片制作人和音响师拍摄了他当时的一个 TA 治疗团
体。罗兰与 10 位来访者总共进行了 75 小时的 24 次团体治疗，这些治疗过程
均被高质量地记录下来。这些材料为罗兰后来研究 TA 团体治疗的三个方面
提供了可能。我和罗兰都花了很长时间才完成研究，罗兰花了 22 年，我花了
17 年。那些年，我们总是一边全职从事日常工作，一边在业余时间去大学学
习必要的研究课程。就完成研究本身，我们时而高强度地工作，时而长时间
低强度地工作，或不工作。我们的研究经费均由自己承担，与日常工作平行
进行。不过，我们享受了当时国家对大学的优厚政策：一旦被录取为研究型
学生，就没有完成论文的时限，而且有权得到大学的免费指导和支持。虽然
后来这个政策有所改变，但我们还是很庆幸自己有机会慢慢来，并伴随项目
成熟起来！

目标

罗兰在论文摘要中指出，他的研究的总体目标是"加强并恢复对沟通分
析心理治疗中有效成分的实际理解，界定并解释沟通分析心理治疗的要素，
使其成为一种独特的、可复制的治疗方法"。他研究了三个具体问题。

- 用欧嘉瑞、比约克和约翰松的脚本问卷评估来访者时，问卷的信度和效
  度如何？

- 治疗录像与沟通分析疗法规定的内容是否一致？治疗录像中的什么内容可以被确定为沟通分析治疗？
- 在治疗师与来访者的治疗联盟中，情感维度的意义是什么？作为一种疗法，是否可以通过关注治疗联盟的情感维度来发展 TA？

方法与数据收集

罗兰利用他的基本材料——75 小时的 TA 团体心理治疗录像，做了三项研究，每项研究均首先发表在《国际沟通分析研究杂志》上（2010 年一篇，2011 年两篇），然后合在一起，作为完整博士论文的一部分内容发表（Johnsson，2011c）。

为了回答第一个关于脚本问卷信度和效度的问题，三位有经验的 TA 治疗师（罗兰本人、安妮卡和我）在不同时间独立观看了 10 位来访者的两盘录像带，一盘是治疗开始时的录像带，一盘是治疗结束 6 年后追踪访谈时的录像带。我们都独立对来访者做了两套脚本分析，一套是治疗开始时的，一套是追踪访谈时的。然后罗兰比较了我们的分析，既包括我们三个人对每位来访者的分析，也包括我们每个人对每位来访者的第一次和第二次分析。

为了回答第二个问题，即对 TA 心理疗法进行分类和识别，不同阶段的 11 次治疗被选取并被转录为 813 页的文字。根据早期对古尔丁夫妇实施的心理治疗的研究（McNeel，1975），本研究发展出一个包含 7 个主要类别和 42 个子类别的 TA 治疗干预编码系统。之后，两位评估者，即罗兰和一位非 TA 心理学家，根据编码系统对转录材料中治疗师的干预独立进行编码。评估者的内部一致性信度经由统计得出。

第三个问题涉及治疗师与来访者联盟的情感维度。使用的材料是与第二项研究相同的转录稿，评估员使用的是精神动力学心理疗法发展出的两种方法：鲁波斯基和克里斯 - 克里斯托夫的核心冲突关系主题法（Core Conflictual

Relational Theme method，CCRT；Luborsky & Crits-Christoph，1990），以及
魏斯和桑普森的计划–诊断法（Plan-Diagnosis Method；Weiss & Sampson，
1986）。这些方法能够跟踪来访者如何在情感上"挑战"治疗师，以及治疗师
如何回应这些挑战（确认"测试"或驳倒"测试"[1]）。

结果与结论

罗兰在论文的摘要中总结了他的发现。

研究一的平均结果显示，"在分析来访者生活环境中的核心冲突动机（整
体脚本）时，信度为中等偏上。较为具体的脚本元素的信度为中等偏下，例
如，'来自父亲的主要禁止信息''扭曲情绪''逃生舱''来自父亲的驱力'
和'来自母亲的驱力'。确认冲突动机时，有固定选项比由评估者自由构想显
示出了更高的信度。但随着时间的推移，并没有明显的稳定性。"

研究二的结果表明，在具有"一定"信度的前提下，所研究的治疗中包
含了被确认为 TA 心理治疗的部分类别。在对七个主要类别进行排序时，你
可以看到"情绪接触"和"合约"具有"适中"的信度。在 42 个子类别中有
6 个得出了类似的结果，其中"与父母投射交谈"和"积极使用 TA 术语"的
得分最高。其他四项分别是"声明情绪""相互协商""参照合约"和"肢体
语言矛盾"。"相互协商"这项干预措施被认为是"TA 特有的"。

研究三的结果表明，TA 疗法强调合约和其他理性的技术与态度，但定量
和定性分析显示，情感维度在 TA 治疗中获得的空间比预想的大。

值得注意的是，罗兰的研究涵盖了心理治疗的三个重要领域：诊断、治

---

1 作者解释，来访者拥有一些消极的（无意识的）期望，认为治疗不会成功。所以他们会在与治疗师
的情感联盟中"测试"这些负面预期，希望这些预期不会被治疗师证实。用 TA 的语言来说就是，
来访者会与治疗师玩游戏，希望治疗师不会上钩，而是展示脱离游戏的方法。由于情绪是基本动
机，治疗师的情绪反应比认知反应更重要。——译者注

疗方法以及治疗师与来访者的治疗关系。综上所述，他的研究结果表明，TA作为一种独特的心理治疗形式，具有有效性和可靠性；脚本分析可以用于诊断和制订治疗计划；TA 治疗具有明显的特点，可以被观察和评估；治疗师和来访者之间的情感关系可以在 TA 治疗中被理解并被治疗性地使用。

对生活治疗研究所的研究贡献的一些看法

　　当我和同事开始在治疗性社区开展研究项目时，我担心作为督导师和教师的内部角色会使我的研究过于主观，从而不能被接受。我想研究自己参与创造的东西，但我会很容易被指责为带有偏见，因为我希望 TA 取得积极的结果。在早期阶段，我就和导师阿尔夫·尼尔森讨论过这个问题。他认为这是研究中的常见现象。研究人员总是带着自己从事研究的动机，问题在于如何控制其影响。任何研究项目的设计中都必须包括控制程序，以使偏差因素减到最少。资助和实施某研究项目的组织或个人会获得什么利益？例如，制药公司投入了巨额资金将某种新药推向医疗市场，如何在实施的研究中建立控制程序[1]？阿尔夫·尼尔森鼓励我"在我所在的地方深挖"，即在我已经非常熟悉并感兴趣的领域中挖掘新的发现。我熟悉我的研究领域并不是缺点，恰恰相反，这让我从一开始就能挖掘得更深。但是，我需要对我的挖掘和我的研究做好计划，以便他人能够客观地看到并评价我最终的发现。

　　罗兰也在自己所在的地方进行了挖掘。他研究了自己多年前作为心理治疗师的录像。在他的导师阿尔夫·尼尔森和马茨·弗里德尔（Mats Fridell）的帮助下，他也解决了在研究设计中设置控制程序的问题，从而使他人可以

1　控制程序是心理学研究设计中的一项重要内容，旨在控制混淆变量的影响，找到变量间真正的关系。——译者注

核查并评估他的研究结果。我和罗兰都很幸运，能够用科学的方式研究自己的工作成果。回首作为心理治疗师的职业生涯，我们可以算得上非常幸运了，我们是瑞典 TA 领域的先驱，最终在中国的台湾和大陆地区也成了先驱。很久以前，我们还是心理学的学生时花了很长时间往返于马尔默和隆德大学。正如我在第一章告诉你的那样，我们轮流开着一辆旧车，不断讨论着毕业后成为心理学家的工作理想。我们想成为心理治疗师，于是我们在地球另一端的美国加利福尼亚州找到了 TA……我们学习了 TA，把 TA 用到了工作中，并有机会研究了 TA 工作的效果——这是多么幸运！我们每个人都带着自己的小小知识稻草到达科学蚂蚁们的稻草堆，我想我可以代表我们两个人说，我们是带着满足和感激的心情把自己的贡献留给他人的，让他人可以在此基础上继续建设。

这两个项目都有关 TA 团体心理治疗，也就是我们从古尔丁夫妇那里学来的 TA 疗法，通常被称为再决定疗法或 TA- 格式塔疗法。它是 TA 早期的三个"流派"之一，另外两个是艾瑞克·伯恩自己的经典 TA 流派和杰姬·希夫的再抚育 TA 流派。我和罗兰在研究中可能都没有充分强调我们所研究的疗法是 1975 年在美国加利福尼亚州西部团体与家庭治疗研究所学到的再决定流派 TA，后来它又与我们自己的责任模型以及精神分析和存在主义哲学背景做出了整合。《人际沟通分析——TA 治疗的理论与实务》（欧嘉瑞等，2006）一书描述了我们的方法。我们两人在研究中都只笼统地提到"TA 治疗"，这当然是正确的，因为我们研究的一直都是 TA。但读者可能需要记住，现在 TA 的实践方式有很多，也与其他许多思潮或流派做出了整合。目前，至少可以确定 12 种 TA"流派"。

"黑洞"是什么？

"黑洞"是一个天文学概念，指的是时空中的一个区域，任何东西都无法逃脱，包括光波。无论什么东西经过这个区域的边界，也就是所谓的"视界"，都会在外部观测者的视野中消失，并最终会将其质量增加到无限密集的黑洞中心。从外部来看，黑洞完全是黑色的，它以巨大的引力吸引着外部物体。黑洞聚集能量或物质的力量比太空中任何可见的物体，包括最大的恒星，都强得多。通过研究某些恒星的行为方式发现，小型（相对而言）黑洞遍布宇宙。这些恒星之所以有某种表现，只能通过它们被卷入另一个与其质量相当的物体的引力舞蹈来解释。尽管天文学家可以用先进的望远镜看到这颗恒星，但在另一物体必定存在的地方看不到任何东西。物质存在于那里，却没有放射出任何光线或我们能接收到的任何东西。跨过"视界"的物体将永远消失在某种超高密度的宇宙粒子汤中，这就是黑洞。

极其巨大而沉重的黑洞存在于星系中心——比如我们的银河系——似乎很常见。根据万有引力定律，这些巨大的黑洞会吸引周围的物质，包括巨大的恒星，这些恒星一旦经过"视界线"就会完全毁灭，增加到黑洞的质量中。因此，黑洞通过逐渐"吞噬"周围的事物而生长。

我对天文黑洞的了解非常少，少到仅知道黑洞很大。从科学的角度来说，我对黑洞几乎一无所知，也不懂天文学家用于描述黑洞的数学语言。在天空布满星星的夜晚，我们可以清晰地看到头顶上方巨大的宇宙；我们向内看时，也可以看到凝视星空时脚下踩着的石头中隐藏的原子世界。人类对二者相似的努力探索让我感到着迷。宇宙的景象和原子的景象似乎如此相似：恒星、行星无休止地穿梭于时空中。电子、质子也无休止地穿梭于时空中。只是它们的尺度不同而已。我们的科学头脑试图用同样的图像把握宏大的宇宙世界和微观世界。这是因为我们真正看到了大自然的真实结构，还是因为人类有局限和存在性偏差，无法用其他方式去看？

我不知道。这对我来说也没有那么重要。但我认为，将个人发展与宇宙进化相类比，对人类的安全和生存具有价值。天文学家告诉我们，在 138 亿年前的大爆炸后，我们就生活在不断膨胀的宇宙中。随着宇宙不断扩张，恒星和行星之间的距离越来越远。皮亚杰告诉我们，孩子的智力以可预测的方式不断增加和扩展。人类一代代进化，获得了更高的能力和智力成就。我认为，我们生活在人类的情感和心理能力不断扩展的时代，以应对媒体的新技术带给我们的关系挑战。智人正在进化成心理人。所以在个体层面上，我们的思维和知识也在扩张。

尽管在 2019 年之前，没有任何人见过黑洞，但第一张黑洞的图片给人以非常熟悉的感觉。不过，它仍旧并且永远都像健康的婴儿看到的第一个有意义的景象——母亲的眼睛，一个被彩色虹膜包围的黑色瞳孔。我们正是通过个人的"黑洞"看到了天文上的黑洞。从心理学的意义上讲，婴儿黑色的瞳孔会吸收周围的一切，他们也在此基础上长大成人。无论什么东西进去，都不会以原样出来。它将被浓缩和沉淀为个人意义（*我的*童年、*我的*情感、*我的*学习、*我的*生活经历、*我的*信仰……）。最后，所有"我的"都会消失，但能量依然存在，这个过程会在新一代人身上重演。

138 亿年前的大爆炸是什么？是超级大黑洞的爆炸，重启了我们现在的宇宙生命周期吗？我不知道。如果你告诉我你知道，我可能也不会相信。在我看来，人类是由两个强大的"黑洞"创造的，这两个"黑洞"连接着我们的内在世界和外在世界，使我们能够一直看到宇宙的过去，以及我们每个人微小生命的过去（觉察父母自我状态和儿童自我状态）。另外，在我看来，人与人之间也存在万有引力定律，它对人类生活不可或缺：看着另一个人的"黑洞"，会释放出一种吸引的力量，开启双人的舞蹈，并最终融合、瓦解，在破坏中形成统一，产生新的生命。这正是为什么盯着别人的眼睛看太久是不礼貌的……

那么，从宇宙哲学这座大山走下来，TA 与天文黑洞还有什么关系呢？好吧，除了天文学家和他们的家人、朋友也被纳入伯恩对自我状态的定义之外，TA 似乎有一种强大的吸引力，把各行各业以及拥有各种生活任务的人都拉了进来。TA 从心理治疗中发展起来，但从未停留在心理治疗领域之内。心理治疗、心理咨询、教育、组织发展、亲子教育、行政、医院管理、调解、军队和警察培训、灾难应对工作、银行管理、乘务员培训……在你能想到的任何人际环境中，TA都已经被投入使用了。

TA具有什么吸引力？是TA的理念中包含了超高密度的心理物质吗？有什么东西一旦被拉入TA的"黑洞"就会消失吗（如果有这样一个"黑洞"）？在过去60年中，TA已经被全世界所熟知和使用，但为什么没有被**更多**地使用？在世界上，为什么没有更多国家把TA治疗和咨询作为标准的心理健康工作方法？在作为TA治疗师和TA教师的长期职业生涯中，我遇到过很多通过TA获得了更好的生活的人，但TA在很多国家仍旧缺乏官方支持，这对我来说有些矛盾。在世界范围内，为什么没有更多医疗保健的官方机构为有心理问题的人和家庭提供TA治疗或咨询呢？

正如大自然似乎喜欢以各种规模来重复有用的模式（比如万有引力定律），将黑洞的概念运用到不同层面的存在上似乎也不无道理，例如宏观的天文学和人类心理学。那么我对黑洞的理解可以表述为：黑洞是一个看不见的物质场，通过早期生命形式之间的引力吸引而达到高度集中，它以环境为食，以指数倍增长，直至在大爆炸中爆炸，释放出升级进化的新生命。

为什么不这样理解呢？它既可以解释婴儿的诞生，也可以解释宇宙的诞生。

它还可以涵盖超密度星体物质和超密度心理物质。如果真的存在超密度TA物质，我会说它与对过去的转化有关（父母自我状态和儿童自我状态），使现在的觉察和处理（成人自我状态）能够达到未来的目标（所有自我状态）。我写这篇文章时，还不能说已经清晰地看明白了一切。但我想，在我们面对显然无法看到的黑洞时，这样理解也可行。我试图表达的是，我怀疑TA的核心概念是人类心理意识转变的一部分，该转变有助于我们在持续的数字革命中生存下去。这些概念就是TA101课程中所教授的概念。

在世界范围内，对于TA作为保障人类生存的心理学知识和方法，我有两个愿望和希望：一是所有学校和大学都教授 TA 的基础知识，二是所有存在情绪困扰的人都有机会获得 TA 心理治疗或咨询。

> ### 插曲 11　北京师范大学附近的光滑白墙
>
> 我的中国手机和瑞典手机都在床边。我设置好早上 6：45 的闹钟，每隔几分钟就响一次。我不想睡过头。我拉开窗帘，看到远处西直门那熟悉的三座拱形塔楼，在它们后面，我可以看到远处的山脉。北京今天的天气很好，可以呼吸到清新的空气。离开房间去吃早饭时，我从走廊尽头南边的窗户望出去，没有看到得胜归来的皇帝回到紫禁城的画面，而是看到一条由红色车尾灯构成的巨大车流涌向德胜门，载着人们去工作。
>
> 到了楼下，我喝了咖啡——这家酒店的咖啡真的很好喝——吃了新鲜的西瓜和哈密瓜、油条、橙汁、面包，是的，还有硬奶酪。即使在中国，我也是一个瑞典人，尤其是在早晨！享受早餐时，我阅读了上次教学的笔记，今天我会再一次教这个部分。我将讲什么理论？我将邀请全班同学做什么练习？我并不着急。早晨应该慢慢地过，我宁愿早起也不愿晚起。我独自坐着，但会观察周围的人。另一张桌子上的人也在做同样的事，我们的目光相遇了 1 秒，足以让我们短暂地相视而笑。感觉很好。
>
> 大约 8：00，我准备出发。教室离这里有几公里远，但我知道一条近路，是我经常穿过的胡同。我可以在半小时内走到教室。我把书和其他需要的东西放在黑色背包里，然后穿过酒店门口繁忙的街道。在一座现代化的办公大楼旁，我进入了一条狭窄的小巷，里面有一些老式的低层公寓楼。所有可能停车的地方都停着汽车，有些汽车上还覆盖着一层灰尘。我一边留意着移动的汽车、自行车、快速驶过的静音电动车和其他行人，一边以轻快的步伐前进。慢慢吃，慢慢说，睡得久，先等待再行动。不过，思考和走路要迅速！

走到一个拐弯处，我看到右手边有一堵墙。它以前是灰色的、*丑丑的破墙*，但在大约一年前被翻新了。那时，我也走到过这里。我记得有一个矮个子的男人在修墙，他的背是弯的，年龄比我大。他站在一个平台上，仔细地修理和涂抹墙面。早上去上课时，我能看到他；晚上走回来时，我还能看到他。他的进展很慢，大概一天一米。他摊开一些灰浆，细致地把它弄平，暂停并检查，然后一遍又一遍地调整，直到表面绝对平整。作为一名 TA 教师，我带着钦佩的心情，对自己说："这儿有一个拥有出色的"要完美"驱力的男人！"

今天，我走到这墙边时，它看起来干净而洁白，上面覆盖着光滑的瓦片。表面毫无瑕疵，却没有一丝老者的痕迹。它很美丽。人们匆匆走过，却不会留意它。它就在那里。我停留了几秒，我知道曾有一位老人非常用心地做他的工作，以至在他离开后很久，还留下了这份礼物让我们欣赏或忽略：一堵完美、光滑又无名的墙。没有署名，没有标签，没有夸耀的标志或标记声称"这是我做的"。我想知道，除了我，是否还有人看到了这份美，并知道它为什么会在这里。那个工人自己是否会顺路回来看看，感受片刻的自豪？

我走到更宽的街道上继续向北，左手边是北京师范大学。穿过三环路时，我对一幢临时的大建筑感到惊叹，下面是正在建设的另一个地铁站。我在建筑一侧的巨幅海报前停了一会儿。它展示了即将在北京南边建成的新国际机场——令人印象深刻，遍布着好多飞机！穿过地下通道，我来到铁道党校，我的"老板"陈蕾在这里为我们找到了很好的教室。我乘电梯到达三楼，大家就在那里。工作人员把他们的座位和给每个人准备的茶点安排在后排，一些学生已经在他们的椅子上坐下了。后面的员工座位排成一排，学生在他们前面围成半圆形。面对学员，讲台下面的地板上摆着两把椅子，我从来不用讲台，后面还有一块大黑板。这两把椅子是为我和翻译准备的，她已经坐在她的椅子上了。

"早上好！"我说，同时向房间对面的几个人点头示意。

"早上好！""早上好！""老师来了。"我收到了回应和微笑。这种简短的、带着认可的沟通让我再一次感觉很好。我和工作人员聊了一会儿，然后走到我的椅子边，把书和笔记放在附近的桌子上。我问我的翻译，她今天早上过得怎么样。她说："一般。"然后我们分享了昨天下课后发生的一些小事。我们之前一起工作过，很了解彼此，所以对一起教学感觉很舒服。

我伸手去拿我的小铃铛，它轻柔的叮当声让整个房间安静了下来。我得到了所有人的关注。现在是上午 9 点过几分。"早上好！"我又说了一遍，不过这次是用麦克风说的。"你们知道我今天走到这里时看到了什么吗？我看到一堵光滑的白墙……"

又一个教授 TA 的日子开始了。

第十二章

治疗：结束

完成合约时结束治疗

在 TA 中，对"我们什么时候应该停止？"的这个问题，有一个简单的答案："合约完成时"。制定好的治疗合约的一部分作用在于它也界定了治疗的结束点。当来访者和治疗师共同达成了合约目标时，工作就完成了。此时，对双方而言，是时候做其他事情了。如果合约目标是"与他人在一起时，能感到轻松自在，而不是紧张退缩"，那么当来访者与治疗师在一起时确实感觉良好（治疗师与来访者在一起时也感觉良好），来访者也谈到与家人、朋友和同事拥有了美好而放松的时光时，就到了停止治疗的时候了。通常，来访者自己能够识别出合约完成的时间，他们继续接受治疗的需求会减弱，但治疗师也可以参照最初的合约，在适当时机提出结束。治疗师应存有原始合约的档案。

在我与来访者制定的所有框架合约中都包含时间方面的内容。对于一些来访者来说，特别是参加团体治疗的来访者，从一开始就精确规定了治疗次数："这个团体将会面 10 次，然后结束治疗。"对个人或伴侣来访者，这种情况也适用："我们可以会面 20 次。然后结束治疗。"制定固定时间合约的原因可能各式各样，例如，来访者的保险或雇主可以支付该次数的治疗费用，或者来访者（或治疗师）在该时间后将搬到另一个地区。在个体治疗中，我在合约的时间方面通常是开放的。为了达到合约目标，来访者可以花费他们需要的时间，可能是几周、几个月或几年。我会在我们的合约中加入一个条款，即他们不会突然停止，而是在决定停止治疗后至少再回来接受一次治疗。稍后，我将对此原因进行更详细的探讨。

尽管 TA 治疗的结束点从理论上听起来清晰、简单（合约履行完毕时停止），但是在现实中，当然既不明确也不简单。

有关结束的一些难点

合约悖论

我和罗兰、安妮卡之前的著作已经比较详细地描述了各类合约，其中包括软合约和硬合约，以及社交改变和脚本改变合约。在非常具体、明确的合约之间，也存在着固有的差异和不同困难，比如"我每天要和三个不认识的人打招呼"（硬合约，社交改变合约）和"我想让自己变得重要，不再躲在羞耻中"（软合约，脚本改变合约）。看出第一类合约何时达成比较容易，而看出第二类合约何时达成可能相当困难。同时，第二类合约显示出了深层的心理变化，而第一类合约则可能是表面化的。这两类合约可以看作评价心理治疗结果的一般原则：（1）你使用越具体的行为衡量标准，得到的结果越清晰；（2）你使用越宽泛的脚本衡量标准，得到的结果越分散。那么你想得到的是含义浅显的清晰结果，还是含义深刻的模糊结果？将完成合约作为终止心理治疗的标准时，应考虑这个悖论。

我个人已经找到应对这种合约悖论的方法。随着时间的推移，如果我体验到来访者对待我（治疗师）的行为、思维和情绪正在发生变化，我就知道他现在也能以同样的方式对待另一个人。因为治疗师始终都是另一个人，只不过是特殊治疗情境下的另一个人，是来访者再决定的测试者。当来访者可以用不同的方式对待治疗师时，他就已经发生了不可逆转的改变。如果来访者有"不要信任"的禁止信息，但他在治疗室里开始信任治疗师了，他就已经了解到信任他人是可行的，并且在充分的鼓励下，他可以开始将这个新知识应用到生活中真正重要的人身上，比如家人、朋友等。当这种情况发生时，我会把它看作达成的深层合约在此时此地的清晰呈现，从而解决合约悖论的问题。

变更合约

你与来访者最初制定的合约可能随着治疗的进行而改变。以下这种情况并不少见：来访者首先会制定一个"用脚尖试水"的测试合约，然后当他们对治疗师有了一定信任，才会"跳入其中"，处理真正困扰他们的问题。例如，一位来访者首先制定了一个关于"从其他人那里请求我想要的东西，而不是害羞和退缩"的合约，治疗一段时间后，他终于做好了准备，将合约改为"我想发现我的性别身份认同，而不只是秘密地进行性幻想"。合约总可以重新协商，治疗师应做好应对合约变更的准备，不过变更的方向应该朝向帮助来访者获得自主（觉察、自发及亲密）。就像制定合约一样，变更合约也需要双方同意。治疗师是否能够胜任并愿意帮助来访者履行修改后的合约？在我们的例子中，治疗师是否真的准备好帮助来访者发现不是自己的性取向的性取向？虽然合约总有可能改变，但治疗师需要记得，变更后的合约是新合约，需要进行惯常的合约协商。在开放式个体治疗的过程中，最初的合约可能会补充或更改几次，治疗师每次都需要考虑延长治疗是否符合来访者和治疗师的最佳利益。通过变更合约，结束治疗几乎可以无限推迟，如果是这样，合约完成时便停止治疗的理念就不再有效。

治疗师与来访者之间的亲密

治疗师与持续进行个体治疗的来访者之间的关系是独特的。这是非常亲密但不平等的关系。治疗师对来访者的整个人生逐渐有了非常深入的了解。来访者对治疗师的职业形象也有了非常好的认识，但对治疗师的个人生活几乎一无所知。事实上，来访者（以某种方式）付费给治疗师，就是为了**不必**理会他的私人生活。来访者给治疗师付费，为的就是让他一直关注自己的生活，这样来访者就可能找到新的、更好的生活方式。在通常情况下，亲密发生在关系平等的人之间，如家庭成员、朋友、同事、学生或教师等。双方轮流关心彼此，互相倾听，互相给予安抚。在治疗关系中，尽管双方也要有正常的礼貌和相互关心，但这种关系具有严重的不平衡性：双方都专注于帮助其中一方，即帮助来访者更好地处理其生活状况。

治疗师可以帮助来访者更好地应对生活的主要治疗工具就是他自己和治疗情境本身。治疗师承担着在治疗室中创造安全和良好氛围的专业责任，这样来访者就可以从与治疗师的良好互动中学习。治疗师创造的环境应该能够让来访者从与治疗师的真实互动中学到 TA 关于亲密的理念。治疗本身应该是亲密的（在 TA 的意义上，而非身体的性含义）。治疗师应该是觉察的、自发的，不漠视自己或来访者，既能给予安抚，也能接受安抚，不玩游戏，以适当的水平使用和表达各种情绪，充满兴趣并处于当下——总而言之，始终做一个"我好—你好"的正常人。

这是治疗中的另一个悖论：你怎么可能与永远不会了解你的人亲密？治疗师如何能与来访者亲密，同时保持必要的合约距离，从而将注意力聚焦在来访者身上？

作为治疗师，我知道这种悖论也有解决方法。从沟通层面，我从我的来访者那里得到了许多真实的安抚，我很乐意接受它们。来访者跟我分享了一个笑话，我笑了起来，是一个例子。来访者对我的干预忽然产生洞察，是另一个例子。或者，一位来访者说："有一天，我几乎要放弃了。然后我在脑袋里听到了你的声音……"当获得这样的安抚时，我会表现出接受，来访者会发现其行动影响了我——这就是一个亲密的瞬间！但从长远来看，不平等的治疗关系对治疗师来说是一个巨大的挑战。来访者把他们从未对妻子或丈夫、朋友或父母说过的话告诉了我，我可能会感到与他们非常亲近。我真的很喜欢我的许多来访者，能够听他们分享生活经历令我感到荣幸。他们教会了我真实生活是什么样子的，使我对电视肥皂剧产生了免疫。然后，有一天，他们完成了治疗，就从我的生活里消失了。就这样，我再也没有听到他们的消息。除非，像少数人那样，他们在 1 年、10 年或 25 年后再次回来接受治疗……

　　所以，停止治疗的困难之一是治疗师不愿放手。长期来访者变得像熟悉的朋友。你喜欢他们，他们付钱给你，他们不需要你提前做准备，甚至可能在等待治疗时和你的同事坐在一起喝咖啡，他们似乎属于你的办公室。有时，我几乎后悔把他们当作来访者——我希望把他们当作朋友！现在，这个悖论也有了一个补救办法：治疗师必须拥有真正的朋友，在专业领域之外拥有普通而美好的生活。治疗师对来访者给予安抚应该感到高兴，但决不应依赖他们。

与结束有关的议题

移情的去污染

　　移情和反移情是指将过去的成长经历在当前分别投射到治疗师和来访者身上。当来访者把母亲或父亲的面孔"放在治疗师身上"，并以曾经对父母的反应方式对治疗师做出反应时，就发生了移情。当治疗师用对待自己父母的方式对待来访者时，就发生了反移情。西格蒙德·弗洛伊德在 100 多年前（1917 年）将移情的概念引入了心理治疗（Freud，1973），直到今天，它仍然是每位治疗师的工具箱中不可缺少的工具。TA 中的自我状态、沟通和游戏的理论为治疗中的移情这一概念增加了清晰度和实用性。表现移情的一种方式是来访者会与治疗师玩自己的游戏。来访者不仅会告诉治疗师他们的问题，还会在治疗室里，在与治疗师相处时用行动展示自己的问题。正如我反复说的，他们会把自己的问题放在治疗师腿上（在成人自我状态的觉察之外），观察治疗师如何处理它们。在本书中，我一直强调，TA 治疗师的一项主要技能是当来访者的游戏在治疗室里出现时，治疗师有能力识别，并能够为来访者提供其他选择，而不是使它获得通常的结局。TA 治疗师应该明白，那些一直以相同的方式在自己眼前发生的事，**正是来访者的问题**。并且，TA 治疗师应该擅长处理父母自我状态和儿童自我状态的移情表现。

移情会在所有形式的治疗中发生，也会在其他许多持久的人际关系中发生，例如，教师－学生、丈夫－妻子以及老板－员工等。持续的个体治疗为发生强烈的移情提供了舞台：两人共处一个封闭的房间，只处理其中一人（来访者）的情绪问题。他们一次又一次在同一个房间见面，也许是几个月，也许是几年。在他们周围，一切都在不停地运转，但这个房间提供了安静和稳定的工作环境，让来访者逐渐了解自己，并做出重要的人生再决定。在房间里，一个人永远是帮助者，另一个人永远是被帮助者，这为发展"拯救者－受害者"的游戏提供了完美的条件，而迫害者则准备随时跳入其中。治疗师在确保具有潜在危险的情境一直处于安全的、富有建设性的状态方面，负有重大的责任。

在某种程度上，治疗是在玩火。来访者接受治疗，是因为他们遇到了麻烦，而且不知为何会感觉糟糕。有些东西在灼烧他们，但同时也在温暖他们，激发他们的生命活力。治疗师的工作是帮助来访者照料他们的火，在治疗室内创造舒适、温暖的体验，同时确保火势不会失控。这是我为什么强调治疗师必须照顾好自己的原因，只有这样，治疗情境对双方才足够安全。自古以来，人类一起围坐在火炉旁都是美好的、富有活力的体验，但如果房子被烧毁，就是灾难。

熟练的治疗师已经学会使用不可避免的移情作为治疗工具。在学习过程中，治疗师可以提高对自己的自我状态的觉察，知道自己在任一时刻处于何种自我状态。"哦，我的来访者在哭，我想安慰她——我现在处于我的养育型父母自我状态。"治疗师应该知道自己为什么会贯注于养育型父母自我状态："因为她真的很痛苦——人类的自然反应是安慰，所以现在使用我的养育型父母自我状态是适当的。"然后，治疗师对来访者说了一些安慰的话。但这也可能是："哦，她在哭，就像我妈妈总在哭一样。我永远都得安慰她。因此，我想使用养育型父母自我状态是我的反移情——我进入拯救来访者的游戏了吗？"然后，治疗师可能只是安静地坐着，等待来访者的下一步行动及游戏的更多线索。治疗师获得这种觉察的方法之一是自己接受个人治疗。个人治疗应该始终是治疗师培训的一部分。督导是治疗师培训的另一个必要的部分。即使在治疗师成熟后，也应该永远有机会寻求帮助，与督导师或同事讨论正在进行的治疗中的问题。因此，对治疗师来说，一个好建议是：永远不要独自承受作为治疗师的所有负担。与来访者发生问题时，要始终让一扇门敞开着，即与其他专业治疗师商议。

在个体治疗中，利用移情进行工作是一个长期的过程。治疗师需要一些时间才能识别和理解来访者的游戏。从此时此地的沟通，以及从来访者讲述的治疗室外的生活故事中，理解更为广泛的脚本议题需要更多时间。为来访者提供摆脱旧有僵局的新方法，使来访者有可能在治疗室外测试并接受这些方法，当然需要更多时间。治疗情境对来访者来说应该是安全的测试环境。在治疗室中有效的方法需要到外面的生活中进行测试，然后来访者才会做出持久的再决定的准备。当来访者发现再决定在治疗室外的生活中确实有效时，就是结束治疗的好时机。治疗师核查来访者是否"做好了准备"的方法是核查治疗过程中的移情沟通是否减少或不再发生。移情不再发生，就表明自我状态的污染问题得到了解决：来访者不再在治疗师身上看到自己的母亲或父亲，而是将治疗师作为他本人对待。当来访者对治疗师的情绪和需求更加敏感时，治疗师可能会对此有所体验。例如，治疗师确实因为近期工作太多有些疲惫，来访者也许会说："你今天看起来很累，是吗？"

复发

在与吸毒者的工作中，我们注意到了一个令人困惑的现象：一些来访者在一年或一年以上的心理治疗及整体治疗项目中表现得非常好，但在即将再次进入普通生活时，突然又重新开始吸毒了。在他们找到工作、有了稳定的社会环境后，这种情况也会发生。有时，他们会回来继续接受治疗，有时他们会在一段时间后自己回归健康的轨道。作为员工团体的一员，我们学会了不必太惊慌。有些来访者似乎需要恶化一段时间才能最终变好。他们中的有些人将此描述为再一次测试熟悉的药物环境，却发现它对他们不再有效了。接受治疗后，当他们再这样做时，就好像变成了"坏的吸毒者"。我发现这与再决定的理念一致。一旦你发现了可以让自己感觉良好的更佳选择，这种知识就是不可逆的。你知道有更好的方法，回到旧方式的诱惑无法抹去你的新知识。反过来说，你做了再决定后，也无法抹去先前的决定。在许多方面，是这些早年决定帮助你生存到现在的。另外，在做出健康的再决定后，你会发现早年决定有时也有用。再决定赋予了你新的、积极向上的选择，帮助你避免沿用旧方式带来的破坏性结果。但新选择不会夺走旧选择，只是为它们增加了更好的选项。旧决定可能仍会时不时地派上用场。随着你长大，也会更聪明。

治疗师应该预料到，许多来访者在治疗结束时会出现复发反应，而且治疗关系持续的时间越长，复发反应就越严重。这里有一个特殊的心理原因，该原因以"分离焦虑"之名闻名许久。如果治疗体验是积极的，那么在治疗过程中，来访者已经学会了处理情绪和关系问题的新方法，做出了将这些方法用于生活的良好的再决定，也已经在与治疗师的关系中测试过这些再决定。来访者已经学会信任治疗师作为其走向更好的人生的向导，来访者已向治疗师吐露心声。他们已将治疗师视为支持和个人反馈的稳定来源。来访者得到了以前没有人给过他的宝贵帮助。而现在，这种帮助即将停止。治疗师将不再存在。来访者将再次依靠自己。

在这种情况下，来访者的儿童自我状态很容易产生被遗弃感。准备离开的来访者在成长过程中可能真的存在与父母遗弃相关的脚本问题，希望他们的这些问题已经在治疗过程中得到了成功的处理。现在，即使成人自我状态感觉已经做好了准备，儿童自我状态也可能很容易恐慌："啊，治疗师不想要我了——他也要离开我了！"然后，儿童自我状态可能会退回到所有早年决定中，让父母（现在是治疗师）对伤害负责。一旦商定了治疗的结束点，旧的游戏可能再次浮出水面。例如，谈到结束治疗时，来访者说："我真不确定治疗是否值得我花这么多钱和时间。我想我是得到了一些好东西，但是……"在治疗师自己的儿童自我状态感到被漠视的瞬间，他的成人自我状态可能会识别出"是的，但是……"游戏。这个游戏在治疗早期也许很突出，但随着来访者和治疗师解决了相关的脚本问题，它已经逐渐消失。或者，来访者可能说，上次治疗结束后，他与老板发生了严重的争执，结果和治疗前一样糟糕。甚至可能是像以前一样出去喝醉。

类似的复发发生时，治疗师应该仍旧给来访者一些时间，将复发视作正常的治疗过程，是长期脚本模式在治疗后期的表现。我经常使用的策略是，在最后一次治疗到来前，增加两次治疗间的时间。以前每周见面，后来每两周或每三周见面，或者在倒数第二次见面后的一个月或两个月，再安排最后一次见面。这样，来访者就能"独自飞翔"一段时间，并知道他仍有一个约定好的时间与"导师"探讨经验。

通过将来访者同意在决定停止治疗后总会至少再回来一次纳入合约，我尽我所能避免以强化脚本作为结束。以强化脚本的方式结束时，来访者可能会对治疗师感到失望，就像他曾经对父亲感到失望一样。然后，像小时候离家出走一样，他跑出治疗室，再也不回来了。当这种情况发生时，来访者可能不会从治疗中受益，除非他最终意识到，他在当下重复了过去的破坏性模式（我对此可能永远无法知晓）。与一次结束相比，我更倾向于有更长的结束期。来访者接受治疗的时间越长，最后的治疗阶段也应该越长，这样才有足够的时间处理脚本中与分离有关的议题。来访者学会以建设性的方式说再见，是治疗最后阶段的重要目标。治疗情境本身为充满情感地说再见提供了练习的舞台。在任何告别情境下，经验法则都是给予足够的空间表达遗憾和感激，以及给予足够的空间互相诉说一起经历过的困难及美好。

在达成合约目标前结束

许多原因会导致一些治疗在合约目标达成前就结束了。也许是来访者的生活条件发生了变化（搬家、新工作、家庭责任和疾病等），使他无法继续治疗，也许是来访者已经感到满足，也许是来访者对目前的治疗结果不满意，也许是来访者对治疗师不再感到舒服。治疗师也有可能因为来访者"太难缠"或自己退休等原因而无法继续治疗。不管原因是什么，来访者始终有权决定他是想继续，还是停止（不管来访者何时想要停止，必须依据合约付款。例如，你们已经达成合约：在真正停止前，至少提前一次通知治疗师。合约中有关付款的部分会把最后一次包括在内，即使来访者突然停止治疗，也需要为最后一次付款）。治疗师始终有责任处理终止的问题。无论何时发生终止，治疗师都需要以不伤害来访者的方式进行处理，即不推进来访者的破坏性脚本。对治疗师来说，听到来访者对他的治疗不满意是很艰难的时刻，治疗师的儿童自我状态最直接的反应可能是："我也不喜欢你，快走吧！"如果治疗师知道这个来访者在玩"踢我吧"的游戏，那么他的儿童自我状态的反应该受到抑制，成人自我状态的干预应该得到支持，也就是继续治疗，而不是把来访者踢走。如果治疗师的儿童自我状态受到了伤害，就需要在下次与来访者会面前接受督导，或与同事进行讨论。

来访者当然也有可能真的对治疗师不满意。作为治疗师，我比较希望来访者在最初几次"测试面谈"中尽早发现并告知我和我在一起令他们觉得不舒服。但这种情况如果是后来发生的，我当然也需要接受。作为治疗师，我并非适合每个人。对某些来访者来说，敢于公开说出"我不想和你继续工作"，甚至可以看作脚本的胜利[1]。然后，我希望来访者像我们约定好的那样，至少再预约一次，这样我们就有机会总结我们一起做过了什么。我也有机会向来访者反馈我认为他到目前为止做了哪些工作，以及如果他最终回来继续与我一起工作，或者换一位治疗师，我认为他仍然存在哪些治疗议题。

无论出于什么原因，在达成合约前，在终止治疗的最后一次会面中，我都会邀请来访者评估他到目前为止对自己产生了哪些了解。如果来访者愿意听，我也会提供我的评估，即我认为他现在处于我们最初订立的合约的什么位置，他已经获得了什么，以及我认为他未来的治疗议题可以是什么。我以某种方式总结："我认为你在这条路上已经走了这么远，未来摆在你面前的还有什么。"

收益递减

在经济学中，有一种规律叫收益递减。它是指继续投资将导致收益增长不断变小。达到某一点时，由于收益增长太小，进一步投资的动力消失。这可能也是持续治疗中的现实。由于来访者长期进行治疗，渐渐地，治疗师和来访者非常了解彼此，治疗过程也一再遵循熟悉的模式。来访者获得的新洞察变少，但仍然感觉每次都有收获。随着时间的推移，洞察越来越少，越来越小。在某个时候，来访者开始质疑自己花在治疗上的时间和金钱是否值得，她正在体验治疗收益递减。但从治疗师的角度看，回报仍然是相同的：治疗师从这位来访者身上获得的收益和其他来访者一样多，甚至由于治疗师对来

---

1 作者指出，例如，一位有"不要重要"的禁止信息的来访者如果敢于让自己重要，并说出自己真正的想法，就是脚本的胜利。——译者注

访者非常了解，还有额外的好处，即流入的资金是稳定的，问题却更少了。

当这种情况发生时，治疗师应该留意与来访者制定的治疗合约。在正常的工作和家庭生活中能够发挥良好的功能这一治疗目标也许早已实现，那么现在的合约是什么？通过进一步治疗，来访者期待实现什么？完全有可能的情况是，来访者现在其实并不需要再改变什么，也不需要再学习什么，但他希望在现在及以后，治疗师还可以不时地与他交谈，支持他已经取得的成果。维持目前令人满意的功能水平，收益少量增长或不增长，当然也可以是有效的治疗合约。毕竟，心理治疗不是经济学。但治疗师应该意识到，这种持续很久的治疗可能会在某些来访者身上加深脚本性依赖的问题。治疗师可以与同事或督导师进行商议。

再见，欢迎回来！

等一切都说完了，一切都做完了，就真的到了分离的时候。不管治疗是短是长，合约达成与否，都会有说再见的时刻。说完再见，你会说什么？如果你是心理治疗师，你会说："欢迎回来！"如果你已经成为某些人的 TA 心理治疗师，无论时间长短，你对他们负有的伦理责任在说完再见后，还会继续存在。你需要继续为他们保密，不能以任何方式剥削他们，而且你需要接受一旦他们身后的门关闭，就会从你的生活中消失。但是，你仍然需要做好准备，在来访者回来敲门时，再次打开这扇门。如果你仍然在那里做心理治疗，你就仍然是他们的治疗师。根据我的经验，听到这种敲门声的情况并不罕见。有些来访者确实会回来，有时是在与我们告别多年后。生活在继续，新的发展和挑战不断产生。个人的成长与成熟不会停止。在任何年龄段都有可能遇到情绪问题。无论处于人生的什么阶段，在情绪和关系问题的处理方面，治疗师都可以对希望获得帮助的人发挥作用。作为治疗师，如果你在某人的某个人生转折点为他提供了帮助，他也从你的治疗中获益，那么很自然，他会再次求助于你，因为他认识你，你也认识他（即使你没有保留记录，起初也记不太清楚了）。所以，在你决定说再见后，一定要对来访者说欢迎回来！然后，你要带着与来访者之间一直存在的不平等继续生活：你知道他的问题，他不知道你的问题；你不能敲他的门，但他可以敲你的门。

亲爱的读者！在读了这么多页之后，你还在听我说话吗？还是你做了我小时候做的事？那时，我每天都会从学校图书馆借两本新书。我打开那些书名和封面都很有趣的书，翻到最后一页，查看书中的最后一句话。如果它以感叹号结束，我就借走它。如果它以一个无趣的句号结束，我就把它放回图书馆的书架上。所以，亲爱的读者，无论你采用哪种方式来到这里，我都感谢你思考我的文字。我希望我的书能够穿越时间、空间和语言，存活下来，并希望它们能够帮助你发展为友善的心理人！

再见！欢迎回来！

插曲 12　结束之后——现在

十多年前的一个和煦的夏日，我开车到乡下的火车站等待我妻子的火车抵达。我早早地就到那里了，为了打发时间，我打开收音机，收听瑞典人长久以来最喜欢的广播节目《夏天》。这个节目会邀请有趣的人来播放他们的音乐，并谈论他们的生活和兴趣。在夏季，每天都有一位新主持人可以获得2小时独播时间，用语言和旋律与听众分享其生活。

那天的主持人碰巧是马悦然（Göran Malmqvist），一位汉学教授，瑞典文学院 18 位终身院士之一，该机构每年都会颁发诺贝尔文学奖。我收听时，他正在谈论他作为高本汉（Bernhard Karlgren）的年轻学生，在中国四川省研究当地汉语方言的经历。在 1948—1950 年，马悦然在中国生活，其中有半年住在峨眉山脚下的保国寺。在我收听的过程中，马悦然热烈地谈论着这段时期，认为那是他生命中最美妙、最和谐的时光。他经常和僧侣们一起沿着蜿蜒的山路去拜访藏在白云生处的寺庙。他的身体、灵魂和思想都充满了真实、强劲的生命力。他在广播中说："最近，我受邀再次访问了那些神奇的地方。很不幸，我答应了。"

当他几乎在大半生后乘坐舒适的汽车返回峨眉山时，虽然山还在，但魔力消失了。马悦然告诉我们这些现代听众："永远不要回到你年轻时的乐土！"他的故事吸引了我的注意，他的话语触动了我的内心。他离开保国寺后不久，成都和平解放了。那时，马悦然与陈行可教授一家住在成都西南部。马悦然说："圣诞节那天，我在街上遇到的所有士兵的军帽上都有五角星。"陈教授的二女儿陈宁祖那时 18 岁，会弹钢琴，"非常漂亮"。1950 年，她成了马悦然的妻子。听着马悦然把世界历史和个人历史编织成一块闪闪发亮的织物，时间仿佛消失了。突然，我的妻子站到了车旁，而我甚至都没有注意到火车进站了。

我从未有机会见到马悦然本人。但我曾多次见到他的文字。他把 40 多卷中国文学珍品翻译成优美而准确的瑞典文。《西游记》《道德经》《水浒传》《边城》只是其中一部分。2012 年，他负责将诺贝尔奖颁给莫言，多年来他是瑞典最重要的中国文化权威。对我来说，他是一位飘浮在云端的老师，他所在的位置比我曾期待到达的地方更接近天堂。

但在听了马悦然的广播后，我鼓起勇气，给他写了一封信。我只是想感谢他的教诲、翻译和启发。我告诉了他一些有关我在中国的台湾和大陆地区的工作，以及我与一个来自马六甲海峡的华裔家庭因婚姻而结缘，但我没有要求任何特别的回应。令我惊讶的是，他写了一封很长的私人回信，称呼我为"亲爱的托马斯"，就像写给一个老学生或老朋友。他向我的妻子致以问候，并提出给我寄一份刚刚完成的《道德经》译本。他告诉我，《道德经》所说的一切都关乎"成为一个真正的人"。我在给他的信中，曾用这个词来描述我教授的心理治疗的总体目标：帮助来访者成为"真正的人"。他说他一直在等待自己足够成熟，再开始翻译《道德经》，从而帮助现代瑞典人"成为真正的人"。现在，他已经 85 岁了。 我们往来了几封信，直到他礼貌地表示他正忙于他的老师高本汉的传记。所以我请他继续工作，没有再打扰。

然后，最近，媒体报道了他 95 岁生日的消息。我写信祝贺他，他再次回复我，并称我为"亲爱的托马斯"，就像延续了我们 10 年前的对话。但他的语气有所不同。"我已经认命了。"他写道。他接受了自己不能再行走而且不得不坐轮椅的事实。不过，他正期待尽快拥有一个大型电动轮椅，这样他就能登上他家（在斯德哥尔摩市外）周围的山间小道。他还告诉我，他正在进行他的最后一个翻译项目——《庄子》。他写道："尽管现在我的身体不行了，但终于可以接近这位伟大的大师，我非常高兴。"他的计划是只翻译被认为是庄子本人所写的内篇七章。在回复中，我问他："为什么不把外篇的十章也翻译出来，或者至少翻译其中几章？"

我再也没有得到回复。马悦然于 2019 年 10 月 17 日去世，在我写完最后一封信之后不久。

我与许多人一起哀悼他。但他的生命漫长而丰富，而且给我们留下了无比丰盛的礼物。《庄子》没能被翻译为瑞典语有些遗憾。我也认命地接受了。

直到有一天，我发现《庄子》的瑞典译本真的出版了。我不知道马悦然是否计划翻译更多内容，但第一至四章、第六章和第十七章已经完成，是马悦然严谨而富有诗意的瑞典译文。我非常高兴地发现著名的"鱼之对话"也包括在内。在《庄子》中，这段对话的原文如下。

庄子与惠子游于濠梁之上。

庄子曰："鯈鱼出游从容，是鱼之乐也。"

惠子曰："子非鱼，安知鱼之乐？"

庄子曰："子非我，安知我不知鱼之乐？"

惠子曰："我非子，固不知子矣；子固非鱼也，子之不知鱼之乐，全矣。"

　　庄子日："请循其本。子日'汝安知鱼乐'云者，即已知吾知
之而问我，我知之濠上也。"

　　在《庄子》中，这个故事出现在第十七章末尾，这一章是外篇最后一
章。这段话也是马悦然的瑞典语译本的最后一段话，在他最后一本书——
《庄子》中。95 岁时，这个鱼的故事成了他送给瑞典读者的最后一份告别
礼物。

　　为什么我想用 2500 年前两个朋友站在小桥上看着水中的游鱼时发生的
对话作为我这本关于 TA 心理治疗的书籍的结束？因为，不管庄子或马悦然
想表达的意思是什么，对我来说，这段对话都是世界上最古老、最清晰的例
子，体现了我多次说过的 TA 疗法的本质——对此时此地沟通中情绪含义的
觉察。当庄子站在这里，濠河的桥上，看到、意识到鱼在河中自由游动的那
一刻，他知晓了鱼的情绪。在马悦然的翻译中，他做了一件对他来说不寻常
的事情。他添加了一个在原文中实际并不存在的词。这个词是"这里"。用
现代语言来说，他的最后一句话是："我是在这里，在濠河的桥上知道的。"
马悦然甚至强调了"这里"这个词，表明人类的理解和知识总是发生在真实
的、活生生的人身上，而当时他们正身处特定的地方。还有，我想补充，他
们也正身处特定的时间。

　　如果学生对他的教导提出质疑并加入自己的思考，马悦然很高兴。因
此，我就马悦然翻译的庄子对其身处的世界的觉察提出了我的 TA 观点："我
在此时此地，濠河的桥上，知道鱼儿们自由游动时很快乐。我知道，是因为
我体验到、感觉到它们是快乐的。"

　　现实生活真正的逻辑是由我们此时此地体验到的情绪所驱动的。

附录一　生活治疗研究所和中国沟通分析协会2018年的培训项目

教学阶段一：TA101+TA202（1）——TA的基础概念（3天）

概述

- 根据国际沟通分析协会（ITAA）和欧洲沟通分析协会（EATA）的国际标准制定的TA基础入门课程，概述TA的基本概念，例如：自我状态、沟通、游戏、扭曲和脚本
- 在教学和咨询过程中使用合约
- "我好—你好"的伦理观
- TA的个人使用

课程教材

- ITAA的TA101课程信息以及ITAA《培训和考试手册》的第四章
- 《人际沟通分析——TA治疗的理论与实务》（欧嘉瑞等，2006）的第1—3章

TA101 的具体安排（根据 ITAA《培训和考试手册》）

- 陈述 TA101 课程的目的

- 预期学习效果——TA101 课程结束时，学员将能够：

  1. 描述沟通分析的基本理论概念

  2. 使用沟通分析的基本概念来解决问题

  3. 使用沟通分析的基本理论概念对一系列人际行为和内部过程进行分类

- 沟通分析的定义、基本价值观及应用领域

  1. 沟通分析的定义

  2. 价值观基础（哲学假设）

  3. 自主的定义

  4. 合约的方法

  5. 应用领域——过程差异：咨询、教育、组织和心理治疗

- 对沟通分析发展历程的简要回顾

  1. 艾瑞克·伯恩：谁是艾瑞克·伯恩；他的思想的发展过程；伯恩重要的相关文献列表

  2. 沟通分析的发展：伯恩之后沟通分析理论和方法的演变；艾瑞克·伯恩纪念奖（Eric Berne Memorial Award，EBMA）；EBMA 获奖文章的列表

  3. 沟通分析的组织：TA 世界范围内的组织：国家的、地区的、多国的和国际的 TA 协会

- 人格理论——自我状态

  1. 动机理论——结构、刺激和认可饥渴

  2. 自我状态的定义

  3. 自我状态的结构模型：识别和四种诊断自我状态的方法；内部对话

  4. 污染和排除

5. 自我状态的行为描述：自我图和选择

- 沟通理论——沟通分析本身

1. 沟通：一次沟通的定义、沟通的类型和沟通的规则

2. 安抚：安抚的定义、安抚的类型和安抚经济学

3. 社交时间结构

- 人生模式理论——脚本

1. 游戏分析

　　a. 游戏的定义：玩游戏的原因、游戏的获益、游戏举例和游戏的程度

　　b. 描述游戏过程的方式：戏剧三角形、G 公式和游戏沟通图

2. 扭曲分析

　　a. 扭曲的定义及其结局、点券

　　b. 个体内部 / 内心过程的重要性

　　c. 扭曲与沟通的关系，游戏和脚本的关系；扭曲系统和扭曲分析

3. 脚本分析

　　a. 心理地位：心理地位的定义，"好"；四种心理地位；心理地位与游戏和脚本之间的关系

　　b. 脚本：脚本的定义、脚本在儿童经历中的起源和脚本发展过程（禁止信息、属性、应该信息、早年决定、躯体元素、程式、脚本改变、脚本矩阵及其他脚本图）

- 沟通分析的方法

　　——团体和个体方法

- TA101 结课

TA202（1）的具体安排

合约

- 合约的协商过程

  1. 包含所有的自我状态

  2. 确认双方的需求

  3. 以成人自我状态—成人自我状态的方式达成合约

  4. 知道合约何时完成

  5. 违约处理

- 在咨询工作中使用合约

  ——谁能成为咨询师？

- 展示合约制定

伦理

- 保持"我好—你好"的心理地位
- 保持恰当的界限

  1. 自我认知和个人生活

  2. 建立健康的工作结构

  3. 咨询

  4. 心理治疗

评估与结课

颁发 ITAA 的 TA101 及课程证书。

教学阶段二：TA202（2）——通过 TA 了解你自己（4天）

概述

- 两人一组进行个人脚本访谈
- 理解并分析个人脚本
- 人类的动机——真实情绪和安抚
- 个体结构——精神器官和自我状态
- 人际交流——沟通、漠视和被动综合征

课程教材

- 生活治疗研究所的脚本问卷
- 教材相关章节

TA202（2）的具体安排

- 引入：复习 TA 的基本概念
- 脚本如何形成
- 源自父母的信息：禁止信息、应该信息和驱力
- 儿童的反应：早年决定
- 个人脚本工作说明
- 个人脚本工作第一阶段
- 答疑

- 继续个人脚本工作

- 个人脚本工作第二阶段

- 教师示范：如何从已完成的工作中理解脚本

- 如何进行脚本分析的说明

- 独立进行脚本分析

- 访谈双方相互反馈

- 分享探索个人脚本的心得

- 答疑

- 个人动机

- 安抚和情绪是基本的心理动机

- 真实情绪和扭曲情绪

- 汤姆金斯关于真实情绪的理论（真实情绪）

- 练习识别自己和他人的情绪

- 如何运用艾克曼的研究识别普遍存在的不同情绪的面部表情

- 个体的结构

- 三种心灵器官（古老心灵、新心灵和外部心灵）如何组织三种现象学的
  自我状态（儿童自我状态、成人自我状态和父母自我状态）

- 沟通分析本身

- 持续互动中的漠视和肯定，被动行为

- 如何运用 TA 在互动发生的同时理解发生了什么

- 练习识别和使用（有时是面质）自己及他人的自我状态、漠视、安抚及
  被动行为

- 分享个人体验，并从老师和成员那里获得 TA 式反馈

- 提问与讨论的开放时间

- 课程评估和结束，颁发证书

教学阶段三：TA202（3）—— 了解他人的需求并专业地使用 TA（4天）

概述

- 扭曲和扭曲系统
- 游戏
- 脚本、迷你脚本和理解来访者的脚本
- 诊断和治疗方案
- 其他来自获奖文献的主要概念

课程教材

- 教材相关章节

TA202（3）的具体安排

- 引入：分享自 TA202（2）之后个人及在工作中运用 TA 的心得体会
- 制定关于 TA202（3）的合约——具体来说，你这次想学到什么？每天都会有合约时间，届时可以提出合约约定的问题（本书面计划中已提及的内容除外）
- 泰比·凯勒（Taibi Kahler）提出的迷你脚本
- 扭曲情绪和真实情绪——来自艾瑞克·伯恩和范妮塔·英格利希的理论
- 扭曲系统（脚本系统）——理查德·厄斯金（Richard Erskine）和玛丽莲·扎克曼（Marilyn Zalcman）

- 个人工作：运用扭曲系统理论来发现自身的扭曲系统，以双人小组的形式练习并分享

- 制定属于你个人的脚本问卷——以小组的形式制定一份适用于你的学生或者来访者的脚本问卷

- 合约时间

- 专业地使用你的脚本问卷来发现他人的脚本

- 找一位新搭档［非 TA202（2）时的搭档］进行 1 小时脚本访谈，然后更换搭档，让新搭档对你访谈 1 小时

- 对访谈的搭档进行详细的脚本分析

- 30 分钟的独立工作，识别禁止信息、应该信息（驱力）、早年决定、心理地位、扭曲情绪、心理游戏（戏剧三角形中的角色转换），然后以小组形式互相帮助，为每个被访者完成脚本矩阵

- 与你的访谈对象分享和讨论

- 全体学员与教师探讨如何使用脚本知识来有效地帮助他人

- 合约时间

- 游戏——由学员小组现场演示《人间游戏》一书中的部分心理游戏，使用来自中国文化和文学作品的事例

- 学生们玩的游戏——基于肯·恩斯特（Ken Ernst）的观点以及如何利用 TA 应对课堂中的游戏——基于桑德拉·纽厄尔（Sandra Newell）和大卫·杰弗里（David Jefferey）的《课堂中的行为管理》（*Behaviour Management in the Classroom*）一书

- 面质游戏——约翰·杜谢及他人的技巧

- 合约时间

- 如何利用脚本和心理游戏的相关知识制定可以带来改变的合约。合约与诊断和治疗计划的关系。

- 其他来自荣获艾瑞克·伯恩纪念科学奖（Eric Berne Memorial Scientific

Award，EBMSA）的文献的主要概念：1976 年帕特·克罗斯曼（Pat Crossman）的"允许和保护（Permission and Protection）"；1983 年穆里尔·詹姆斯（Muriel James）的"自我再抚育（Self-Reparenting）"；1994 年约翰·麦克尼尔（John McNeel）的"对父母的访谈（The Parent Interview）"；1998 年理查德·厄斯金（Richard Erskine）和丽贝卡·特劳特曼（Rebecca Trautmann）的"整合心理治疗（Integrative Psychotherapy）"；2006 年西奥多·诺维（Theodore Novey）的"衡量 TA 的有效性：一项国际性研究（Measuring the Effectiveness of TA: An International Study）"

- 合约时间
- 结束课程，颁发证书

教学阶段四：TA202（4）将 TA 运用到学员所在的工作领域（4 天）

概述

- TA 理论的书面考试
- TA 与其他理论的联系（认知心理学、精神分析和家庭治疗等）
- 发展心理学
- TA 治疗和 TA 工作的过程
- TA 咨询的阶段：接触、合约、此时此地的干预、澄清、回溯工作和结束。

课程教材

- 考试第一部分和评分指南

- 考试第二部分、《中国青年报》文章和评分指南

- 教材相关章节

TA202（4）的具体安排

- 引入——分享你最近在工作中运用 TA 的例子

- 制定关于 TA202（4）的合约——具体来说，你这次想学到什么？每天都会有合约时间，届时可以提出合约约定的问题（本书面计划中已提及的内容除外）

- 简短的书面考试，第一部分（第一天）

- 考试分两部分。第一部分为闭卷的 TA 基本概念测试。题目提前告知学员，并包含在本计划附录部分。考前可以学习并准备答案，但在考试过程中禁止翻阅笔记或其他相关资料。第一步部分考试的目的是鼓励学员记住 TA 的基本概念。第二部分考试关于 TA 的应用。第二部分考试在第四天进行，并在那天的计划中有详细描述。第一部分的打分、反馈和讨论会在交卷后马上进行

- 合约时间——解决当日制定的一些合约问题

- TA 咨询的各个阶段

- 接触、合约、此时此地的干预、澄清、回溯工作和结束。各个阶段以实例和演示加以说明

- TA 咨询和 TA 教学的过程

- 此时此地对彼时彼地。意识到当下发生的事与个人历史及未来之间的关联，或者用 TA 的术语来说，意识到当下的沟通方式和心理游戏如何植根于早年决定和脚本当中，以及再决定可以如何影响未来的幸福和快乐

- 如何应对与来访者关系中的游戏

- 觉察游戏的开始，使用戏剧三角形置身于迫害者、拯救者和受害者角色

之外，使用合约

- 如何应对教室中的游戏
- 及早发觉游戏，不要接受漠视，给予安抚，示范良好行为，避免攻击
- 如何应对咨询中的游戏
- 从游戏中理解脚本，去污染，站在对方儿童自我状态的一方，提供选择（正面安抚而非负面安抚），促进再决定
- 再决定
- TA 再决定学派（鲍勃·古尔丁和玛丽·古尔丁）的理论和技术
- 合约时间
- 发展心理学
- 人生中有可能实现情绪、认知和行为技能的健康发展。心理问题可以从发展的视角来看，并获得解决。讲解帕姆·莱文的自我状态发展模型，并将其与精神分析和认知发展理论进行对比
- 合约时间
- 督导培训
- 学员扮演专业人员练习 TA 技术，其他学员扮演客户、来访者或者学生，练习 TA 技术的使用。教师给予直接的反馈和督导
- TA 可以如何与其他方法结合使用，如：精神分析、认识治疗、家庭治疗和格式塔治疗
- 书面考试，第二部分（第四天）
- 学员需要运用 TA 知识处理教师给出的具体案例。评分、反馈和讨论在交卷后立即进行。计算第一部分和第二部分考试的总分
- 合约时间
- TA 后续培训的信息和讨论
- 介绍 TA202（5）至 TA202（8），ITAA 对成为认证沟通分析师（CTA）的笔试和口试要求。演示考试的具体操作

- 结束课程。颁发"中国 TA 应用顾问"证书

TA202（5—8）的学习结构

作为"红丝带"和考试的 TA 项目把一半时间用于培训，一半时间用于督导。每次研读两篇 TA 期刊的论文

TA202（5—8）的时间安排如下：

第一天	第二天	第三天	第四天
教授新理论	实践	督导	论文研讨

教学阶段五：TA202（5）——理论进阶、实践、督导和论文研讨4天）

概述

- 理论：人格适应
- 实践：TA 项目计划，练习成为 TA 顾问
- 督导：学员带来进行讨论和督导的个案材料
- 艾瑞克·伯恩纪念科学奖论文回顾：扭曲和真实情绪（范妮塔·英格利希）、扭曲系统（厄斯金和扎克曼）

课程教材

- TA 期刊文章：扭曲和真实情绪（范妮塔·英格利希）、扭曲系统（厄斯

金和扎克曼）

● 教材相关章节

TA202（5）的具体安排

● 引入——分享与再次联结

● 制定关于 TA202（5）的合约——除本大纲已经涵盖的内容外，具体来说，你这次想学到什么？

● 理论：人格适应

　　TA 中的人格适应模型。参考文献：《人格适应——心理治疗和咨询中理解人类的新指南》（*Personality Adaptations: A New Guide to Human Understanding in Psychotherapy and Counselling*，Joines & Stewart，2002）。

　　六种人格适应类型被整合入 TA 的理论框架，从而促进有效的咨询和治疗。所有的类型都会讨论到，其中"聪明的怀疑者"（偏执型人格适应）会被作为主要的例子。讲授提纲如下：

1. 六种人格适应类型的概述——表演型、强迫型、偏执型、精神分裂型、被动攻击型和反社会型

2. 精神病学诊断和人格适应之间的区别——表演型对热情的过度反应者，强迫型对负责任的工作狂，偏执型对聪明的怀疑者，精神分裂型对富有创造力的空想者，被动攻击型对好玩的反叛者，反社会型对富有魅力的操纵者

3. 从发展及脚本的视角理解人格适应——基于早年经验，人们如何形成有逻辑的、可理解的和持久的人格适应类型。基本概念"我好—你好"的重要性。

4. "聪明的怀疑者"这种偏执型适应类型——描述、诊断与治疗。如何从

驱力和行为中辨识"聪明的怀疑者"，如何理解"聪明的怀疑者"的禁止信息和早年决定，如何为"聪明的怀疑者"进行咨询或治疗

TA 项目

介绍 TA 项目。学员 2 ~ 4 人组成一组，在课外时间选定 TA 项目的主题，并进行计划与实施。这项工作会一直持续到 TA202（8）。在 TA202（8）时，每个小组需要报告他们的项目成果，同时这个报告也是 TA202（1—8）长程培训的最后考核。老师会对如何开展 TA 项目的各个方面进行说明，之后项目就正式启动。

你的人格适应类型是什么？

进行个人探索。如何与和你拥有不同人格适应的来访者、患者或客户互动？

成为 TA 顾问的训练

学员需要在自己的专业领域内积极地训练使用 TA 的技巧。课程中将设置个人及小组的角色扮演环节，学员将从其他学员及教师处获得反馈与建议。

合约时间

进行督导

如何为督导做准备以及如何利用督导成长为专业人员？同辈团体督导和教师督导。督导伦理。

带来督导案例

学员需要带来他们与服务对象工作时使用 TA 的问题。教师会进行督导，其他组员会进行讨论。注意：学员每带来一个案例，都会被授予 1 小时督导时间，这可以计算在 CTA 考试时数中，即使在签订 CTA 合约前也可以计算在内。需要自己对督导时间进行记录！

合约时间

文章阅读与讨论

课前需要阅读两篇荣获艾瑞克·伯恩纪念科学奖的经典文章。这两篇文章由"台湾沟通分析协会"于 2006 年再版，包括中文和英文，被收录在《沟通分析经典论文：艾瑞克·伯恩纪念科学奖选粹》中。学员需要自行准备文章以便讨论时使用，并且需要准备讨论的问题。

讨论的目标是：（1）深化 TA 知识；（2）鼓励通过对重要原文的阅读进行批判性思考；（3）通过对中英文不同文化下表达方式的对比促进理解；（4）鼓励对 TA 进行创造性的新发展。

- 文章 1："The Substitution Factor: Rackets and Real Feelings, Part I（替代性因素：扭曲及真实的情绪，第一部分）"（English，1978）
- 文章 2："The Racket System: A Model for Racket Analysis（扭曲系统：扭曲分析的模型）"（Erskine & Zalcman，1981）

合约时间

结束

教学阶段六：TA202（6）——理论进阶、实践、督导和论文研讨（4天）

概述与课程教材

- 理论："Discount matrix and Re-parenting（漠视矩阵和再抚育）"（希夫的贯注学派）；"The Parent Interview（父母访谈）"（McNeel，1976）；"A Mandala Model of the Adult Ego States（成人自我状态的曼荼罗模型）"（Ohlsson，1988）

- 实践：计划 TA 项目，练习成为 TA 顾问

- 督导：学员带来案例材料，以供讨论和督导

- 回顾荣获艾瑞克·伯恩纪念科学奖的文章："Options（选择）"（斯蒂芬·卡普曼）；"Self Reparenting（自我再抚育）"（穆里尔·詹姆斯）

TA202（6）的具体安排

- 引入——分享与再次联结

- 制定关于 TA202（6）的合约——除本大纲已经涵盖的内容外，具体来说，你这次想学到什么？

- 理论：漠视和再抚育、父母访谈和成人自我状态在此时此地的特性

  呈现两种对父母自我状态进行治疗的观点，分别取自希夫家族和约翰·麦克尼尔的著作。希夫家族代表 TA 的再抚育学派，而约翰·麦克尼尔则代表 TA 的再决定学派。漠视虽然是希夫理论的核心观点，但对 TA 的整体实践都大有裨益，特别是在理解内部漠视如何导致被动行为以及被动行为如何导致游戏并强化脚本方面。约翰·麦克尼尔则开发了一

种实用的方法来理解父母自我状态，与父母自我状态沟通，以帮助儿童自我状态再决定。托马斯·奥尔松提出了自我状态的曼荼罗模型，用以解释成人自我状态与父母自我状态及儿童自我状态的不同，尤其是成人自我状态如何能够在此时此地觉察漠视和选择。

TA 项目

继续 TA202（5）的 TA 项目。学生可以独立完成项目或者以 2 ~ 4 人的小组为单位，在课余时间挑选、计划并实施 TA 项目。这项工作会一直持续到 TA202（8）。在 TA202（8）中，每个人或每个小组将要呈现他们的项目结果，而这将作为 TA202（1—8）连续培训的最终考核。教师将核查每个人是否都确定了主题，大家会讨论如何实施项目。

练习成为 TA 顾问

学员需要在自己的专业领域内积极地训练使用 TA 的技巧。课程中将设置个人及小组的角色扮演环节，学员将从其他学员及教师处获得反馈与建议。重点将放在专业工作的过程上（而不是内容上）。第一天学的理论也会被使用和练习。

合约时间

带来督导案例

早上，教师会询问谁带来了督导案例。学员需要就如何运用 TA 处理来访者、客户或学生的问题进行提问。提供案例不需要做特别的准备，只需要有学习如何将 TA 用于实际工作的意愿。教师会提供督导，学员会进行讨论。注意：学员每带来一个案例，都会被授予 1 小时督导时间，这可以计算在 CTA 考试时数中，即使在签订 CTA 合约前也可以计算在内。需要自己对督导时间进行记录！

合约时间

文章阅读与讨论

课前需要阅读两篇荣获艾瑞克·伯恩纪念科学奖的经典文章。这两篇文章被收录在《沟通分析经典论文：艾瑞克·伯恩纪念科学奖选粹》中。学员需要自行准备文章以便讨论时使用，并且需要准备讨论的问题。

讨论的目标是：（1）深化 TA 知识；（2）鼓励通过对重要原文的阅读来进行批判性思考；（3）通过对中英文不同文化下表达方式的对比促进理解；（4）鼓励对 TA 进行创造性的新发展。

- 文章 1："Options（选择）"（Karpman，1979）
- 文章 2："Self Re-parenting（自我再抚育）"（James，1983）

合约时间

结束

教学阶段七：TA202（7）——理论进阶、实践、督导和论文研讨（4 天）

概述与课程教材

- 理论：TA 和"心理人"
- 实践：设计 TA 项目，练习成为 TA 顾问
- 督导：学员提供案例材料以供讨论和督导

- 回顾荣获艾瑞克·伯恩纪念科学奖的文章："Egograms（自我图）"（Dusay，1972）；"Stroke Economy（安抚经济学）"（Steiner，1971）；"Discounts（漠视）"（Mellor & Schiff，1980）

TA202（7）的具体安排

- 引入——分享与再次联结
- 制定关于 TA202（7）的合约——除本大纲已经涵盖的内容外，具体来说，你这次想学到了什么？
- 理论：心理人背景下的 TA

　　TA 是在心理学这个大领域之下关于个人成长与改变的一种具体理论与方法。TA 并不是独立存在的。若想更有建设性地使用 TA，需要对心理学的整个领域有更多了解。阿尔夫·尼尔森教授是托马斯的老师，他创造了现代心理学的元理论。该理论将当下人类认知及情绪发展的知识进行了整合。尼尔森认为，我们生活在从晚期智人向心理人进化的时代。在我们生活的时代中，人类心理开始获得理解与认可，并被视作人类生存与相互协作的基础。

　　2015 年，在悉尼召开的沟通分析世界大会（TA World Conference）上，托马斯老师做过名为"心理人与 TA"的报告。现在的培训中也使用了他为该报告准备的演示文档，对心理人的六个子系统及其发展进行了详细介绍：驱动力 / 需要、运动 / 感觉能力、知觉、情感、认知和语言。通过追溯人类进化的历史，我们将理解当代人类拥有哪些心理能力。通过追溯个人成长史，我们可以了解这些能力在不同的年龄阶段将发展到怎样的程度。

　　我们将使用心理人的框架来澄清 TA 中的概念，例如，自我状态、脚本、游戏和扭曲情绪，并将 TA 置于适当的科学框架之下。

TA 项目

继续 TA202（5）的 TA 项目。学生可以独立完成项目或者以 2～4 人的小组为单位，在课余时间挑选、计划并实施 TA 项目。这项工作会一直持续到 TA202（8）。在 TA202（8）中，每个人或每个小组将要呈现他们的项目结果，而这将作为 TA202（1—8）连续培训的最终考核。教师将核查每个人是否都确定了主题，大家会讨论如何实施项目。

练习成为 TA 顾问

学员需要在自己的专业领域内积极地训练使用 TA 的技巧。课程中将设置个人及小组的角色扮演环节，学员将从其他学员及教师处获得反馈与建议。重点将放在专业工作的过程上（而不是内容上）。第一天学的理论也会被使用和练习。

合约时间

带来督导案例

早上，教师会询问谁带来了督导案例。学员需要就如何运用 TA 处理来访者、客户或学生的问题进行提问。提供案例不需要做特别的准备，只需要有学习如何将 TA 用于实际工作的意愿。教师会提供督导，学员会进行讨论。注意：学员每带来一个案例，都会被授予 1 小时督导时间，这可以计算在 CTA 考试时数中，即使在签订 CTA 合约前也可以计算在内。需要自己对督导时间进行记录！

合约时间

文章阅读与讨论

课前需要阅读三篇荣获艾瑞克·伯恩纪念科学奖的经典文章。这三篇文章被收录在《沟通分析经典论文：艾瑞克·伯恩纪念科学奖选粹》中。学员需要自行准备文章以便讨论时使用，并且需要准备讨论的问题。

讨论的目标是：（1）深化 TA 知识；（2）鼓励通过重要原文的阅读来进行批判性思考；（3）通过对中英文不同文化下表达方式的对比促进理解；（4）鼓励对 TA 进行创造性的新发展。

- 文章 1："Egogram and the 'Constancy Hypothesis'（自我图及其'恒定假设'）"（Dusay，1972）
- 文章 2："The Stroke Economy（安抚经济学）"（Steiner，1980）
- 文章 3："Discounting（漠视）"（Mellor & Schiff，1980）

合约时间 / 结束

教学阶段八：TA202（8）——TA 理论及实践的新进展（当下的 TA 流派），分享 TA 项目、伦理与结业（4 天）

概述与课程教材

- 12 个 TA 学派
- 分享 TA 项目，也是所有学员的终结性考试
- 伦理：《ITAA 伦理行为守则和 ITAA 伦理程序手册》
- 开放时间

- 结业与告别

TA202（8）的具体安排

- 世界范围内的 TA 学派：TA 时至今日的发展概览以及当代 TA 理论与实践的发展动态。12 个 TA 学派分别是：经典学派（伯恩）、贯注学派（希夫）、再决定学派（古尔丁）、责任模型学派（奥尔松）、整合学派（厄斯金）、建构学派（亚兰）、身体学派（卡西乌斯）、人格适应学派（琼斯）、关系学派（希尔斯）、灵性学派（詹姆斯）、心理人学派（尼尔森）、中国文化学派（杨）……

- 每位学员都有同样长的时间来报告自己的 TA 项目。小组报告的时长更长，为每个成员时间之和。报告者可以自由选择呈现方式，其他学员为听众。每组报告者（个人或小组）需提前准备足够数量的书面报告材料（中文），分发给所有学员、教师及工作人员。每个人的书面报告长度应达到几页纸（小组的书面报告应相应地比个人的书面报告更长）。报告结束后，教师和听众将给予反馈。书面报告和完整的口头报告是 TA101 直至 TA202（8）完整系列课程的终结性考核

- 伦理：《ITAA 伦理行为守则和 ITAA 伦理程序手册》

- 开放时间：任何关于 TA 及 TA 后续培训的提问及讨论

- 中国沟通分析应用高级顾问毕业礼

- 告别

附录二 部分学员的 TA 项目

以下项目总结是其作者自愿纳入本书的。完整的项目呈现于 2019 年以书面和现场报告的形式在福州和北京的 TA 202（8）的课堂。项目总结的写作是自由的，不同作者的写作风格多样，写作范围区别很大——从个人思考到科学实验——反映了学员个人的背景、兴趣和所选择的方法。我希望这些项目总结可以激发人们对 TA 的进一步使用和发展，使之在中国成为促进人际合作、解决问题并给人们带来福祉的方法。感谢所有作者对此做出的贡献！

TA 学习与应用分享

陈静美（福州）

学习 TA 有七八年时光，TA 除了对个人的心理健康发展起到积极作用外，在工作上，我曾组织读书会，研读杨眉与托马斯老师合著的《人际沟通分析学》（2013）。在读书会的最后一次回馈分享中，有的成员红了眼眶，有的成员流着泪分享他们通过 TA 对自己的发现与觉察，在团体的共情与鼓励下带着信心走向"我好"的生活。我个人在近两年把 TA 与幻奇表达艺术治疗（Fantasy Express Art Therapy）进行了结合，应用于团体疗愈工作并进行了实证研究，取得了活泼且积极的正面效果。其中，TA 的理论给成员带来了新的认知，且具有实用性，成员在情绪宣泄和觉察后有一个明确的成长方向与目标，其影响和帮助具有深远意义。

我们为何能成为好朋友

高晓琼（福州）

在我们的一生中，和我们相遇的人有很多，可随着年龄的增长，到现在还能和我们一直保持联系的好朋友非常少。我很好奇，在这些好朋友之间，是否有什么共同点，因此在身边的人中找了若干对 10 年以上好朋友，男、女各十几组，分别收集了两次问卷，从 TA 的三个自我状态看待朋友间的关系。通过数据分析，发现男、女组有两个共同特征：（1）在一对朋友中，至少有一组的自我状态得分很接近；（2）他们都喜欢抚育型父母自我状态高的朋友。

TA 视角下的学习体验——如何迷上学习和探索

黄晓晖（福州）

本研究基于如何增强学习本身的体验，让学习者喜欢学习本身，使学习者成为自主学习的人，并终生学习、乐此不疲。这不仅对学习者本身的生活质量有意义，对发展潜能和开发学习者的社会价值也有重要意义。作者对此做出了理论、实践和实验探索。

研究概述：

一、在学习中鼓励自主

1. 自我定位：我要什么

2. 建立关系

3.TA 的哲学观：我好—你好

4. 亲密，不玩游戏

5. 允许：允许有自己的想法、感受并运用

6. 全程无控制型父母状态

7. 安抚

8. 有趣、有兴趣

9. 没有动用驱力

10. 自主责任

11. 深入探索觉察

12. "要快"的驱力

13. 允许有成就

14. 没有评判比较

15. 不安抚扭曲情绪

16. 允许自己不会，允许自己慢，允许用自己的方式和节奏学习；不焦虑，不控制

17. 允许感受

18. 不呈现"要完美""要快""要讨好""要努力""要坚强"的驱力

二、实验

三、体验

怕麻烦别人的人有什么样的人生脚本？

黄小兰（福州）

我本身是一个很难开口求助的人，看到身边有怕麻烦别人的人，好奇自己的脚本信息与她们是否有相同的地方。对这些人进行脚本及相关问题访谈。相关问题是"当你想寻求帮助时，你会想到谁？"和"当你不开口求助时，你在想些什么？"

分析两项访谈发现，这类人大多有以下特点：

心理地位：我不好—你好，我不好—你不好

应该信息：要坚强，要讨好

禁止信息：不要做小孩，不要重要，不要亲密，不要感受

对 TA 漠视矩阵图的发展

黄乐（福州）

TA 的前辈把漠视矩阵图呈现给世人，这真是一件功不可没的事情。作为后来的学习者，对这张图进行如下发展，以促进应用：（1）整合——将各教材中不同的矩阵图整合成一张比较容易理解的矩阵图；（2）提示——提示矩阵图应用细节（首先是对自己用漠视三区域），避免应用者在应用中的"漠视"；（3）重命名——鉴于语言文字的暗示，根据漠视矩阵等级的过渡作用，把"漠视矩阵图"重命名为"漠视–探索矩阵图"；（4）对矩阵图的 12 个方格所对应的漠视情形寻找生活实例，来体验矩阵图的应用；（5）将六个漠视等级与问题解决思维相结合，目前正在探索"问题解决的思维模型"，希望以后将这一模型应用于法律教学。

林黛玉的扭曲系统之拙见

尹小莺（福州）

《红楼梦》又名《石头记》，故事起于绛珠草得到神瑛侍者浇灌修炼成为绛珠仙子，神瑛侍者动了凡心要到人间历练，绛珠仙子亦下凡用眼泪报答其灌溉之恩。本文节选了 2 个场景，对黛玉的扭曲系统进行推测、分析，看到了她流泪、生闷气的行为；声咽气堵的内在经验；觉得自己是无依无靠的、孤独的和不如别人的幻想；所强化的"我不重要，我孤独"的记忆；她关于自己、他人及生活的本质的脚本信念和感觉。

时间观和人格适应模型之间的关系

王辉建（福州）

津巴多时间观是指个体在时间的认知、体验和行动（或行动倾向）上表现出来的人格特质的差异。人格适应是由沟通分析理论衍生出来的关于人格的理论，属于人格类型理论的一种。作者以自评问卷、访谈和观察等方式对两种人格理论进行相关性研究。研究发现：（1）偏执型和被动攻击型人格都会沉浸在过去消极的记忆中；（2）表演型与反社会型人格倾向于及时享乐；（3）分裂样和被动攻击型人格倾向于"宿命论"；（4）积极的过去时间观与六种人格适应性相关性不大；（5）时间观对强迫型人格适应的预测力比较弱。

人格适应和胃癌发生的相关性研究

杨肖艳（福州）

为了探索不同个体的心理特质与胃癌的关系，我用琼斯人格问卷对 50 名胃癌患者和 50 名健康的人分两组进行调查，分析不同人格适应与胃癌发生的关系。得出的结论是偏执型人格适应的胃癌组人数占 62%，高于对照组人数比例（34%；$p < 0.05$）。偏执型的扭曲情绪是：生他人的气（掩盖害怕）、义愤、嫉妒、怀疑和紧张不安。这些不良的情绪长期得不到宣泄，会使神经内分泌和免疫系统紊乱，极易诱发肿瘤。

TA 在提升大学生人际沟通效能上的应用探索

曾银花（福州）

不少大学生因自我认识不足、人际沟通效能低下等引发情绪困扰，本人受训并受益于 TA，决定做心理学知识的传播者，本项目通过开设大学公开课讲授 TA，以 81 位同学的期末小论文及调查问卷收集学习效果反馈，探索应用 TA 提升大学生人际沟通效能。反馈结果表明：53.95% 的学生因"存在人际沟通困惑，或出于对知识的渴求，想通过学习相关技能改善人际沟通效能"；98.69% 的学生认为自己在课程中有收获；印象最深、有启发或有触动的课程内容排名前三的依次为自我状态（59.21%）、安抚（47.37%）和沟通模式（38.16%）；绝大部分同学表示，可以将所学应用在觉察自我状态和沟通模式方面；对课程的主要建议包括增加学生参与课堂的时间比例，选择更贴近学生的话题及丰富的课程形式。应用探索为课程的优化提供了重要参考。

演员自我状态调查与心理健康关注

蔡文（北京）

受测演员在生活和工作中的 CP 均值大于 10，显示具备基本道德和行为规范意识，懂得遵守纪律。NP 均值大于 15，显示拥有较强的善待他人的愿望，愿意关照他人、分享或向他人提出建议。A 均值大于 10，且在工作中更高，显示他们可以较理性地做出反应、判断和决定，在团体中更注重客观地表达和沟通。FC 均值大于 10，在工作中有明显变化，且分值下降者多于提高者，这应该与演员在工作中的"自己"和"角色"的 FC 平衡及融合有关。AC 均值小于 10，印证了很多演员"不善交际""有社交恐惧症"的自我"定义"，也和"叛逆儿童"有关。

两组数据对比显示，女性得分整体高于男性，且在工作中 A 和 FC 都大于 15 分，显示女演员较男演员有更强的自我管理能力，也更加积极和有趣。

在每个人的自我状态背后，脚本都具有深远的影响力和巨大的推动力。演员的工作是演绎"角色"的人生脚本，但有多少演员知晓自己的"人生脚本"呢？拥有较高的"成人"去觉察和管理自己，无疑有利于演员的心理健康，也有助于表演能力的提升。

以 TA 为核心的生涯资本开发实践初探

曾磊（北京）

学习 TA 以来，我先后经历了科普分享、个体辅导和团体培训三个阶段的实践历程，服务的对象覆盖了学校、社区、企业和家庭这几个领域。在深入实践的过程当中，我逐步意识到：大部分的服务对象并没有意愿花费几年时间进行 TA 的系统学习，反而需要我通过尽可能简练的理论、方法和技术促进他们觉察和反思。从生涯资本开发的角度看，这样的觉察和反思足以让他们有意识地寻找自己未来生涯的新可能。

积极情绪成就美好生活——TA 在情绪团体心理咨询中的运用

杜玉春（北京）

本次团体心理咨询名称为"积极情绪成就美好生活"，主要使用 TA 理论开展工作，将 TA 的知识、概念与咨询理念充分运用到对于情绪的解读和情绪调节上。面向 7 名组员开展共计 10 次团体心理咨询，每次 3 小时。通过团体心理咨询，团体成员的情绪状况有了较大好转，自我满意度得到了较大提升。团体心理咨询在调节和降低成员的抑郁和焦虑等不良情绪、改变消极的自我认知以及接纳自我等方面发挥了十分有效的作用。本次团体心理咨询还发现了比较有意思的内容，比如说"撕裂母亲"的脚本、"同胞竞争"的脚本以及"养儿防老"的文化脚本。

运用 TA 理论分析"独脚潘"

付婧、张羽佳（北京）

研究对象"独脚潘"因疲劳驾驶而遭遇车祸，导致右腿截肢，他从这一场飞来横祸开始了作为"独脚潘"的神奇人生故事。他穿戴假肢完成了多次在无人区的徒步挑战。他成了全球顶尖假肢品牌的形象大使，撰写了《不负此生》一书，为中国 200 多万截肢者提供了宝贵的信息资源。

本文作者运用 TA 的自我状态分析、脚本分析，深度剖析了"独脚潘"的人生历程。人生历程是遗传、外部事件、脚本和自主决定交互作用的结果。车祸这个外部事件打乱了原有的脚本模式。在陷入绝望的同时，他也第一次认识到自己要得到拯救，就必须依靠自己，增强自己的能力。他充分调动成人自我状态，产生了非脚本的、自主的人生决定——他决定变得更好，开始活在更宽广的、真实的世界里，不负此生。

TA 伴我走过人生最重要的阶段——从孕妈到宝妈

贾炽华（北京）

研究对象：自己

研究方法：自我状态分析和心理地位

一个漠视问题引出的生娃焦虑，我跟老公结婚 3 年，期间曾将生宝宝的计划提上日程并做了很多准备，然而因为一些原因不得不将计划延缓。最后，我爸妈终于按捺不住，经商议后派出"作战"经验丰富的老妈直奔我家开始"催生"。历经"催生战争"，开始正视问题并积极备孕，孕期又经历几次产检小插曲，最后顺利生娃坐月子。在此过程中做出详细的自我状态分析及心理地位调整。

从易卜生的娜拉、阿尔文太太到艾丽达——谈走出不健康的共生关系

贺海音（北京）

从易卜生的三部戏剧中女主人公的自我状态发展，简述一个人走出不健康的共生关系，乃至实现自由和亲密的过程。同时结合帕姆·莱文的循环理论，以当代艺术一个多世纪以来的发展为范本，展示个体、群体及文化从走出"平庸之恶"到实现自主的路径。

浅谈如何运用 TA 的四种心理地位解决客户的矛盾

李南（北京）

背景：中国银行业逐步开展网点转型工作，主要强调文明规范服务的提升。然而，面对形色各异的客户，银行从业人员该如何协调自身情绪与严苛的工作制度之间的平衡？本文从 TA 的四个心理地位来举例分析，既强化文明规范服务技能，同时保护并安抚银行从业人员自身的心理健康。

秦始皇的人生脚本猜想

吕月花（北京）

探究秦始皇这样一个伟大的历史人物是非常吸引人的事情。而用 TA 的理论去追寻秦始皇的人生脚本，想想都让人感到兴奋和刺激。这样一个影响了中国几千年的人物，会有怎样的内心世界和成长历程呢？

这是一个影响中国至深却记录甚少的人物。查看历代史籍，从秦始皇下的诏书和碑文石刻，到出土的法典律令；探索他走过的路和做过的事，无不刻印着追求完美、要努力、要快的人生痕迹。

秦始皇到底是什么样的人，这是一个尚无定论的迷，真实与否只有过去知道，而人生脚本的结果真实地影响着我们的生活！

TA 与家庭沟通模式分析

彭志慧（北京）

当 TA 的父母自我状态、成人自我状态和儿童自我状态落实到家庭中，能帮助更多的人获得觉察、自主和亲密。

在 TA 线下的活动中，咨询师与家长和孩子共同参与，在拓展中心和博物馆开展"卓越成长，彩虹体验"活动。孩子和家长通过参加非遗技艺制作、体能拓展等，建立团队意识，提升沟通交流等综合能力。咨询师，针对孩子和家长的行为观察记录、分析反馈，为提高家长的觉知力，为家庭沟通、教养建议提供帮助、新思路和方向。

脚本过程神话原型的中西方差异比较

施秀梅、李冬梅（北京）

以故事结构公式拆解脚本过程，对比分析六个希腊神话和六个中国神话。结果显示，脚本过程的神话原型存在中西方差异：（1）西方神话人物多为儿童自我状态，且叛逆型儿童居多；中国神话人物多为父母状态，且控制型父母居多；（2）西方神话人物多表现为迫害者，中国神话人物多表现为拯救者；（3）西方神话多为输家脚本，中国神话多为赢家脚本。上述发现与中国人神合一及关系取向而西方人神对立及个人取向的文化差异一致，有助于理解中西方个体的心理差异。

TA 理论对企业工作环境建设的影响与价值

孙安达（北京）

对于工作环境建设，生产型企业非常重视，但在我国中小型非生产企业里普遍对此存在着漠视现象。而一些知名的非生产型企业反其道而行之，非常重视工作环境建设。两相对比，我们坚信，工作环境建设对于企业工作效率的提升有着积极的正面影响。基于此，本文运用 TA 理论中的自我状态，对非生产型企业的工作环境建设进行了深入分析与探讨，并最终得出了四条有价值、可落地的结论。

从神经科学的角度对自我状态的一些思考

孙琼（北京）

每个自我状态运行时会涉及多个脑区，依据自我状态第二层次结构发展历程与各脑区发育成熟时间的重合性，以及各自我状态特征和各脑区功能特点之间的相似性，得出以下推论：处于成人自我状态时，前额叶一定活跃；处于儿童自我状态时，脑干、边缘系统、伏隔核会相对活跃；处于父母自我状态时，纹状体可能会活跃。最终呈现什么自我状态，是由这些脑区交流协作的结果。成人自我状态的呈现需要更多脑区的协作，更耗时耗能，因此合理运用各自我状态很重要。

武警特战学员自我状态调查及分析

裴改改（北京）

目的：研究特战学员的自我状态。方法：对 146 名特战学员进行问卷调查，探讨了特战学员自我状态分析图以及不同群体特战队员自我状态差异比较。结果：特战学员自我状态得分从高到低依次为：养育型父母自我状态、成人自我状态、自由型儿童自我状态、控制型父母自我状态和适应性儿童自我状态。大一学员与大四学员相比，在控制型父母自我状态上的得分有显著差异；18—24 岁组与 25—27 岁组的学员相比，在自由型儿童自我状态上存在显著差异。结论：随着我军的现代化进程加速，我军指战员越来越关注科学带兵与人文带兵，在军队管理层面更加注重科学化与人性化管理。

TA 视角下的团体咨询

王学静（北京）

本文从 TA 的视角，对一个 11 人的咨询团体进行解读，该团体咨询共进行了 12 次，由 2 名带领者带领，本文作者是其中的协同带领者。该团体最初是一个再决定团体，但在带领者和协同带领者与团体成员工作到第七次时，带领者将团体更改为再决定与人际关系相结合的团体。这种情况在团体咨询中并不常见，因此作者认为对该咨询团体进行解析具有特别的意义。本文分别在团体层面和个体层面展开探讨。在团体层面，从时间结构和心理游戏两个角度论述；在个体层面，从自我状态、驱力、沟通模式和心理地位四个方面论述。在文末，作者提出了对团体咨询工作的三个疑惑及思考方向。

如何创建一个 TA 互助式心灵成长团体

吴庆（北京）

目前，中国成熟的个体心理咨询师或团体心理咨询师都不多，收费也比较贵，如果想用一种安全有效、成本又低的方式来达到自我成长和个人治疗的目的，互助式心灵成长团体是一个不错的选择。但是互助式心灵成长团体该如何组织？具体怎么做？有怎样的风险？有没有成熟的方法和活动流程？

本项目开创了一种无带领者的互助式团体心理咨询的方法——团体互动式阅读疗法，弥补了团体心理咨询必须有一个经过长期系统培训的带领者的局限。

特殊学校及普通小学女教师的自我状态图比较

亚男、陆静（北京）

个体的人格会受文化的影响。中国文化提倡严师及孝儿，据此预测国人 CP 高于 NP，AC 高于 FC。选择 37 名 23—35 岁的女教师，其中 9 人来自特殊学校（智力障碍），28 人来自普通小学低年级。选用 PAC 自我状态诊断表进行测量。虽然样本量小，但仍发现仅 27% 的人的 CP 值高于 NP 值；32% 的人的 AC 值高于 FC 值。结论与传统相反，我们认为，因为所有孩子需要教师的爱护，普通低年级小学生更能激发教师的童心。这种对应的职业需求使这些年轻的女教师呈现出与我们传统印象完全不同的人格状态。

"二孩"家庭教育

谢爱娟（北京）

随着越来越多的中国家庭迎来了期待已久的二宝。伴随着二宝的出现，面对两个孩子之间对爱的争夺和家庭地位问题，家庭教育面临严峻的考验。父母应该如何平衡两个孩子之间的权益成了"二孩"家庭教育的难题，本文用我所学的知识，站在某个角度来阐述面对两个或者多个子女的时候，为人父母者应该怎么做，来让每个孩子的身心都健康成长，成为人生的赢家。

基于 TA 理论，不同群体药师的 PAC 模式探讨

张静茹（北京）

应用 TA 理论对某三甲医院药师的自我状态进行诊断，按照性别、婚姻、学历和是否独生子女进行分组，分别对药师的五种自我状态及分布进行统计分析。结果发现，在医院药师群体中，养育型父母得分最高（15.68 ± 2.78），自由型儿童得分最低（10.94 ± 3.55）。结论：药师的自我状态对药学沟通服务能力有显著影响，可通过心理培训建设和提升，同时通过匹配不同岗位与不同自我状态特点的药师也可优化服务，提升服务质量。

从 TA 角度看苏东坡

张颖琳（北京）

千百年来，苏东坡深受广大人民的喜爱。尽管苏东坡仕途坎坷，一生在二十多个地方辗转，但他走到哪里都找得到乐趣，走到哪里都有朋友相伴左右，而且他的亲密关系一直很好。我好奇，是什么让苏东坡有如此魅力，他又有着怎样的人生脚本。所以我从 TA 的角度，通过对其原生家庭和生平故事的分析，发现苏东坡拥有赢家脚本，秉持着"我好——你好"的心理地位，且具有很强的觉察、自主、亲密的能力。

护士自我状态与临床沟通能力的研究

郑艳芳、陈建俏、冯慧萍、梁秀丽、杨玉兰、徐丽丽、陈蕾（北京）

目的：探讨临床护士的自我状态特征，以及与临床沟通能力之间的关系。方法：2015 年 5 月对某医院全部临床科室 700 名护理人员发放研究问卷（基本信息、自我状态问卷及临床沟通能力问卷），并对护士群体自我状态进行分

析、比较不同科室和培训背景的护士的自我状态的差异，以及自我状态与临床沟通能力之间的关系。结果：整体上，护士群体的五种自我状态水平差异有统计学意义（$p < 0.05$），养育型父母得分最高（17.14 ± 3.00）；适应型儿童得分最低（9.36 ± 3.97），控制型父母次低（11.13 ± 2.80）；成人和自由型儿童得分位于中间；干部科室护士的养育型父母高于其他科室；与未受过心理培训的护士相比，受过专业心理培训护士的成人更高，而适应型儿童更低；养育型父母和成人对临床沟通能力有正向影响，适应型儿童和控制型父母对临床沟通有负面影响。结论：护士的自我状态对临床沟通能力有显著影响，可通过心理培训建设护士自我状态，此外可通过匹配不同科室与不同自我状态特点的护士，优化护理服务。

留学服务公司员工自我状态与工作表现之间的相关关系研究

郑阳（北京）

人在进入或处于不同自我状态时，会表现出不同的行为、想法和感受，因此也会给其工作和生活带来不一样的结果和影响。本研究对留学服务公司的员工进行了自我状态的问卷调查和工作表现的评估访谈，通过单因素方差分析法对两组数据进行了统计学分析。结果：业绩和满意度优秀的员工具有更高的养育型父母自我状态和自由型儿童自我状态，而业绩和满意度一般的员工则具有更高的控制型父母自我状态和反叛型儿童自我状态。在后期顾问样本群体中，业绩和满意度都优秀（"双优"）的员工的自我图具有高度相似性，其中最突出的是养育型父母自我状态和自由型儿童自我状态，这两种自我状态比"双中"的员工分别高 14.3% 和 24.8%。

三个个人视角下的TA

周密、张雯、袁秀英（北京）

通过三个人分阶段、分对象和分地区的 TA 应用，完成自我、他人以及次文化圈的 TA 应用与发展。自我体验与成长由周密完成，通过对自我状态、人生脚本分析以及脚本传承部分的解析，完成身为咨询师本身的深刻成长。团体应用由张雯完成，通过体验成长团体形式，将 TA 的知识与团体工作方式带入团体，帮助组内成员完成进组合约，获得良好的反馈。地区应用由袁秀英完成，由袁秀英本人的自我体验与工作坊分享，将 TA 本土化、普及化，将 TA 引入重庆，并且成功开办 TA101 课程班，让更多的人能够学习 TA，通过 TA 获得亲密和自主。

附录三　生活治疗研究所的脚本问卷

针对培训学员的 TA 脚本问题

© Institute for Life Therapy（IFL），Malmo，Sweden，2005

1. 你的名字是什么？它的意义是什么？

2. 简单地描述当下的你。

3. 你有没有孩子？如果有，他们叫什么名字，多大年纪，以及是你与谁生下的？

4. 你的教育和工作经验是怎样的？

5. 在你生命的头一二年，你在哪里以及与谁同住？

6. 你对自己的出生有哪些了解。

7. 你认为你的出生对你母亲的意义是什么？

8. 谁在你的婴儿时期照顾你？

9. 你对你头一二年的生活有何了解。

10. 你认为你在那么年幼时经常有什么感受？

11. 你认为你在那么年幼时感觉他人怎么样？

12. 2—7 岁时，你在哪里以及与谁同住？

13. 简单地描述当时的母亲。

14. 简单地描述当时的父亲。

15. 简单地描述当时对你重要的其他人。

16. 你小时候最喜欢什么故事？故事中发生了什么。

17. 你喜欢故事中的什么？

18. 小时候，当发怒或不高兴时，你通常会做什么，你通常有什么感受？

19. 你还记得小时候发生过什么吗？

20. 小时候，你最喜欢父母中的哪一位？为什么？

21. 你认为你父母在你还是小孩时面临着什么问题？

22. 小时候，你如何应对父母的问题？

23. 7—12 岁时，你在哪里以及与谁同住？

24. 简单地描述当时的你。

25. 你觉得学校和老师怎么样？

26. 入学头几年，你有哪些朋友？你们都做些什么？

27. 当父亲对你不满意时，他会说什么和做什么？

28. 父亲对你满意时，又会说什么和做什么？

29. 当母亲对你不满意时，她会说什么和做什么？

30. 母亲对你满意时，又会说什么和做什么？

31. 青少年时期，你在哪里以及与谁同住？

32. 简单地描述青少年时期的你。

33. 那时你与其他女孩和男孩的关系怎么样？有男朋友或女朋友吗？

34. 在青少年时期，你的父母对你意味着什么？

35. 在青少年时期，其他大人对你意味着什么？

36. 在青少年时期，你的人生哲学是什么？

37. 你认为你会怎样死去？会在多少岁死去？

38. 在你死后，人们会如何评价你？

39. 你最喜欢自己什么？

40. 你最讨厌自己什么？

41. 如果可能改变，你希望你的母亲在你小时候有什么不同？

42. 如果可能改变，你希望父亲有什么不同？

43. 你人生中做过的最重要的决定是什么？

44. 在你目前的工作里，哪一类来访者、学生或顾客是你最喜欢合作的？为什么？

45. 哪一类来访者、学生或顾客是你最难合作的？为什么？

46. 你认为你的来访者、学生或顾客通常觉得你怎么样？

47. 你是什么时候决定要做与人有关的工作的？

48. 如果你的父母在你年幼时有机会获得很好的心理治疗，你认为他们应该做出哪些自我改变？

49. 你目前从事的助人工作与你年幼时在家庭中的儿童角色有何共同点？

50. 在与来访者、学生或顾客的接触中，你有什么不愉快的经历？

51. 在与来访者、学生或顾客的接触中，你觉得什么是有趣和令人满意的？

52. 你是否认为你有时会在你的一些来访者、学生或顾客身上"看到"你的父母，而你帮助他人的部分动机是你想改变自己的童年？如果是，请告诉我。

53. 你还想告诉我什么？有没有什么事是我尚未问及而你又认为我应该知道的，能够帮助我理解你和你的职业选择？

参考文献

李泽厚. 2004. 论语今读［M］. 北京：生活·读书·新知三联书店.

欧嘉瑞，安妮卡，罗南. 2006. 人际沟通分析——TA 治疗的理论与实务［M］. 黄珮瑛，译. 成都：四川大学出版社.

杨眉，欧嘉瑞. 2013. 人际沟通分析学［M］. 北京：中国人民大学出版社.

杨眉，欧嘉瑞. 2018. 人际沟通分析学［M］. 第二版. 北京：中国人民大学出版社.

BERNE E. 1947，1957. A layman's guide to psychiatry and psychoanalysis［M］. New York：Grove Press.

BERNE E. 1957. Ego states in psychotherapy［J］. The American Journal of Psychotherapy，11：293–309.

BERNE E.. 1961. TA in psychotherapy［M］. New York：Grove Press.

BERNE E. 1964. Games people play［M］. New York：Grove Press.

BERNE E. 1966a. Principles of group treatment［M］. New York：Grove Press.

BERNE E. 1966b. The structure and dynamics of organizations and groups［M］. New York：Grove Press.

BERNE E. 1970. Sex in human loving［M］. New York：Simon and Schuster.

BERNE E. 1972. What do you say after you say hello？［M］. London：Corgi Books.

BERNE E. 1977. Intuition and ego states［M］. San Francisco：TA Press.

BOYD H S. 1973. Confusion rackets［J］. Transactional Analysis Journal，3：57–58.

CHANG C Y. 2012. Confucianism：a modern interpretation［M］. Hangzhou：Zhejiang University Press.

DAMASIO A. 2003. Looking for Spinoza［M］. London：Vintage.

DAMASIO A. 2006. Descartes' error［M］. London：Vintage.

DARWIN C. 2006，1859. On the origin of species［M］. New York：Dover.

DEMOS E V. 1995. Exploring affect – the selected writings of Silvan S. Toimkins［M］. New York：Cambridge University Press.

EKMAN P. 2003. Emotions revealed – understanding faces and feelings［M］. London：Weidenfeld & Nicolson.

ENGLISH F. 1971. The substitution factor：rackets and real feelings［J］. Transactional Analysis Journal，1（4）：27–32.

ENGLISH F. 1972. Rackets and real feelings［J］. Transactional Analysis Journal，2（1）：23–25.

ENGLISH F. 1976. Racketeering［J］. Transactional Analysis Journal，6：78–81.

ERNST F. 1971a. The diagrammed parent – Eric Berne's most significant contribution［J］. Transactional Analysis Journal，1：49.

ERNST F. 1971b. The OK corral：the grid for get-on-with［J］. Transactional Analysis Journal，1：231–240.

ERNST F H. 1973. Psychological rackets in the OK corral［J］. Transactional Analysis Journal，3：19–23.

ERSKINE R，ZALCMAN M. 1979. The racket system：a model for racket analysis［J］. Transactional Analysis Journal，9：51–59.

FAGERBERG S. 1973. Bronshästarna［M］. Stockholm：Wahlström & Widstrand.

FRAZIER T. 1995. Anger：don't express it and don't repress it［J］.

Transactional Analysis Journal, 25: 123–128.

FREUD S. 1900. Die tramdeutung [M]. Leipzig und Wien: Franz Deuticke Verlag.

FREUD S. 1973. New introductory lectures on psychoanalysis [M] // RICHARDS A. The pelican Freud library, Vol 2: New Introductory Lectures on Psychoanalysis. Harmondsworth: Penguin Books: 33–219.

FREUD S. 1984. Instincts and their vicissitudes [M] //RICHARDS A. The Penguin Freud library, Vol 11: On Metapsychology. Harmondsworth: Penguin Books: 113–138.

FREUD S. 1984. The ego and the id [M] //RICHARDS A. The Penguin Freud library, Vol 11: On Metapsychology. Harmondsworth: Penguin Books: 350–401.

GOULDING M M, GOULDING R L. 1978. The power is in the patient – a TA/ gestalt approach to psychotherapy [M]. San Francisco: TA Press.

GOULDING M M, GOULDING R L. 1979. Changing lives through redecision therapy [M]. New York: Grove Press.

HEYER N R. 1987. Empirical research on ego state theory [J]. Transactional Analysis Journal, 17 (1): 286–293.

HOLLOWAY W H. 1977. Rackets: an up-dated view [M]. The Monograph Series. Medina: Stencil.

HOYT M F. 1995. Contact, contract, change, encore: a conversation with bob goulding [J]. Transactional Analysis Journal, 25 (4): 300–311.

JOHNSSON R, OHLSSON T. 1977. Att ta ansvar för sig själv – och svara an på andra: "ansvarsmodellen" i humanistisk psyokolgi och psykoterapi [M]. Stockholm: Wahlström & Widstrand.

JOHNSSON R, STENLUND G. 2010. The affective dimension of alliance in transactional analysis psychotherapy [J/OL]. International Journal of Transactional Analysis Research & Practice, 1 (1) [2021-12-16]. https://doi.org/10.29044/v1i1p45.

JOHNSSON R. 2011a. Transactional analysis as psychotherapy method – a discourse analytic study [J/OL]. International Journal of Transactional Analysis Research & Practice, 2 (2) [2021-12-16]. https://doi.org/10.29044/v2i2p3.

JOHNSSON R. 2011b. Client assessment in transactional analysis – a study of the reliability and validity of the Ohlsson, Björk and Johnsson script questionnaire [J/OL]. International Journal of Transactional Analysis Research & Practice, 2 (2) [2021-12-16]. https://doi.org/10.29044/v2i2p19.

JOHNSSON R. 2011c. Transactional analysis psychotherapy: three methods describing a transactional analysis group therapy [D]. Lund: Lund University.

JOINES V, STEWART I. 1987. TA today – a new introduction to transactional analysis [M]. Nottingham and Chapel Hill: Lifespace Publishing.

JOINES V, STEWART I. 2002. Personality adaptations: a new guide to human understanding in psychotherapy and counseling [M]. Nottingham and Chapel Hill: Lifespace Publishing.

KAHLER T. 1974. The miniscript [J]. Transactional Analysis Journal, 4: 26–42.

KANDEL E R. 2006. In search of memory [M]. New York: W. W. Norton & Co.

KIERKEGAARD S. 1971. Concluding unscientific postscript [M]. Princeton: Princeton University Press.

KLEIN M. 1981. Eliciting and defining the nature of rackets [J]. Transactional Analysis Journal, 11: 315.

KRAGH U. 1969. Manual till DMT, defense mechanism test [M]. Stockholm: Skandinaviska Testförlaget.

LAMBERT M J. 2013. Bergin and Garfield's handbook of psychotherapy and behavior change [M]. 6th Edition. New York: John Wiley and sons.

LEDOUX J. 1998. The emotional brain [M]. London: Phoenix.

LEGGE J. 1998. The Chinese classics: vol 1 [M]. Confucian Analects, The Great Learning, and The Doctrine of the Mean. Taipei: SMC Publishing Inc.

LIEBERMAN M A, YALOM I D, MILES M B. 1973. Encounter groups: first facts [M]. New York: Basic Books.

LIN Y T. 1962. The pleasures of a nonconformist [M]. Cleveland: World Pub.

LUBORSKY L, CRITS-CHRISTOPH P. 1990. Understanding transference: the core conflictual relationship theme method [M]. New York: Basic Books.

MCNEEL J R. 1975. A study of the effects of an intensive weekend group workshop [D]. San Francisco: California School of Professional Psychology.

MCNEEL J R. 1976. The parent interview [J]. Transactional Analysis Bulletin, 6 (1): 61–68.

MOISO C. 1984. The feeling loop [M]. //STERN E. TA the state of the art – a european contribution. Dordrecht: Foris Publications.

NÁBRÁDY M. 2005. Emotion theories and transactional analysis emotion theory: a comparison [J]. Transactional Analysis Journal, 35: 68–77.

NILSSON A, SVENSSON B. 1999. PORT – percept-genetic object-relation test [M]. Lund: Lund University, Department of Psychology.

NILSSON A. 2002. De medfödda affekterna – i livets tjänst [J]. Psykisk Hälsa, 2: 153–163.

NILSSON A. 2005. Om Homo psychicus uppkomst – en biopsykologisk fantasi

［M］. Lund：ALN Förlag.

NILSSON A. 2009. Det omedvetna i nya perspektiv – ett psykiskt system mellan handens och känslans beröring ［M］. Sthlm：Symposium.

NILSSON A. 2011. Det främmande, det kusliga och tankens brist – det analoga, det digitala och Homo psychicus ［M］. Mölndal：Symposium.

NILSSON A. 2013. Homo psychicus som enfald kontra tvåfald mot mångfald – det analoga och det digitala som färdriktning mot en människoteori ［M］. Höör：Symposium.

NILSSON A. 2014. Affekter, relationer, operationer – grunden för Homo psychicus. Mot en människoteori i dynamiken mellan det analoga och det digitala ［M］. Höör：Symposium.

NILSSON A. 2016. Homo psychicus som människa – och att bli en person ［M］. Höör：Symposium.

NILSSON A. 2018. Homo psychicus as haman and on becoming a person – towards a theory of the human being between the analogue and the digital ［M］. Oxford：Peter Lang.

OHLSSON T. 1988. A mandala model of the adult ego states ［J］. Transactional Analysis Journal, 18：30–38.

OHLSSON T, BJÖRK A, JOHNSSON R. Transaktionsanalytisk psykoterapi：TA i teori och praktik ［M］. Häftad Svenska, 1992.

OHLSSON T. 2001. TA i missbruksarbete – Transaktionsanalytisk psykoterapi som behandlingsmetod för drogmissbrukare i miljöterapeutisk vård ［D］. Lund：Lunds universitet.

OHLSSON T. 2002. Effects of transactional analysis psychotherapy in therapeutic community treatment of drug addicts ［J］. Transactional Analysis Journal, 32：153–177.

OHLSSON T. 2010. Scientific evidence base for transactional analysis in the year 2010［J/OL］. International Journal of Transactional Analysis Research，1（1）［2021-12-16］. https://doi.org/10.29044/v1i1p4.

PANKSEPP J. 1998. Affective neuroscience［M］. Oxford：Oxford University Press.

PIAGET J. 1980. Six psychological studies［M］. Brighton：Harvester Press.

SARTRE J P. 1971. Existentialismen är en humanism［M］. Stockholm：Aldus.

SCHIFF J L. 1975. Cathexis reader［M］. New York：Harper and Row.

SPINOZA B. 2001. Ethics［M］. Ware：Wordsworth Editions.

STEINER C. 1996. Emotional literacy training：the application of transactional analysis to the study of emotions［J］. Transactional Analysis Journal，26：31–39.

THOMSON G. 1983. Fear, anger, sadness［J］. Transactional Analysis Journal，13：20–24.

THUNNISSEN M M. 2001. It's all in the game：working with games and rackets［J］. Transactional Analysis Journal，31：262–267.

TOMKINS S S. 1995. The quest for primary motives：biography and autobiography of an idea［M］//DEMOS E V. Exploring affect – the selected writings of Silvan S. Tomkins. New York：Cambridge University Press：5.

TOMKINS S S. 1962. Affect, imagery, consciousness：vol 1［M］. The Positive Affects. New York：Springer.

TOMKINS S S. 1963. Affect, imagery, consciousness：vol 2［M］. The Negative Affects. New York：Springer.

tomkins s s. 1991. affect, imagery, consciousness，vol 3：the negative affects – anger and fear［M］. New York：Springer.

TOMKINS S S. 1992. Affect, imagery, consciousness, vol 4: cognition – duplication and transformation of information [M]. New York: Springer.

UNICEF. On the first day of 2019, over 395,000 babies to be born worldwide: UNICEF [EB/OL]. [2019-01-01]. https://news.un.org/en/story/2019/01/1029592.

WEISS J, SAMPSON H, et al.. 1986. The psychoanalytic process – theory, clinical observations, and empirical research [M]. New York: Guilford Press.

WHITE T. 1996. Character feelings [M]. Transactional analysis journal, 26: 167–174.

WIDDOWSON M. 2012. TA treatment of depression: a hermeneutic single-case efficacy design study – "Peter" [J/OL]. International Journal of Transactional Analysis Research, 3 (1) [2021-12-16]. https://doi.org/10.29044/v3i1p3.

WILLCOX G. 1982. The feeling wheel [J]. Transactional Analysis Journal, 12: 274–276.

YABLONSKY L. 1981. Psychodrama: resolving emotional problems through role-playing [M]. New York: Gardner.

YANG M. 2010. The relationship between teaching transactional analysis theory and college students' locus of control: an empirical research [J/OL]. International Journal of Transactional Analysis Research & Practice, 1 (1) [2021-12-16]. https://doi.org/10.29044/v1i1p40.